新看護学

2

栄養　薬理

● 執筆

門田　佳子　東京歯科大学市川総合病院教授

佐村　優　横浜総合病院薬剤部科長

鈴木志保子　神奈川県立保健福祉大学教授

戸田　和正　元文教大学教授

中村　丁次　神奈川県立保健福祉大学名誉学長

森田　雅之　神奈川県立衛生看護専門学校非常勤講師

医学書院

発行履歴

1970年2月1日	第1版第1刷	1993年1月6日	第9版第1刷
1971年2月1日	第1版第2刷	1996年2月1日	第9版第4刷
1972年2月1日	第2版第1刷	1997年1月6日	第10版第1刷
1974年2月1日	第2版第4刷	1999年2月1日	第10版第4刷
1975年2月1日	第3版第1刷	2000年1月6日	第11版第1刷
1977年2月1日	第3版第4刷	2004年3月15日	第11版第7刷
1978年2月1日	第4版第1刷	2005年2月15日	第12版第1刷
1980年4月1日	第4版第4刷	2009年2月1日	第12版第5刷
1981年1月6日	第5版第1刷	2010年1月6日	第13版第1刷
1983年2月1日	第5版第4刷	2013年2月1日	第13版第6刷
1984年1月6日	第6版第1刷	2014年1月6日	第14版第1刷
1987年1月6日	第6版第7刷	2015年1月6日	第15版第1刷
1988年1月6日	第7版第1刷	2019年2月1日	第15版第5刷
1989年2月1日	第7版第2刷	2020年2月15日	第16版第1刷
1990年1月6日	第8版第1刷	2021年2月1日	第16版第2刷
1992年2月1日	第8版第4刷		

新看護学2　栄養　薬理

発　　　行　　2022年1月6日　第17版第1刷©
　　　　　　　2024年2月1日　第17版第3刷
著者代表　　中村丁次
発　行　者　　株式会社　医学書院
　　　　　　　代表取締役　金原　俊
　　　　　　　〒113-8719　東京都文京区本郷1-28-23
　　　　　　　電話　03-3817-5600（社内案内）
　　　　　　　　　　03-3817-5657（販売部）
印刷・製本　　横山印刷

はしがき

看護を取り巻く環境

　私たちを取り巻く社会は目ざましい発展をとげ，治療法や医療技術，医療情報処理装置などの進歩も日々とどまるところを知らない。しかし一方では，高齢化・少子化の著しい進行と疾病構造の変化，労働力人口の逓減，世界規模での経済的な環境の変化など，広く社会構造に根ざし，医療界に波及する大きな問題が重くのしかかってきている。

　それに伴って保健医療においても，法律・制度面だけでなく，業務の内容・運用や従事者の教育方針に関して真剣な検討や対応を迫られており，看護業務あるいは看護教育のあり方にもその影響が及びはじめている。

　このように情勢が大きくかわろうとしているいま，みなさんは「看護」という専門領域に進もうとしている。

看護の役割と専門基礎分野

　看護とは，「病んでいる」人，つまり患者を対象とし，その生命の維持，健康への回復を援助する専門業務である。そのような患者を対象としたとき，看護技術を単に覚えたというだけでは，本当の看護は実践できない。患者の身体の内部で生じている異常の意味を科学的に理解し，患者が示す症状や状態がなにに，どのように由来するのかを追究しようとする姿勢が，看護実践の背景として必要とされるのである。

　専門基礎分野は，医学・生物学領域の知識の習得を通して，患者を正しく，正確に見る基礎を養うことを目的としている。学ぶ内容は，正常な人体のしくみ（身体の構造・解剖）とはたらき（機能・生理），およびそれらが異常をきたした場合（疾患），異常のおこり方や原因（病態生理），あるいは疾患からの回復を促進する方法（治療）などである。また，看護を行うにあたっては，保健医療福祉のしくみや，看護に関係する法律について学ぶことも重要である。

　本書をもとに十分に学習し，しっかりとした知識を土台として，病む人の状態が理解でき，よい看護のできる看護職者になられることを願ってやまない。

改訂の経過とカリキュラムの変遷

　本書は，1970（昭和45）年に准看護学生のための教科書として初版が刊行された。以来，その役割とその重要性に鑑みて，医学・看護学および周辺諸科学の発展・分化や，社会の変化などをいち早く読み取りながら，看護の質の向上に資するべく定期的に改訂を重ねてきた。あわせて，学習者の利便を考慮しながら，記載内容の刷新・増補，解説の平易化をはかり，より学びやすい教科書となるように努めてきた。幸い，このような編集方針は全国の教育施設から評価をいただき，本書を幅広く利用していただくこととなった。

　2022（令和4）年度より適用となる新カリキュラムでは，これまで専門基礎分野に設定されていた「看護と倫理」および「患者の心理」が専門分野へと統合された。また「感染と予防」が「疾病のなりたち」に包含され，「薬理」は時間数が倍増された。

　これら専門基礎分野を担う『新看護学』の各巻は，准看護師教育の基本的考え方にあげられている「保健・医療・福祉チームにおける各職種の役割を理解し，准看護師としての役割を果たす基礎的能力」が養えるよう，構成や情報量を考慮して改訂を進めている。

改訂の趣旨

　本書で扱う「栄養」「薬理」は，健康のもととなる栄養と，疾病の回復に必要な薬物について，看護を実践するうえで基礎となる知識を十分に学べる内容とした。

　「栄養」では，基礎的な「栄養素の種類とはたらき」から，臨床に即した実践的な「病院食」や「栄養食事療法」まで，栄養に関する知識を幅広く学べる内容とした。

　「薬理」では，現場に即した最新の薬物が記述されているか全面的に見直した。また，今回のカリキュラム改正で授業時間が大きく増えたことをふまえ，各治療薬の取り扱い・看護のポイント，医療安全上の注意点を中心に，大幅な加筆を行った。

　なお，編集にあたって，文中での表現の煩雑さを避けるため，特定の場合を除いて看護師・准看護師に共通する事項は「看護師」と表現し，准看護師のみをさす場合には「准看護師」として示した。

　本書は今後とも，有用で使いやすい教科書を目ざしていく所存である。本書を准看護師教育にご活用いただき，各位の忌憚ないご意見をお寄せいただければ幸いである。

　2021年12月

著者ら

目次

栄養

第 5 章

病院食

鈴木志保子 → 戸田和正　　　　　　　　　46

第 4 章

エネルギーの摂取と消費

鈴木志保子　　　　　　　　　　36

薬理

第1章
薬物に関する基礎知識

門田佳子・森田雅之　**116**

第2章
医薬品に関する医療事故対策と
看護の役割

森田雅之・佐村優　**139**

第**7**章
中枢神経系に作用する薬物

門田佳子 **215**

第**6**章
末梢神経系に作用する薬物

森田雅之 **200**

第**8**章
循環器・血液系に作用する薬物，血液製剤

門田佳子 **233**

第 10 章
泌尿器・生殖器系に作用する薬物

森田雅之　　　　　　　　　266

第 9 章
呼吸器・消化器系に作用する薬物

佐村優　　　　　　　　　　250

第 11 章
物質代謝に作用する薬物

門田佳子　　　　　　　　　274

付章 輸液

森田雅之　　　　　　　**314**

栄養

栄養・食生活と看護

学習目的
- 人間が健康な生活を送るために重要な食生活・栄養について，疾病との関連性に着目して学ぶ。
- わが国の食生活の変遷や栄養状態の現状を知る。
- 栄養・食生活における看護の役割について学ぶ。

❶ 栄養と食生活

❶ 栄養と栄養素

　一般に「ホウレンソウには栄養がある」といわれるが，ホウレンソウに含有されるのは栄養素であって栄養ではない。**栄養** nutrition とは，生体が必要な物質を体外から取り入れて利用し，成長して生命を維持し，生命活動を営む現象をいう。取り入れるべき必須物質を**栄養素** nutrients と規定している。つまり，食物を摂食・消化して，その食物に含有される栄養素を吸収・代謝し，さらに貯蔵・排泄するといった生体が栄養素を処理する一連の現象を栄養といっている。

　また，ホウレンソウにある種の栄養素が多く含有されていたとしても，それだけで「ホウレンソウは栄養価が高い」とはいえない。食物の栄養的価値は，食物に含有される栄養素の種類や量のみで評価することはできず，摂取する対象者の健康状態や栄養状態により異なる。食物に多くの栄養素が含まれていたとしても，摂食する側の栄養素の必要性，消化・吸収能力，利用効率，さらに代謝・貯蔵状態により，食物の栄養的価値は異なるからである。

❷ 食事と食生活

食事と食生活●　ところで，人間は，一般に栄養素を摂取する目的で食事をしているのではなく，しかも栄養素そのものを摂取しているわけでもない。このことは薬物と異なる点である。日常生活のなかでは，空腹感を癒し，料理を楽しみ，嗜好を満足させるために食事をし，その結果として，食物からエネルギーと栄養素を摂取している。人間は自分が生存する環境のなかで，食べることに適する動物と植物を食べ物として経験的に選択し，食生活を営んできた。食べ

ることに適する物とは，①生のままや調理・加工によって飲食が可能であり，②飲食後，消化器症状や神経症状をおこし，ときには死亡するような毒物を含有せず，③嗜好的にも満足でき，④しかもエネルギーや栄養素の補給に有効なものである。このような食べ物は**食物**とか**食品**ともいわれる。これらを獲得，選択，調理，摂食する諸行為を**食事**といい，日常生活のなかで食事に関係した生活の部分を**食生活**とよんでいる。

食文化●　また，人間は，生存する自然的かつ文化的な環境のなかで形成された食文化や食習慣に影響されながら，食生活を営んでいる。たとえば，日本人は米食，欧米人は肉食を中心とした食生活を営み，仏教における肉食，ヒンズー教における牛肉，イスラム教における豚肉などは宗教上の理由から禁食とされている。さらに地域や時期によって特定の飲食物を摂取することもある。クリスマスイブにケーキや七面鳥を食べ，お正月におせち料理を食べることも食文化の影響による。

2　栄養学とは

栄養学の定義●　人間が健康や病気と食事との関係を意識しはじめたのがいつごろかははっきりしない。しかし，世界の各地で原始的生活を維持している少数民族の調査をみても，古くから両者の関係を意識していたことがわかる。

　記録として残る代表的なものは，中国に紀元前 1000 年ごろから「食医」と称される医師が存在していたことが，周時代の法律書である『周礼（しゅうらい）』に記されている。食医は，国民の食事のありかたを国政に反映させると同様に，皇帝への食事指導をしていた。西洋においては，紀元前 460 年ごろ，ギリシャの医師ヒポクラテス Hippocrates が，『古い医術について』のなかで，治療において大切なことは，薬をできるだけ排して，食事を整え自然治癒力を助長することだと述べている。

　このように人間は古くから，タブーや食べ合わせを意識して，健康を維持し，病気のときは食養生（しょくようじょう）として食事を調整していた。だが，これらはいずれも長年の経験や体験から見いだされた内容が伝承されたもので，客観性や普遍性には乏しかった。両者の関係をより明確で確実にしたのが**栄養学**である。したがって，栄養学は栄養素の特徴とはたらきを明らかにすると同時に，食べ物や栄養素を摂取することにより，生活を営み，健康を維持・増進し，さらに疾病を予防し，治療する内容としくみを解明することを目的とした学問である。

近代栄養学●　栄養学は，1783 年にフランスの化学者ラボアジェ Lavoisier が，当時の酸素および窒素の発見から燃焼学説を導いたことにより，その扉を開いた。彼は，人間の生命エネルギーは，体外で物質が燃焼し，二酸化炭素と水が生じるのと同じように，呼吸により生体内の有機化合物が酸化することで生じることを発見した。彼は，酸素消費量，二酸化炭素産生量，さらに発生熱量を

測定し，栄養学の基盤となるエネルギー代謝の概念をつくった。

その後，燃焼源となる栄養素として糖質，脂質，タンパク質が発見され，これらはエネルギー産生量が異なり，それぞれに特有な生理作用が存在することがわかった。さらに生体のエネルギー代謝や必要量，非燃焼系の栄養素であるビタミン，ミネラルもつぎつぎに発見されてきた（● 20 ページ）。栄養素の化学構造や生理機能，欠乏症，さらに食品中の含有量，食品の活用法などが研究されて栄養学は体系化された。

近年，食物繊維は消化されないが，各種の生理作用があることから，栄養素の一部として考えられるようになった。さらに抗酸化物質のような非栄養素の生理活性物質も栄養学のなかで研究が進んできている。

③ 人間栄養学の必要性

① 今日の栄養問題

戦後の栄養学●　戦前・戦後を通じ，日本人は長年にわたり食糧不足や主食偏重の食習慣による栄養失調に悩まされた。とくに戦中・戦後は著しい食糧不足のために国民の多くが深刻な低栄養状態となった。限られた食糧を有効に活用することが重要な課題となり，栄養学は国民の健康を維持するためにおおいに貢献した。当時，エネルギーや栄養素を多く含む食べ物の利用が検討され，食物の生産，選択，加工，組み合わせ（献立），調理，給食などが栄養学の重要な課題となり，そのための研究，開発が行われた。いわゆる食物栄養学 food nutrition としての取り組みである。

1960 年以降，食糧事情の好転により国民の低栄養状態は解決し，その後，過食による肥満が問題となってきた。そして今日の重要な栄養問題は，非感染性慢性疾患である**生活習慣病**と，若年女子・傷病者・高齢者にみられる**栄養不良**の治療や予防である。これらはいずれも単なる食べ物の過不足によっておこる栄養問題ではない。

生活習慣病●　生活習慣病は，長期に及ぶ生活習慣のゆがみにより，代謝に変動がおき，生体がもつ恒常性が維持されなくなったときに発症する。たとえば，過食，脂肪や食塩の過剰摂取，さらに食物繊維の不足などの食習慣が誘因となり，糖尿病，高血圧，脂質異常症などが発症する。そして，これらが危険因子（リスクファクター）となって動脈硬化がおこり，動脈硬化が原因となって脳梗塞や心筋梗塞が発症し，現代人の主たる死因になっている（● 図 1-1）。したがって生活習慣病はリスクファクターシンドロームともいわれ，個人により，いくつかの異なる危険因子が複数存在することに特徴がある。生活習慣病の予防や治療には，このような危険因子を軽減・除去することが最も重要になる。

栄養不良●　一方，若年女子，傷病者，高齢者にみられる栄養不良も，戦後みられた食

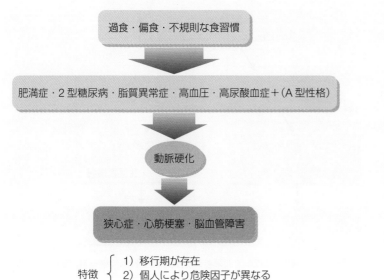
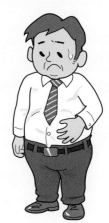

特徴 {
1）移行期が存在
2）個人により危険因子が異なる
3）個人が複数の危険因子をもつ
}

◯図1-1　生活習慣病とは

◯表1-1　エネルギーおよび栄養素の摂取状態

- 適正な栄養摂取状態
- 栄養素相互のバランスがくずれた状態
- 栄養素の摂取が不足した状態
- 栄養素の摂取が過剰の状態

糧不足による栄養失調とは異なる。食物の不適正な選択，食欲低下，咀そ嚼しゃく・嚥下げ機能の低下，消化・吸収能力の低下，外傷や疾患による必要量の増大など，主として生体側の問題が原因となり，栄養不良が出現している。

以上のことから，今日の主たる栄養問題を解決するためには，従来の食物栄養学だけではなく，人間側から栄養を考える**人間栄養学** human nutrition の視点が必要となる。

❷ 栄養素の摂取状態

人間におけるエネルギーおよび栄養素の摂取状態は大別すると4つの状態が観察できる（◯表1-1）。エネルギー・栄養素摂取の不均衡，不足状態が持続すると，身体は栄養の適正な状態から，栄養素がやや不足する潜在性の欠乏状態，さらに著しく不足する欠乏症という病気の状態となる。一方，栄養素の過剰摂取が続くと潜在性の過剰状態がおこり，さらに過剰症が出現することになる（◯図1-2）。

潜在性の欠乏状態● たとえば，栄養欠乏症にはエネルギー・タンパク質欠乏症や，脚気かっけ，夜盲やもう

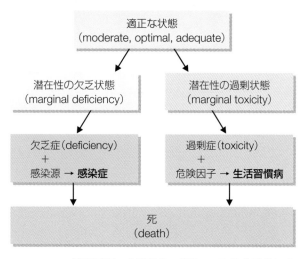

（細谷憲政：人間栄養の実際. p.56, 日本医療企画, 2008 による）

◯ 図1-2　人体の栄養状態

症，くる病のような各種ビタミン・ミネラル欠乏症があるが，このような
明らかな病気ではなく，欠乏症の移行期あるいは栄養素が十分補給されてい
る健康状態との境界領域にある状態が存在し，この状態を**潜在性の欠乏状態**
とよんでいる。潜在性の欠乏状態では，各種の臨床検査値が病気と診断され
る異常値にはないが，栄養素の摂取量が不足し，体内の貯蔵量・代謝能力が
低下し，各種の不定愁訴[1]が出現しやすくなっている。

潜在性の過剰状態● 　一方，過剰症には肥満症，糖尿病，脂質異常症，各種ビタミン・ミネラル
過剰症などの病気が存在する。**潜在性の過剰状態**とは，各種の臨床検査値が
このような病気と診断されるほどの異常値にはないが，エネルギーおよび栄
養素の摂取量が過剰で，肥満により体脂肪量が増大し，エネルギーおよび栄
養素の代謝が変化し，生活習慣病が誘発されやすい状態である。たとえば，
血糖，中性脂肪，血圧などは基準値以上であるが，糖尿病，脂質異常症，高
血圧症と診断されるまでにはいたらない状態が潜在性の過剰状態である。こ
のような状態は**メタボリックシンドローム**ともいわれる（◯78ページ）。

　このような人間の栄養状態をよりよい状態へと改善する人間栄養学が必要
となる。

1）不定愁訴：動悸・息苦しさ・発汗・頭重・不眠などの自覚症状が一定せず，そのときどきに
　　よって変化する訴え。

④ 日本人の食生活の変遷と今日の栄養状態

① 日本人の食生活の変遷

明治～昭和前半●　明治以降，日本政府は欧米の近代国家に追いつくために，国民の栄養状態を改善し，体格・体力を増大させることも目標にした。欧米人の食生活を見習い，食事の洋風化と肉食化を進め，栄養の改善をはかった。生活の洋風化に伴い肉食は徐々に普及して食生活も改善したが，明治末期から昭和10年代（1912～1945年）は，戦前の食糧事情の悪化により栄養状態はしだいにわるくなり，昭和20年代前半（1945～1950年）は戦後の混乱と重なり，国民は食糧供給量の減少で著しい低栄養に悩まされた。昭和20年代の後半から30年代のなかば（1951～1960年）は，戦後復興期であり，経済状態の改善にしたがい食糧の増産，輸入食糧の増大，流通機関の発展がおこり，戦後の食糧難を脱却した。

昭和後半●　昭和30年代なかばから50年代（1961～1985年）の高度経済成長期では，食事の欧米化が進み，穀類摂取の減少，畜産食品と油脂類摂取の増加がおこり，食生活の質的変化がおきた。このような変化に伴い肥満が問題となりはじめ，ダイエットが注目されるようになった。昭和50年代から昭和60年代（1975～1988年）は経済の安定的成長期で食事の欧米化がさらに進み，肥満，糖尿病，脂質異常症，動脈硬化，がんなどの慢性疾患が健康問題の中心的課題となった。

平成以降●　平成元年（1989年）から今日まで，経済の停滞期に入り，一方的な食事の欧米化にはブレーキがかかったが，前述したように過食を誘因とした生活習慣病と，若年女子・傷病者・高齢者にみられる栄養不良が混在した状態になった。

　ゆたかな食生活のなかで，過食や脂質の過剰摂取により肥満，さらに糖尿病，脂質異常症，高血圧症などの生活習慣病が増大する一方で，若年女性の

栄養不良の二重負荷 double burden malnutrition（DBM）

　栄養不良の二重負荷とは，過剰栄養による肥満・生活習慣病と，低栄養によるやせ・貧血が同じ国や地域，さらには家族に混在している状態をいう。かつて，栄養問題は開発途上国における低栄養，先進国における過剰栄養に分けられていた。しかし，急速な経済発展により，開発途上国でも肥満や糖尿病などが増大する一方，先進国では食生活の多様化により，傷病者や高齢者，さらには若年女子に低栄養がみられ，世界的に過剰栄養と低栄養が混在する状況が発生している。つまり，各国の栄養問題は，経済や食糧の状況だけではなく，多くの要因が複雑に関与して発生している。

○ 表 1-2　医療・福祉における栄養不良の問題点

1. 食欲や味覚の低下による食物の摂取量の減少，さらに消化・吸収・代謝能力の低下によりエネルギー・タンパク質低栄養状態，あるいはビタミンやミネラルの欠乏状態があらわれる。
2. 栄養欠乏状態になれば免疫能は低下し，病気の回復が遅れ，合併症をおこしやすく，薬物使用が増大し，入院日数が長くなる。
3. 結局，栄養不良により，QOL は低下し，医療費や介護費が増大する。

やせ志向による低栄養，さらに拒食症・過食症などの摂食障害，骨粗 鬆 症（こつ そ しょうしょう）が問題になってきている。また，医療施設での病人や福祉施設における高齢者や障害者に栄養不良が出現するなど，栄養問題は多様化・複雑化している（○表 1-2）。

② 今日の栄養状態

　日本人は明治以降，今日まで，短期間に食生活を変化させ，低栄養から過剰栄養まで経験したことになる。1946（昭和 21）年のエネルギーおよび各種栄養素の摂取量を 100％とし，その後の変化を平均的に見ると，総エネルギーはほとんど変化がなく，糖質は減少傾向にありながら，動物性脂質は約 5 倍，総脂質と動物性タンパク質は約 4 倍，カルシウムは約 2 倍に増大している。しかも，このような変化が著しくおきたのが 1975（昭和 50）年ごろまでで，その後は糖質がゆっくり減少していくことを除けば，大きな変化はない。

　このように国民 1 人あたりの食品や栄養素の摂取状況は，平均的にみると，戦後から今日まで，改善されて良好な状態にある。しかし，詳細に観察すると，現在の栄養状態は過剰栄養と低栄養が混在している。

　たとえば体格指数（BMI [1]）が 25 以上の肥満者の割合は男女とも年齢が高くなるにしたがって増加し，とくに男性では近年著しく増大している。一方，

Column

食物アレルギー

　さまざまなアレルギー疾患があるなかで，近年，食物アレルギーは増加傾向にある。食物アレルギーとは，原因となる食物を摂取した際に，免疫学的機序を介して，生体に不利益になる症状をおこす病気をいう。症状には，皮膚・粘膜症状，消化器症状，呼吸器症状，アナフィラキシーなどがあり，原因となる食物には，卵，牛乳，小麦，エビ，カニ，ソバ，落花生などがある。治療は，これらアレルゲンとなる食物を除去する食生活を送ることが基本になる。

1）BMI：body mass index の略。身体計測による栄養指標の 1 つで，体格指数として標準体重の算定に利用する。BMI＝体重（kg）÷〔身長（m）〕^{2} で求める。

BMIが18.5未満のやせの割合は，男女とも高齢者で高くなり，女性では20〜30歳代に著しく高くなっている。このような状況のなかで，マスメディアからの過度でかたよった健康情報や栄養情報，さらに不適正な健康食品やダイエットの普及により，食生活や栄養状態の一部は混乱状態になりつつある。

5 保健・医療・福祉と栄養

保健とは，日常の生活活動において食事・運動・休養を調和させると同時に，禁煙や適度な飲酒を心がけることによって健康度を高め，疾病にかかるのを回避することである。

たとえば，生活習慣病の取り組みに関しては，①健康増進，疾病予防を目標とした一次予防，②早期治療，疾病の増悪化防止を目標とした二次予防，さらに，③日常生活が営めるようにする機能回復や社会復帰をめざした三次予防がある。

保健活動● 保健活動には健康人がより健康度を高める健康増進(ヘルスプロモーション health promotion)と，生活習慣病の危険因子の形成を防ぎ，危険因子を低減・除去(リスクリダクション risk reduction)することがあり，これらは，疾病の一次予防対策としてとくに重要である。生活習慣病は非感染性慢性疾患といわれ，明らかな原因物質ではなく危険因子が存在するために，これらの危険因子を低減・除去することが保健として必要である。生活習慣病を予防するためには，危険因子に及ぼす食事・栄養の影響を検討し，その改善をめざすことが重要になる。

若年女子・傷病者・高齢者にみられる栄養不良においても同様であり，低栄養状態をおこす危険因子を明らかにし，これらを低減・除去することになる。保健の領域においては，栄養欠乏状態や栄養過剰状態をおこさないように，「日本人の食事摂取基準」(◎106ページ)を参考に，個人や集団の栄養状態を個々に評価・判定しながら栄養適正量や改善目標を決定し，食事の管理や指導をすることになる。

食事療法の意味● 病気の種類や状態により，食事療法は下記に示したような意味をもつ。

①自然治癒が期待できる場合　外傷，かぜ，食中毒などの感染症，あるいは軽い炎症などでは，一時的な治療により，からだの自然治癒力で治癒する。この場合，急性期には食べやすく，消化がよく，より多くの栄養素を補給する目的で食事療法が行われる。栄養状態の改善により免疫能の改善が期待できる。

②自然治癒以上に積極的な治療が必要な場合　胃・十二指腸潰瘍(かいよう)，胆石，がんなどで外科療法を必要とする場合や，強い感染症で抗生物質を使用する場合が該当する。自然治癒力のみでは限界があるので，一時的に高度の医療を行う方法である。エネルギーや各種栄養素を多く含んだ食事が必要であり，侵襲(しんしゅう)や摂食能力の低下が著しい場合，経腸栄養法(経管栄養法)や静脈栄養

法などの強制的な栄養補給(➡97 ページ)が行われる場合がある。

③**自然治癒が望めず，増悪や再発の防止，安定をはかる場合**　高血圧症・動脈硬化・糖尿病・肝臓病・腎臓病など，慢性疾患の食事療法がこのタイプに属し，合併症や増悪の防止のために用いられる。発症後は生涯にわたり食事療法や栄養療法が必要となる(➡62 ページ)。

④**治癒が期待できず，症状の改善をおもに行う場合**　がんやエイズ(AIDS)のような重症性の疾患で，治癒が困難な場合である。食事によって，全身の栄養状態を改善することにより病気の進行を遅らせることや，患者の精神的満足を得られるようにすることが目的となる。

6 看護と栄養・食生活

1 食事の目的

人間が食事をすることにはいくつかの目的がある。つまり，食事は単に栄養素を補給しているばかりでなく，①空腹感を癒したり，②料理を楽しみ，嗜好を満足させたり，③食事を他人と共有することによって人間関係をよくする役割もある。

患者へ行われる食事療法は，これらの目的のうち，とくに適正な栄養素の補給を行い，栄養状態をよくして，病気の治療，再発や進展の防止，さらに予防することをなによりの目的としている。したがって，患者の食事は，家庭や職場などでの食事と異なり，医療の監視下におかれる。つまり，医師・看護師・管理栄養士・栄養士の指導や管理のもとで実施されることが原則となる。

このように，患者の食事は適正な栄養素の補給を第一の目的とするのであるが，そのために食事がもつほかの役割を無視することはできない。むしろ，このような多様な役割を発揮させながら，治療の一環として役割を果たすためにはいかにすべきかを検討しなければならない。

2 看護と栄養・食生活

近年，臨床栄養学の進歩により，栄養補給法は多様化した。経口的に摂取する以外にカテーテルを用いた経腸栄養法(経管栄養法)や静脈栄養法が開発され，それぞれの特徴がいかされるように栄養補給法が体系化された(➡97 ページ，図7-1)。ところが，これらの方法は経口栄養法である食事療法と比べれば，非生理的な栄養補給であり，さまざまな問題点があるため，安易に強制的な栄養補給に移行することは控えるべきである。

食事がおいしく食べられることは，単に栄養素を補給するだけでなく，精神的な満足感や充実感を得ることができ，生きる活力へもつながってくるのであり，このようなはたらきかけを看護の一環として行うことは重要な意義

をもつ。川島[1]は，医療が進歩して栄養補給法が発達するなかで，食事に対する重要性が後退し，食事に対する看護師の関心も希薄になりつつあるという問題点を指摘している。そして，医療や看護の中心課題が「対象の内在する健康回復への自然的傾向を発現させる」ことにあるとすれば，看護師の病人への援助の視点をもっと食事に向けるべきであると述べている。

　近年，栄養補給法の進歩に伴い，チーム医療を基本にした栄養管理の専門組織である**栄養サポートチーム** nutrition support team（**NST**）が多くの病院で誕生している。NST は，1970 年ごろ，アメリカで社会問題化した入院患者の低栄養を解決する目的で誕生した。NST は，医師，看護師，管理栄養士，薬剤師などの多職種からなり，栄養管理が特別に困難な患者に，栄養アセスメント，栄養計画，栄養補給の介入，モニタリングなどを行う。

栄養・食事における看護の役割　看護師は，経口栄養法の際の食事介助や経腸栄養法（経管栄養法）や静脈栄養法に用いられる食品や輸液，さらにカテーテルの管理を行うことになる。また，看護師は，適正な治療食が提供されているかをチェックすると同時に，必要に応じて管理栄養士と連携して食事の指導を行う役割がある。

　看護師が治療食の内容を理解し，患者に説明することで，患者の治療食への受け入れ態勢がよくなる。たとえば，患者はなんの説明もなく減塩食を食べさせられると不満が残るが，その意義を納得して食べれば，減塩食のなかにもおいしさを感じるようになる。

　たとえば食事介助をする場合，「この食事は，減塩にしてあるのでまずいかもしれないですが，血圧を下げるために一生懸命食べてください」と言って食事を提供したのでは，食べることをすすめていながら，患者には「この食事はまずいものなのだ」という先入観を与えていることになる。これでは，病人に食べることを強要していることになり，最初から食欲にブレーキがかかる。「この魚は脂がのっておいしそうですよ。でも，病気のことを考えて少し薄味にしてありますから」と声をかけるなど，食事介助の際は，食べたくなるようなはたらきかけが重要である。

　料理をおいしく食べてもらうには，その周辺にある食環境を整備することも看護上，重要となる。たとえば，どのような一流の調理人が高価な料理をつくったとしても，冷たくなった料理が夕方の5時ごろに配膳され，しかもベッドのそばに採尿びんがあるような環境ではおいしく食べられない。人間の食欲はいろいろな感覚に左右されるからである。あるいは，光のない暗闇のなかで食事をしたのでは，なにを食べてもおいしさは感じられないし，異臭や騒音下では食欲もわかない。快適に食事ができるように環境を整備することも看護の役割である。

1）川島みどり：食事・栄養管理ハンドブック．pp.1-9，メヂカルフレンド社，1980.

●参考文献
1) 岡田正ほか編：臨床栄養学の進歩. 光生館, 1991.
2) 川島みどり：食事・栄養管理ハンドブック. メヂカルフレンド社, 1980.
3) 高木和男：食と栄養学の社会史. 科学資料研究センター, 1978.
4) 地域保健・健康増進生活習慣病対策室監修：生活習慣病のしおり 2019. 社会保険出版, 2019.
5) 中村丁次：治療食の歴史と成分別栄養管理の意義. 臨床栄養 81：73-79, 1992.
6) 中村丁次・鈴木博編：三訂 臨床栄養学 I (管理栄養士講座). 建帛社, 2016.
7) 中村丁次編：栄養と食事療法の知識. JJN スペシャル 47, 1995.
8) ヒポクラテス著, 小川政恭訳：古い医術について. 岩波書店, 1963.
9) 藤澤良知・原正俊編：新公衆栄養学, 第 12 版. 第一出版, 2013.
10) 細谷憲政：三訂人間栄養学. 調理栄養教育公社, 2000.

まとめ

- 栄養とは, 生体が必要な物質を体外から取り入れて利用し, 成長して生命を維持し, 生命活動を営む現象をいい, 取り入れるべき必須物質を栄養素と規定している。
- 食物(食品)を獲得・選択・調理・摂食する諸行為を食事といい, 日常生活のなかで食事に関係した生活の部分を食生活とよんでいる。
- 栄養学は栄養素の特徴とはたらきを明らかにすると同時に, 食べ物や栄養素を摂取することにより, 生活を営み, 健康を維持・増進し, さらに疾病を予防し, 治療する内容としくみを解明することを目的とした学問である。
- 今日の栄養問題の解決には, 従来の食物栄養学だけではなく, 人間の側から栄養を考える人間栄養学の視点が必要となる。
- 明治以降, 日本人は短期間に食生活を著しく変化させ, 低栄養から過剰栄養まで経験した。
- 看護師は, 食事介助や, 食品・輸液・カテーテルの管理を行う。また, 適正な治療食が提供されているのかを確認し, 必要に応じて管理栄養士と連携して食事の指導を行う。

復習問題

❶ 〔 〕内の正しい語に〇をつけなさい。

①ホウレンソウは〔栄養・栄養素〕を含む。

②食生活は文化や宗教の影響を〔受ける・受けない〕。

③近代栄養学は, フランスの〔ヒポクラテス・ラボアジェ〕がその扉を開いた。

④わが国では, 明治以降, 食の洋風化が進み, 〔肉食・菜食〕が徐々に普及したが, 戦後は〔低・過剰〕栄養が問題となった。

⑤その後, 栄養状態は改善していったが, 高度経済成長期には〔肥満・やせ〕が問題となり始めた。

⑥今日では, 〔感染症・生活習慣病〕と若年女子や高齢者などの〔低・過剰〕栄養の混在が重要な課題となっている。

第 2 章

栄養素の種類とはたらき

学習目的 ● 人間が生きるために必要な栄養素について，その種類とはたらきを学ぶ。

　人間は日常の飲食物から生命活動に必要なエネルギーや栄養素を摂取している。栄養素には主として生体の構成成分になる**タンパク質**，生体の活動源となる**脂質**と**糖質**があり，これらは**三大栄養素**(エネルギー産生栄養素)とよばれる。さらに，代謝調整の役割をする**ビタミン**，生体の構成成分となると同時に調節もつかさどる**ミネラル**がある。これらのほかに，**食物繊維**や**水**なども生体に必要な栄養素である。

A タンパク質

1 タンパク質の種類

　タンパク質をあらわす protein という言葉は，ギリシャ語で「第一の物，重要なもの」という意味をもつ proteios から命名された。

　タンパク質は約 20 種類のアミノ酸で構成される化合物で，生体の臓器，筋肉，皮膚，毛，ホルモン，酵素，さらに抗体などの主成分となる。タンパク質は，炭素(C)，水素(H)，酸素(O)以外に約 16％の窒素(N)を含み，糖質や脂質によって代替することはできない。タンパク質を構成するアミノ酸のうち 9 種類は人体で合成できないか，合成されても必要量が満たされないので，外部から必ず摂取する必要があり，**必須アミノ酸(不可欠アミノ酸)**とよばれる(⟳ 表 2-1)。

⟳ 表 2-1　人体に必要なアミノ酸

必須アミノ酸 (不可欠アミノ酸)	バリン，ロイシン，イソロイシン，トレオニン(スレオニン)，リシン，メチオニン，フェニルアラニン，トリプトファン，ヒスチジン
非必須アミノ酸 (可欠アミノ酸)	グリシン，アラニン，セリン，アスパラギン，グルタミン，アスパラギン酸，グルタミン酸，アルギニン，システイン，チロシン，プロリン

② タンパク質のはたらき

タンパク質は体内の構成成分として，さまざまなはたらきをする。そのはたらきによって，**機能性タンパク質**，**貯蔵タンパク質**，**構造タンパク質**に大別できる。機能性タンパク質は，酵素など，細胞の代謝・増殖などの機能やその調節にかかわっている。貯蔵タンパク質は，エネルギーが十分に補給されないときに分解して利用するためにたくわえられる。構造タンパク質は，コラーゲンやエラスチンなど，さまざまな組織・器官などの結合にはたらき，生体内でおもに構造や形態の形成および維持を行っている。

このようにタンパク質は重要な栄養素なので，不足すると，成長障害，浮腫，腹水，食欲不振，下痢，疲労感，貧血，精神障害，さらには感染症への抵抗力の低下などさまざまな障害が出現する。とくに，タンパク質欠乏症として有名なのが，開発途上国の子どもにみられるクワシオルコルである。

一方，タンパク質の過剰摂取は腎臓への負担を重くし，腎臓の老化を早めたり，腎臓病を悪化させたりする。

タンパク質の摂取すべき量は，「日本人の食事摂取基準」(◐319ページ，**表付-1**)を参考にして決定する。

③ タンパク質の栄養価

タンパク質の質的評価法には，**生物学的方法**と**化学的方法**がある。

① 生物学的方法

窒素平衡● (N-バランス)　　**窒素平衡**(N-バランス)とは，タンパク質特有の構成成分である窒素(N)の摂取量と排泄量のバランスをみて，食品や食事の評価をする方法である。タンパク質の摂取量から窒素量に換算し，排泄される窒素は尿中，糞便中，さらに皮膚に排泄される量から計算する。

窒素平衡がマイナスになる食品や食事は，摂取量より排泄量が多くなるので，含有されるタンパク質の質はわるいということになる。

生物価●　　良質なタンパク質は，吸収後に多く体内に保留されることから，体内に保留した窒素量を吸収された窒素量で割った値を**生物価**という。

生物価 = (保留窒素量 ÷ 吸収窒素量) × 100

正味タンパク質●　　摂取したタンパク質が体内に保留される割合を示す。摂取したタンパク質**利用率**　　の消化吸収率と生物価をかけることで算出することができる。

正味タンパク質利用率 = 消化吸収率 × 生物価

② 化学的方法

食品に含まれる必須アミノ酸の割合から評価する方法である。化学的方法には，**プロテインスコア**(タンパク質価)や**アミノ酸スコア**(アミノ酸価)があ

り，いずれの方法も理想的な必須アミノ酸組成を設定して，それと食品に含まれるアミノ酸を比較し，割合の最も少ない必須アミノ酸の割合をもって，そのタンパク質の評価を行う。

タンパク質●
含有食品　タンパク質は，肉類，魚介類，卵類，牛乳・乳製品，ダイズ・ダイズ製品などのタンパク質食品に含有されるのはもちろんであるが，穀類，イモ類，果物，野菜類などにも広く含まれている。

B 脂質

1 脂質の種類

食品の成分のうち，エタノール，クロロホルム，メタノールなどの有機溶媒によって抽出されるものを**脂質**という。脂質は成分によって，**単純脂質**，**複合脂質**，**誘導脂質**の 3 種に分類され，一般には中性脂肪のことを脂肪とよぶ(➡ 表 2-2)。

脂質はそれぞれに異なった生理作用をもつが，その作用は脂質を構成している脂肪酸の特徴に依存していることが多い。脂肪酸は化学構造上の不飽和二重結合の有無によって，**飽和脂肪酸**と**不飽和脂肪酸**に大別され，さらに二重結合が 1 個の場合を**一価不飽和脂肪酸**(単価不飽和脂肪酸)，2 個以上の場合を**多価不飽和脂肪酸**とよぶ。多価不飽和脂肪酸は，二重結合の位置によって n-3 系脂肪酸や n-6 系脂肪酸に分類される(➡ 表 2-3, 図 2-1)。

また，体内で合成することができない脂肪酸を**必須脂肪酸**といい，リノール酸と α-リノレン酸がある。リノール酸からアラキドン酸，および α-リノレン酸からエイコサペンタエン酸(EPA)，ドコサヘキサエン酸(DHA)が体内で生成されるが，微量で不足しやすいので，広義にはこれらも必須脂肪酸に含まれる。

2 脂質のはたらき

脂質はエネルギー源となり，次のような特徴がある。

第一に，糖質とタンパク質のもつエネルギー値が 1 g につき 4 kcal である

➡ 表 2-2　脂質の分類

種類	概要	例
単純脂質	アルコールと脂肪酸のみがエステル結合したもの	中性脂肪，ロウ
複合脂質	脂質中にリン酸や糖などを含んだもの	リン脂質，糖脂質など
誘導脂質	単純脂質や複合脂質から加水分解によって誘導された疎水性の化合物	遊離脂肪酸，ステロール類，脂溶性ビタミンなど

○ 表2-3 おもな脂肪酸

分類	脂肪酸名	系列	炭素数	二重結合数	含有物
飽和脂肪酸	パルミチン酸		16	0	動・植物油
	ステアリン酸		18	0	動・植物油
一価不飽和脂肪酸	オレイン酸	n-9	18	1	動・植物油
多価不飽和脂肪酸	リノール酸	n-6	18	2	動・植物油
	アラキドン酸	n-6	20	4	卵黄, 肝油
	α-リノレン酸	n-3	18	3	ダイズ油
	エイコサペンタエン酸	n-3	20	5	魚油
	ドコサヘキサエン酸	n-3	22	6	魚油

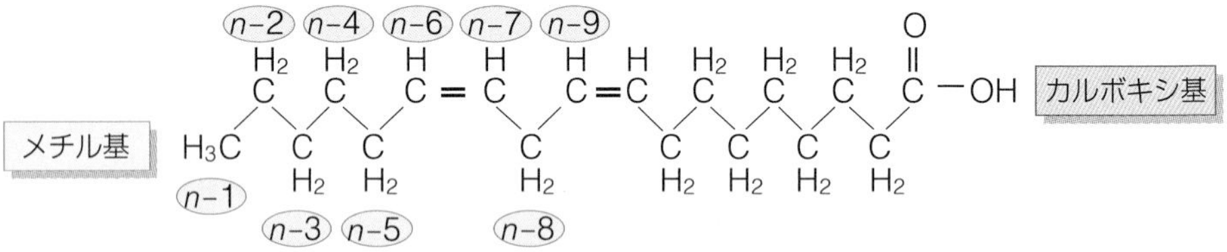

脂肪酸は炭素(C)が鎖のように連なった形をしている。片方がメチル基であり, もう一方はカルボキシ基である。リノール酸は二重結合がメチル基側から数えて6番目と9番目に存在する。最初の二重結合が6番目にあることから, n-6系脂肪酸という。

○ 図2-1 リノール酸の化学構造

のに対して, 脂質は9kcalとエネルギー値が高い。エネルギー値が高いと, 食事の摂取量が少量ですみ, 胃への負担が軽くてすむ。

　第二に, 糖質は酸化されてエネルギー源となる過程で, 補酵素としてビタミン B_1 を必要とするが, 脂質はビタミン B_1 が必要ではない(ビタミン B_1 の節約作用)。

　食品中の脂質の約90%以上は中性脂肪である。残りがリン脂質, コレステロールなどである。これらは細胞膜の主要成分となり, さらにコレステロールはステロイドホルモンや胆汁酸の前駆物質となる。

脂肪酸●　脂質の構成成分である脂肪酸は, その構造により異なった生理作用をもつ。動物食品に多い飽和脂肪酸は血中コレステロールを上昇させるのに対して, 植物油に多い不飽和脂肪酸は血中コレステロールを低下させる。

　植物油に多く含まれる α-リノレン酸や魚油に多いエイコサペンタエン酸(EPA)とドコサヘキサエン酸(DHA)は, 化学構造上の不飽和二重結合の位置によって n-3系脂肪酸とよばれる。これらは, 中性脂肪を低下させるだけでなく, 血小板凝集能の抑制効果により血栓の予防に役だち, さらに炎症を抑制する作用がある。

脂溶性ビタミン●
の吸収　脂質は, ビタミンA・D・E・Kなどの脂溶性ビタミンの吸収を助長することから, 脂質の摂取量が著しく少なくなった場合には, これらのビタミン

の欠乏状態になりやすくなる。とくに，やせるために油抜きダイエットを実
施したり，消化器疾患の食事療法として低脂肪食を長期に実施した場合，欠
乏状態はおこりやすくなる。

脂質含有食品●　脂質は，サラダ油・てんぷら油・バター・マーガリンなどの油脂類はもち
ろんであるが，肉類，魚介類，卵類，ダイズ類，牛乳・乳製品などのタンパ
ク質食品やアーモンドなどの種実類にも含まれる。コレステロールは内臓類，
卵類に多く含まれる。

C 糖質

1 糖質の種類

糖質は，炭素(C)，水素(H)，酸素(O)の3元素から構成される化学成分
である。糖質は**単糖類**，**少糖類**，**多糖類**に分類される(➡表2-4)。

単糖類は，これ以上加水分解できない基本的な糖である。少糖類は，2～
10個の糖からなる。多糖類は，多数の糖からなるものをいう。単糖類には，
グルコース(ブドウ糖)，フルクトース(果糖)，ガラクトースがあり，少糖類
(二糖類)には，スクロース(ショ糖)，マルトース(麦芽糖)，ラクトース(乳糖)
があり，多糖類の代表的なものがデンプンである。

食物に含有される最も多い糖質はデンプンであり，グルコースが数千個結
合し，その結合のしかたによってアミロースとアミロペクチンに分けられる。
アミロースはグルコースが鎖状に直線的に結合し，アミロペクチンは枝分か
れをしながら結合している(➡図2-2)。

➡表 2-4　糖質の種類と特徴

単糖類	**グルコース(ブドウ糖)**	アルデヒド基をもつ代表的な六炭糖。全身のエネルギー源となるとともに，グリコーゲンに合成されて肝臓や筋肉に貯蔵される。果物や蜂蜜に含まれる。
	フルクトース(果糖)	ケトン基をもつ六炭糖。スクロース(ショ糖)の構成成分であり，蜂蜜や果物に含まれる。
	ガラクトース	牛乳の糖質である乳糖の構成成分である。
少糖類	**スクロース(ショ糖)**	グルコースとフルクトース(果糖)が結合したもの。一般に砂糖とよばれている。スクロースを加水分解し，グルコースとフルクトースの混合物になったものを転化糖という。
	マルトース(麦芽糖)	グルコースが2個結合したもの。デンプンの加水分解によって得られる。
	ラクトース(乳糖)	グルコースとガラクトースが結合したもの。人乳や牛乳に含まれる。
多糖類	**デンプン**	グルコースが多数結合したもの。デンプンが部分的に加水分解した状態をデキストリンという。
	グリコーゲン	グルコースが多数結合したもの。アミロペクチンに構造は似ているが，やや短い。動物の肝臓や筋肉にエネルギー源として貯蔵される。

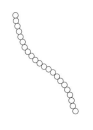 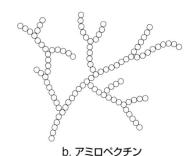

a. アミロース
グルコースが一本の鎖状に結合している。　

b. アミロペクチン
グルコースが枝分かれしながら結合している。

🔵 **図 2-2　アミロースとアミロペクチン**

② 糖質のはたらき

　糖質の主たる役割はエネルギー源となることである。糖質の種類や含有される食品の違いにより異なるが，平均的には糖質 1 g を摂取すると 4 kcal のエネルギーが産生される。日本人 1 人の 1 日あたりの糖質の摂取量は，エネルギー比で約 60％となり，最大のエネルギー源である。糖質は，血糖の維持とグリコーゲンの生成に役だっている。

　糖質が不足すると下記の問題がおこる。

(1) グルコースを主たるエネルギー源とする組織へのエネルギーの供給不足がおこる。

(2) 糖新生(🔵 33 ページ)が活発になり，タンパク質の分解，アミノ酸からグルコースへの合成が促進されてタンパク質の利用効率が低下する。

(3) アセチル CoA から，ケトン体の産生が活発になってケトーシスの状態を生じやすくなる。

(4) エネルギー源として糖質への依存が大きいために，相対的に摂取エネルギーの不足を生ずる。

　一方，糖質の甘味は食事の嗜好性を高めるはたらきがある。個人差はあるが，基本的に人間は味覚のなかで甘味に対する欲求が一番強い。糖質の種類によって甘味度は異なり，フルクトースはスクロースよりも強く，グルコースやガラクトースはスクロースよりも弱くなる。

糖質含有食品●　油脂類を除き，自然界由来のすべての食品に糖質は存在する。代表的な糖質食品には穀類，果物類，菓子類，嗜好飲料，砂糖，糖質の多い野菜などがある。

D 食物繊維

1 食物繊維の種類

　　食物繊維とは，人の消化酵素では消化されない食物成分を一括していう。食物繊維は消化酵素で消化されず，体内に入ることがないために非栄養素として取り扱われていた。

　　しかし，現在，食物繊維には多くの生理作用が存在し，一部は腸内細菌によって分解され，短鎖脂肪酸となって吸収・利用されることから，栄養素の一部と考えられている。食物繊維は，**水溶性食物繊維**と**不溶性食物繊維**に区別され，生理作用にもそれぞれ特徴がある。水溶性食物繊維には，ペクチン，グルコマンナン，グアガムなどがある。不溶性食物繊維には，セルロース，ヘミセルロース，リグニンなどがある。

　　なお，消化酵素が存在する糖質と食物繊維を合わせて，**炭水化物**という。

2 食物繊維のはたらき

　　食物繊維がもつ物理的・化学的性質は，さまざまな生理的作用を発現する。食物繊維は低エネルギーなので，不足すると食物のエネルギー密度は高くなる。したがって，同量の食物を摂取した場合，食物繊維が不足している食物のほうがエネルギーの摂取量は多くなってくる。一方，食物繊維は脂肪や糖質の吸収を遅延するため，食後の中性脂肪や血糖の上昇を抑制するはたらきをもつ。

　　消化器疾患において，食物繊維の摂取量が増加すると食事量が多くなり胃内停滞時間は長くなるが，便容量が増大し，しかも便のかたさが正常化するので腸管内通過時間は短くなる。したがって，食物繊維が不足すると，便の停滞がおこり便秘が出現する。便秘になると，腹圧の上昇がおこり，静脈の異常，横隔膜ヘルニア，さらに腸管内圧の上昇によって腸憩室症，虫垂炎などがおこりやすくなる。

　　また，食物繊維は腸内細菌を変化させて発がん物質の低下と便の停滞時間を短くすることから，腸壁と発がん物質の接触を減少させ，大腸がんの予防効果がある。さらに，食物繊維は胆汁酸の再吸収を抑制し，糞便への排泄を増大させる。

食物繊維●
含有食品　　食物繊維は穀類，イモ類，種実類，マメ類，キノコ類，海藻類などに含まれる。

E ビタミン

1 ビタミンの種類

ビタミンは，さまざまな代謝の補助的なはたらきをし，体内で合成されないか，合成されても必要量に満たないために，外部より摂取しなければならない微量の有機化合物である。

ビタミンは，エネルギー産生栄養素のようにからだの構成成分やエネルギーになるものではない。ビタミンは，体内で物質が合成されたり，分解したりする際の反応に関与するものであり，自動車にたとえれば潤滑油にあたる。

ビタミンのなかには，腸内細菌が合成するものもある。また，体内へ入るとビタミンへと変化し，ビタミンと同様の効果を発揮する物質を，プロビタミンという。

ビタミンは，**水溶性ビタミン**と**脂溶性ビタミン**に大別される（◐表2-5）。

2 ビタミンのはたらき

一般に水溶性ビタミンの多くは各種代謝の補酵素としての役目を果たし，

◐ 表2-5　ビタミンの種類と欠乏症・含有食品

	ビタミン名（化学名）	欠乏症	含有食品
水溶性ビタミン	ビタミンB_1（チアミン）	脚気，多発性神経炎，ウェルニッケ脳症，食欲不振，神経障害	胚芽（米・小麦），落花生，レバー，豚肉
	ビタミンB_2（リボフラビン）	成長障害，口内炎，口唇炎，口角炎，皮膚炎	胚芽，牛乳，卵，レバー，魚，アーモンド
	ビタミンB_6（ピリドキシン）	成長障害，舌炎，皮膚炎，神経炎，てんかん様発作，発疹，貧血	ヒラメ，イワシ，肉，レバー
	ビタミンB_{12}（シアノコバラミン）	巨赤芽球性貧血（悪性貧血）*	ニシン，サバ，肉，レバー，カキ
	ナイアシン（ニコチン酸）	ペラグラ	カツオ節，魚，レバー，肉
	パントテン酸	通常の食生活では欠乏症はおこらない	レバー，ソラマメ，落花生，サケ
	葉酸	巨赤芽球性貧血	レバー，緑黄色野菜，マメ類
	ビタミンC（アスコルビン酸）	壊血病	新鮮な野菜，果物
脂溶性ビタミン	ビタミンA（レチノール）	夜盲症，皮膚乾燥，結膜乾燥症	レバー，卵，緑黄色野菜
	ビタミンD（カルシフェロール）	くる病，成人の骨軟化症	魚，キノコ，
	ビタミンE（トコフェロール）	不妊（動物実験），赤血球の溶血	ウナギ，食物油，アーモンド
	ビタミンK（フィノキロン，メナキノン）	血液凝固能低下，出血傾向	納豆，緑色野菜

＊ビタミンB_{12}・葉酸の欠乏による貧血を巨赤芽球性貧血という。このうち，内因子欠乏となりビタミンB_{12}が吸収できなくなり発症したものをとくに悪性貧血という。

脂溶性ビタミンはそれぞれ独自の生理作用をもつ。

　たとえば，水溶性ビタミンであるビタミン B_1 は，エネルギー代謝や糖質代謝の補酵素としてはたらく。ビタミン B_2 は，エネルギー代謝やアミノ酸代謝，さらに脂質代謝などの酸化還元反応に関与する補酵素となる。ナイアシンは，糖質代謝や脂質代謝の酸化還元反応に関与する補酵素となる。ビタミン B_6 は，アミノ酸代謝やタンパク質代謝に関与する補酵素となる。

　脂溶性ビタミンでは，ビタミン A は視覚作用，皮膚や粘膜の正常化にはたらく。ビタミン D はカルシウムの吸収促進，尿細管での再吸収促進，骨形成の促進に関与する。ビタミン E は抗酸化作用，生殖の正常化，膜の安定化に作用する。ビタミン K は血液凝固因子の合成にはたらく。

● **ビタミンの過剰症と欠乏症**　ビタミンは，摂取量が少ないとさまざまな欠乏症状が出現する（◎表2-5）。摂取量が多いと，水溶性ビタミンは尿中に排泄されやすいが，脂溶性ビタミンは体内に蓄積されてしまうので，とくに過剰症に注意する。

● **ビタミン含有食品**　ビタミンは，種類により含有する食品がそれぞれ異なるが，一般に，牛乳・乳製品，レバー，緑黄色野菜，未精製の穀類に豊富に含まれる（◎表2-5）。なお，最近では栄養機能食品としてのビタミンやビタミンを添加した食品が市販されているので，これらを利用するのも 1 つの方法である。

F　ミネラル

1　ミネラルの種類

　ミネラルとは，生体を構成する元素のうち，酸素(O)，炭素(C)，水素(H)，窒素(N)を除いた元素をいう。生体内でさまざまな生理作用を有するが，体内で合成されないために，外部より摂取しなければならない無機質である。なおビタミンは有機化合物である。

　ミネラルは体内に 3〜5% 存在する。なかでも比較的多く存在するのが，カルシウム(Ca)，リン(P)，カリウム(K)，イオウ(S)，ナトリウム(Na)，塩素(Cl)，マグネシウム(Mg)である。一方，少ないのが，鉄(Fe)，亜鉛(Zn)，銅(Cu)，ヨウ素(I)，マンガン(Mn)，セレン(Se)，クロム(Cr)，コバルト(Co)，モリブデン(Mo)，フッ素(F)などで，これらを特別に**微量元素**とよんでいる。

2　ミネラルのはたらき

　ミネラルは，それぞれにさまざまな役割があるが，主として 4 つのはたらきに整理できる。①骨や歯などの硬組織を形成する，②タンパク質や脂質の成分となる，③浸透圧の調整，酸塩基平衡，さらに筋肉や神経などの刺激に関与して生体機能の調節を行う，④酵素の補助因子やホルモンの成分となる（◎表2-6）。個々のミネラル別に，そのはたらきを整理すると◎**表2-7**のよ

◯ 表2-6　ミネラルの役割

役割	ミネラル
骨や歯などの硬組織の形成	カルシウム，リン，マグネシウムなど
タンパク質や脂質の構成成分	リン，鉄など
浸透圧の調整，酸塩基平衡，筋肉や神経などの刺激に関与して生体機能を調節	カルシウム，リン，ナトリウム，カリウム，塩素など
酵素の補助因子やホルモンの成分	マグネシウム，マンガン，銅，亜鉛など

うになる。

ミネラルの●
過剰症と欠乏症　日本食では，食塩からのナトリウムの過剰摂取が問題になる。そのほか，サプリメントを大量摂取した人や，ミネラルを取り扱う職業の人たちに過剰症が出現することがある。逆になにかの原因で摂取量が不足したり，需要量が増大したり，さらに排泄量が増大することによって欠乏症が出現することもある（◯表2-7）。

　また，腎臓病のように生体のミネラル代謝に障害がおきている場合には，その過不足には十分な注意が必要となる。

ミネラル●
含有食品　それぞれのミネラルにより含有される食品は異なるが，主として未精製の穀類，緑黄色野菜，果物，レバー，海藻などに含まれる。

G 水

1 水分の分布

　水は酸素と水素の化合物で，成人では体重の約60％を占める。水は一般に栄養素には含まれないが，重要な物質である。体内水分の10％を失うと機能障害が生じ，20％を失うと死をまねく。

　体内の水溶液を総称して**体液**という。体液は，**細胞内液**と**細胞外液**に大きく分けられる（◯314ページ，図付-1）。体内から水分が喪失することによって

Column

ホルモン・ビタミン・ミネラルの相違点

　ホルモンとビタミンは，いずれも体内に微量に存在し，さまざまな生理現象の補助的役割をする有機化合物である。ミネラルも微量に存在し，さまざまな生理作用に関与するが，ホルモンやビタミンとは異なり無機成分である。また，ホルモンとビタミンの違いは，前者は体内に合成経路があるため栄養素として摂取する必要はないが，後者は合成経路がないか，あったとしても必要量まで合成できないために体外から摂取しないと不足状態がおこることである。

● 表2-7　おもなミネラルのはたらきと欠乏症

ミネラル	おもなはたらき	欠乏症・欠乏症状
カルシウム (Ca)	酸塩基平衡，筋肉の収縮，血液凝固，浸透圧の維持，神経の伝達などの機能に関与している。	骨や歯の形成障害，成長障害，骨粗鬆症
リン(P)	リン酸塩として組織や細胞に存在し，浸透圧の維持，酸塩基平衡の維持にも関与する。ふつうの食事をする場合には，欠乏することはほとんどない。	骨や歯の形成障害
カリウム(K)	主として細胞内液に存在し，浸透圧の維持，酸塩基平衡の維持，筋肉運動，神経伝達機能などに関与している。	疲労感，脱力感，高血圧
イオウ(S)	吸収されると体内で含硫アミノ酸の成分として再合成され，一部は生理活性物質に合成され，最終的にはイオウイオンとして尿より排泄される。	成長障害
ナトリウム (Na)	細胞外液におもに存在し，水分代謝や酸塩基平衡に関与している。糖質やアミノ酸が吸収される際にも関与し，細胞内のカリウムとの濃度を適度に維持している。	食欲低下，吐きけ・嘔吐，意識障害，痙攣
塩素(Cl)	ナトリウムとともに細胞外液に存在し，浸透圧や酸塩基平衡に関与している。胃液の成分となり，タンパク質分解酵素であるペプシンを活性化する。	疲労感
マグネシウム (Mg)	神経機能，筋肉の収縮や緩和，エネルギー代謝，さらにホルモンの分泌などに関与している。	骨や歯の形成障害，虚血性心疾患
鉄(Fe)	ヘモグロビンの成分として酸素の運搬に関与し，エネルギー産生や酸化還元酵素の成分にもなる。	貧血
亜鉛(Zn)	細胞の増殖・成長に関与し，各種酵素やインスリンの成分でもある。	成長障害，味覚喪失，下痢，血糖上昇
銅(Cu)	骨，筋肉，肝臓に主として存在し，酸化還元酵素の成分となる。	貧血
セレン(Se)	酸化障害を防ぐ作用があり，ビタミンEの生理作用に似ている。	成長障害，筋肉の萎縮，肝障害
クロム(Cr)	糖質，脂質，タンパク質，さらに結合組織の代謝に関与している。	耐糖能異常，成長障害，代謝異常
ヨウ素(I)	主として甲状腺に存在し，甲状腺ホルモンの成分となっている。日本人は海藻を摂取するために欠乏症はまれである。	甲状腺腫
コバルト (Co)	ビタミンB_{12}の構成成分であり，赤血球の形成に関与しているといわれる。	巨赤芽球性貧血(悪性貧血)
マンガン (Mn)	骨，肝臓などに存在し，各種酵素反応に関与している。	成長障害，骨形成異常，血液凝固能異常
モリブデン (Mo)	酸化酵素の構成成分である。過剰摂取は，銅の吸収を阻害する。	先天性代謝異常の子どもに発作，神経症状

脱水症となり，逆に体液が過剰な場合には浮腫となる。

② 水のはたらき

水には次のようなはたらきがある。

◯ 表2-8　成人における水分の出納量

摂取量（mL）		排泄量（mL）	
飲料	1,200	尿	1,300
食物	800	不感蒸泄	900
代謝水	300	大便など	100
合計	2,300	合計	2,300

(1) 血液の主成分（約80％）として，さまざま成分を組織に運び，逆に各組織からの不要物質を体外に排出する。

(2) 成分を溶解することにより，各種反応の媒体となる。

(3) 電解質を溶解し，そのバランスを維持する。

(4) 浸透圧の平衡を保ち，細胞の形態を保つ。

(5) 発汗作用により体温を調節する。

水分の出納● 　摂取された水や食品中の水分は小腸・大腸より吸収され，体内で代謝・排泄される。成人の場合，1日の水分摂取量は約2,300 mL，排泄量も約2,300 mLである（◯ 表2-8）。水分摂取として飲料・食物・代謝水（体内で栄養素が燃焼することにより得られる水），排泄として尿・不感蒸泄・大便などがある。

　不感蒸泄とは，肺からの呼吸に伴う水蒸気や皮膚から外気への水分蒸発などで意識することなく肺や皮膚から排泄される水分のことである。

まとめ

- タンパク質・脂質・糖質を，三大栄養素という。
- タンパク質は約20種類のアミノ酸からなる。アミノ酸は，必須アミノ酸と非必須アミノ酸に分けられる。
- 脂質は成分によって単純脂質・複合脂質・誘導脂質に分けられる。また，脂質を構成する脂肪酸は，二重結合の有無によって飽和脂肪酸と不飽和脂肪酸に分けられる。
- 糖質は，単糖類・少糖類・多糖類に分けられる。
- 食物繊維は，水溶性食物繊維と不溶性食物繊維に分けられる。
- ビタミンは，水溶性ビタミンと脂溶性ビタミンに分けられる。
- ミネラルとは生体内で種々の生理活性をもつ無機質である。
- 体液は細胞内液と細胞外液に大別される。

復習問題

❶ 〔　〕内の正しい語に○をつけなさい。

①体内に保留される窒素量を吸収した窒素量で割ったものを，タンパク質の〔窒素平衡・生物価〕という。

②コレステロールは，〔複合脂質・誘導脂質〕である。

③グルコースが直線的に多数結合したものを〔アミロース・アミロペクチン〕とよぶ。

④ペクチンやグルコマンナンは〔水溶性・不溶性〕食物繊維である。

⑤脚気はビタミン〔A・B_1〕の，くる病はビタミン〔D・E〕の欠乏症である。

⑥〔カルシウム・鉄〕はヘモグロビンの成分として酸素の運搬にかかわる。

❷ 枠内から必須アミノ酸を選びなさい。

（　　　　）

Ⓐグリシン　Ⓑグルタミン　Ⓒアルギニン
Ⓓロイシン　Ⓔバリン　Ⓕイソロイシン

❸ 枠内から不飽和脂肪酸を選びなさい。

（　　　　）

Ⓐリノール酸　Ⓑステアリン酸
Ⓒオレイン酸　Ⓓドコサヘキサエン酸
Ⓔα-リノレン酸　Ⓕパルミチン酸

❹ 枠内から単糖類を選びなさい。

（　　　　）

Ⓐデンプン　Ⓑグルコース
Ⓒスクロース　Ⓓフルクトース
Ⓔガラクトース　Ⓕグリコーゲン

❺ 枠内から脂溶性ビタミンを選びなさい。

（　　　　）

Ⓐビタミン A　Ⓑビタミン B_2
Ⓒビタミン C　Ⓓビタミン D
Ⓔビタミン E　Ⓕ葉酸

栄養素の消化・吸収・代謝

第3章

学習目的
- 食物の摂取，消化，吸収，および排便のために重要な消化器系の機能について，栄養素との関連性に注目して学ぶ。
- 基本となる栄養素であるタンパク質，脂質，炭水化物（糖質・食物繊維），ビタミン，ミネラルがどのように消化・吸収・代謝されるかについて学ぶ。

A 消化器系の機能

食物の摂取，消化，吸収および排便のための臓器を**消化器系**とよぶ（◯ 図 3-1）。消化器系は，口腔から咽頭・食道・胃・小腸・大腸・肛門までの**消化管**と，肝臓・胆嚢・膵臓などの付属器からなる。消化液を分泌する**消化腺**は唾液腺のように消化管に開くもののほか，肝臓や膵臓などに存在するものもある。消化液は，1日に約8L分泌され，その中には多くの**消化酵素**を含む（◯表 3-1）。消化管からは，消化管ホルモンも分泌される（◯ 表 3-2）。

食道から直腸までの消化管の内部構造は，粘膜・粘膜下組織，筋層（内輪筋・外縦筋），外膜あるいは漿膜の順で形成され，小腸の粘膜には絨毛がある。

消化には，物理的消化（機械的消化）と化学的消化がある。**物理的消化**とは，咀嚼や消化管の運動によっておこる機械的粉砕をいう。**化学的消化**とは，消化液によって食物を化学的に分解することである。

1 口腔の機能

咀嚼●　口腔では，歯により食物をかみくだいて唾液とまぜる**咀嚼**が行われる。咀嚼によって食物を小さくし，唾液とまぜることによって飲みこみやすくする。

唾液●　唾液は，おもに耳下腺，舌下腺，顎下腺の3か所の唾液腺（◯ 図 3-1）から分泌され，糖質を分解する消化酵素の唾液アミラーゼ（プチアリン）と食道から胃へ食物をスムーズに移動させる役割のある粘液（ムチン）が含まれている。

味覚●　舌によって，食物を味わうことができる。**味覚**は，舌にある味蕾で感知され，舌神経と舌咽神経によって味覚中枢に伝えられる。味は，甘味（あまい），塩味（塩からい），酸味（すっぱい），苦味（にがい），うま味の5種類に分ける

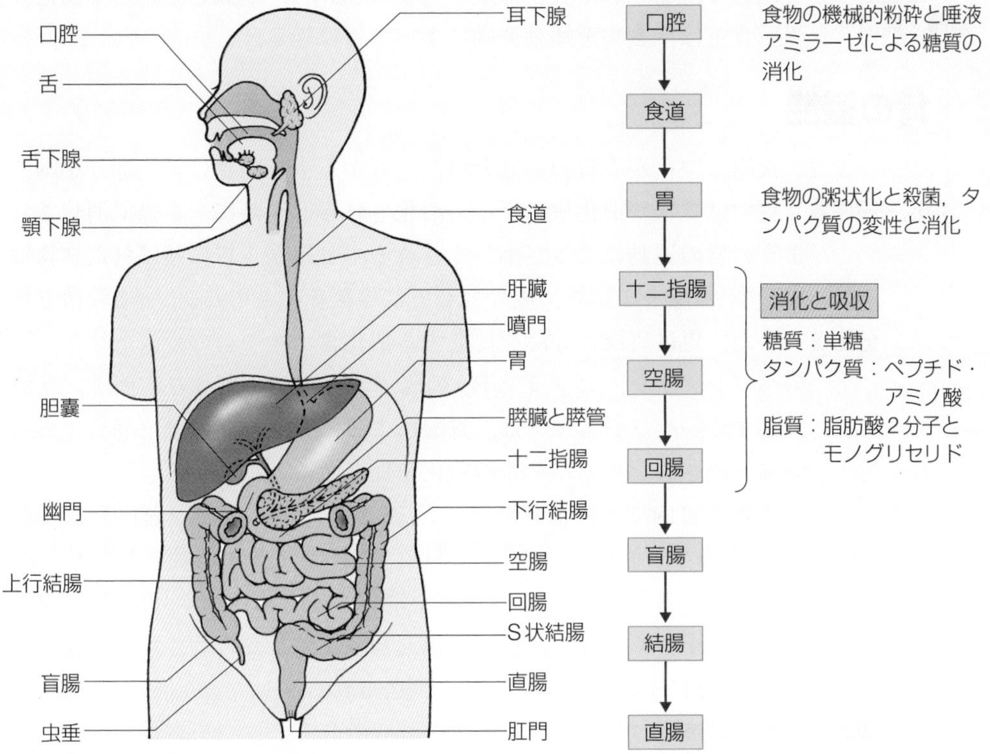

図 3-1　消化器系と消化・吸収

表 3-1　消化液の分泌量とおもな消化酵素

消化液	分泌量(mL/日)	おもな消化酵素
唾液	1,200	アミラーゼ
胃液	2,000	ペプシン
膵液	1,200	アミラーゼ，トリプシン，キモトリプシン，エラスターゼ，ペプチダーゼ，デオキシリボヌクレアーゼ(DNase)，リボヌクレアーゼ(RNase)，リパーゼ，ホスホリパーゼ A，コレステロールエステラーゼ
胆汁	700	―
腸液	3,000	―

表 3-2　おもな消化管ホルモンとその分泌部位

消化管ホルモン	分泌部位
ガストリン	胃
コレシストキニン	小腸上部
セクレチン	十二指腸粘膜
血管作用性腸管ペプチド(VIP)	腸管神経叢
ソマトスタチン	胃，十二指腸
モチリン	上部小腸

ことができる。味覚には，強い刺激によっておこる**順応**とよばれる現象があり，たとえば，日常的に濃い味の食事をしている場合には，濃い味に順応する。

口腔から●
咽頭・食道へ
口腔で咀嚼された食物は飲み込まれ(嚥下),咽頭を通過して食道に送られる。食道は,食物を蠕動運動によって胃に送る。

② 胃の機能

食道につながる胃の部分を噴門,胃から十二指腸に続く部分を幽門という。

消化・殺菌●
胃では食物が消化液によって消化されると同時に,小腸で消化されやすいように胃の運動によって小さくされる。食道から胃に運ばれた食物は,胃液中の酸(**胃酸**とよばれ,成分としては塩酸そのもの)によって殺菌される。

分泌●
また,胃は胃液の分泌を促進する消化管ホルモンのガストリン,消化酵素のペプシノゲン,ビタミンB_{12}の腸での吸収に不可欠な内因子,粘液などを分泌する。ペプシノゲンは,胃酸によってタンパク質分解酵素であるペプシンに変換され,タンパク質の消化を促進する。

食物の胃内での停滞時間は,◯**表3-3**に示すとおり固体を食べたときに3〜6時間と,液体にくらべて長い。これは,食物を殺菌したり,小さく消化したりするためと,タンパク質を消化するためである。胃の筋肉運動によって食物は小さくなり,さらに消化液と粘液がまぜ合わされ,小腸の十二指腸に2〜3分に1回の割合で少量ずつ送られる。

吸収●
胃ではアルコールや少量の水が吸収される。

③ 小腸の機能

小腸は,十二指腸・空腸・回腸の3つの部分からなり,**腸液**を分泌する。小腸の粘膜の表面には,消化・吸収する面を大きくするために絨毛がある。

分泌・消化●
膵臓からはさまざまな栄養素の消化酵素を含んだ**膵液**(◯27ページ,**表3-1**)

Column

咀嚼と嚥下のしくみ

口腔では咀嚼と嚥下が行われる。咀嚼によって食物をかみ砕いて小さくし,唾液とまぜ合わせる。唾液には,アミラーゼというデンプンを消化する酵素が含まれる。ご飯などに多く含まれる多糖類のデンプンは,口の中でかみ砕かれるだけではなく,アミラーゼによって消化される。ご飯をなめても味は感じないが,かんで唾液とまざるとデンプンが消化され,グルコースやマルトースに分解されるため,舌で甘みを感じることができるようになる。

また,唾液には粘液が含まれていて,食物をなめらかにして消化管を通過しやすくする。咀嚼された食物は,舌の上で集められ,食塊として舌で押し上げられ,咽頭までくると反射を利用して飲み込むことができる。このとき気管の入り口を閉鎖して食道の入り口が開き食塊は食道へと送られるため,ものを飲み込むときには呼吸運動が一時とまる。このタイミングがうまくいかないときにおこるのが「むせ」という現象である。

○ 表3-3　嚥下から排便までの所要時間

	胃に到達	小腸に到達	大腸に到達	排便
液体	1秒	5分	4〜5時間	24〜72時間
固体	30〜60秒	3〜6時間	12〜15時間	24〜72時間

が，胆囊からは消化酵素を含まない消化液である**胆汁**が，小腸内に分泌される。小腸の分節運動と蠕動運動によって，食物はこれらの消化液とよくまぜ合わされ，食物の消化が小腸で完了する。また，小腸からは多くの消化管ホルモンも分泌される（○ 27ページ，**表3-2**）。

　腸腺から分泌される腸液は，おもに粘液や胃から送られて酸性になった食物を中性に中和するための炭酸水素ナトリウムと消化酵素を含んでいる。

吸収●　消化された食物は，おもに空腸と回腸で吸収される。

4 大腸の機能

　大腸は，盲腸・上行結腸・横行結腸・下行結腸・S状結腸・直腸で構成されている。大腸のおもな機能は，未消化物の処理と排泄である。大腸の前半部では，水分，ナトリウムやそのほかのミネラルが吸収され，後半部では便が形成される。また，大腸内に生活する腸内常在菌によって，いくつかのビタミン類が合成・吸収される。

5 肝臓と胆囊の機能

　肝臓は，栄養素の代謝，胆汁の生成・分泌，解毒作用などの機能をもつ。

1 代謝機能

　食物から得られ，吸収された栄養素は，門脈を介して肝臓において代謝される。

　①**アミノ酸・タンパク質代謝**　アミノ酸からタンパク質を合成してたくわえ，また，必要に応じてタンパク質をアミノ酸に分解し，血液中に放出する。さらに，非必須アミノ酸の合成やアミノ酸を分解して糖の合成（**糖新生**）も行う（○ 33ページ）。

　②**脂質代謝**　コレステロール，中性脂肪，脂肪酸，リポタンパク質などの合成や過剰となった糖を中性脂肪につくりかえることを行う。

　③**糖質代謝**　グリコーゲンの合成と貯蔵，グルコースの新生などを行っている。

　④**ビタミンの貯蔵・活性化**　ビタミンの活性化や脂溶性ビタミン貯蔵などの機能もある。

② 分泌機能

脂肪の消化に重要な役割をはたす胆汁は，胆汁酸・胆汁色素(ビリルビンが主)・リン脂質・コレステロールを含み，肝臓で合成・分泌され，胆嚢にたくわえられ，食事中の脂肪の量に応じて十二指腸に放出される。また，胆汁は消化酵素を含まない消化液であるが，脂肪の消化を進める。

③ 解毒機能

解毒機能には，アルコールの代謝，体内で合成された毒性をもつアンモニアの尿素への代謝(尿素回路)，異物や薬物の抱合[1]などがある。

⑥ 膵臓の機能

膵臓は，十二指腸に膵液を，血液中に血糖値調節ホルモンであるインスリンやグルカゴンなどのホルモンを分泌する。膵液には，アミラーゼ(デンプン分解酵素の総称)，リパーゼ(脂質分解酵素の総称)，ペプチダーゼ(タンパク質分解酵素の総称)などの消化酵素が含まれる(◎ 27 ページ，表3-1)。

B 食物摂取と消化・吸収・代謝

食物として摂取した栄養素は，消化・吸収され，そののち代謝される。

消化● 消化は，口腔からはじまり小腸でほぼ完了する。

吸収● 吸収のしくみは，大きく能動輸送と受動輸送の2つに分けられる。能動輸送は，濃度勾配に逆らって，エネルギーを使って物質が膜を通過する複雑な機構である。受動輸送は，濃度勾配にしたがってエネルギーを使わずに物質が移動する。

代謝● 代謝とは，生体内における物質の合成や分解の化学反応の過程をいう。代謝には，同化と異化がある。具体的にいくつかあげると，体内のアミノ酸から筋肉タンパク質をつくることや，グルコースからグリコーゲンをつくることのように，小分子から大分子を合成することを同化という。それに対して，グリコーゲンを分解してグルコースをつくることやグルコースを分解して，エネルギー，二酸化炭素，水などをつくることのように，大分子を小分子に分解することを異化という。体内ではさまざまな代謝を行うことによって，生命を維持している。

---

1) 抱合：薬物あるいは代謝物に酢酸などの生体成分が結合して，抱合体を生成する反応。抱合体はもとの薬物や代謝物に比べ，尿中や胆汁中に排泄されやすい。

1 摂食の調節

　　　食物を食べたいという欲求には，空腹を満たすための空腹感によるものと，視覚・嗅覚・味覚，過去の経験によるものがあり，両方を含めて食欲という。

　　　ヒトの摂食の調節は，空腹感と満腹感という身体の要求に応じて摂食とその中断を繰り返すことによって行っている。

摂食中枢・● 　間脳の視床下部にある**摂食中枢**は，空腹を感じ，摂食行動をおこさせる。
満腹中枢　 **満腹中枢**は，食物が摂取されることによって満腹感を感知する。この機能が障害を受けると摂食異常をきたす。摂食中枢が機能しない場合は拒食になり，満腹中枢が機能しない場合は過食となる。

2 タンパク質

1 消化と吸収

　　　タンパク質は，多数のアミノ酸がペプチド結合して構成されている高分子化合物である。アミノ酸は 20 種類ある。アミノ酸が 2 個以上結合したものを**ペプチド**といい，2 個結合したものを**ジペプチド**，3 個結合したものを**トリペプチド**，10 個程度結合したものを**オリゴペプチド**，それ以上を**ポリペプチド**という。タンパク質は，アミノ酸が 80 個程度かそれ以上結合したものである。

　　　タンパク質は，口腔内で消化されず，胃内でタンパク質分解酵素のペプシンによってポリペプチドとなり，小腸ではタンパク分解酵素のトリプシンやキモトリプシンによってトリペプチド，あるいは，ジペプチドまで消化される。さらに，膜消化[1]によって，ジペプチドがジペプチダーゼの作用を受けてアミノ酸まで消化されると同時に吸収され，門脈を経て肝臓に送られる。

2 代謝

構造タンパク質● 　吸収されたアミノ酸は，筋肉の構成成分，骨と骨の結合部，皮膚・腱，靱帯，毛・爪・皮膚などの構成成分となる。

機能タンパク質● 　そのほかにも機能性タンパク質として，酵素，免疫グロブリン，一部のホルモン（インスリンやグルカゴンなどのペプチドホルモン）などの体内のタンパク質の合成に利用される。

エネルギー源● 　また，アミノ酸はエネルギーとして代謝されることもある（◉ 40 ページ）。

1）膜消化：二糖類やジペプチドまで消化された糖やタンパク質が，小腸上皮細胞の膜表面から分泌される酵素によって単糖あるいはアミノ酸まで消化（分解）されると同時に吸収されること。

脂質

① 消化と吸収

脂質(中性脂肪)は，咀嚼や胃内の筋肉運動によって小さな脂肪滴[1]となる。その後，十二指腸に運ばれ，胆汁により乳化[2]され，膵液と腸液中の脂肪分解酵素リパーゼにより，脂肪酸2分子とモノグリセリド(モノアシルグリセロール)まで消化される。これらは，腸管から吸収されると，腸壁の細胞内で再び脂質を構成し，リン脂質やコレステロール，脂溶性ビタミンとともに脂質を輸送する血漿リポタンパク質粒子であるカイロミクロン(キロミクロン)を形成し，リンパ管を経て血液中に放出される。

② 代謝

脂質の代謝には，脂質の酸化分解と脂質の生合成，コレステロールの合成がある。糖質の1gあたり4kcalに比べ，脂質は1gあたり9kcalのエネルギー源となるため，過剰に摂取された糖質は軽くてエネルギー量が多い脂質につくりかえられて貯蔵される。

また，脂肪酸は，脳と神経を除くすべての器官でエネルギー源として利用することができる。エネルギー源として利用される際，脂肪酸はβ酸化によってアセチルCoAとなり，エネルギー代謝に入り，エネルギーを産生する(◯39ページ，図4-1)。

コレステロール● コレステロールは，体内において12〜13mg/kg体重/日が合成される。たとえば，体重50kgの人の場合，1日あたり600〜650mgが合成される。コレステロールは，細胞膜，副腎皮質ホルモン，性ホルモン，プロビタミンD，胆汁酸などの成分となる。

④ 炭水化物(糖質・食物繊維)

① 消化と吸収

糖質● 食物中の糖質は，口腔内で唾液中にある消化酵素のアミラーゼによって，さらに小腸内では，膵液中のアミラーゼによって二糖類まで消化される。これらは，腸液中の二糖類分解酵素(マルターゼ・スクラーゼ・ラクターゼ)によって単糖まで消化されると同時に吸収される(膜消化)。吸収された単糖は，門脈を通り肝臓へと運ばれる。

---

1) 脂肪滴：脂肪の塊。
2) 乳化：互いにまじり合わない油と水を混合し，一方が他方に分散して乳濁している状態をつくりだすこと。

食物繊維 ● 　ヒトは食物繊維を分解する消化酵素をもたないため，食物繊維は消化されない。大腸において腸内細菌によって分解される場合もある。

② 代謝

　　　　　　　　グルコースのおもな体内循環を ⟳ 図 3-2 に示す。

グリコーゲンの ●
同化と異化
　吸収されて肝臓に運ばれたグルコースは，グリコーゲンに合成され（同化），肝臓と筋肉にたくわえられ，必要に応じてエネルギーや血糖の維持に使われる。グリコーゲンとしてたくわえられる量は肝臓で 100 g 程度，筋肉で 250 g 程度と限られているので，たくわえられなかったグルコースは，中性脂肪につくりかえられ，皮下組織などに貯蔵される。また，脳や神経は，脂質をエネルギー源として使わずにグルコースを利用するため，血糖が低下したときには，肝臓のグリコーゲンをグルコースに分解し（異化），放出する。

糖新生 ● 　乳酸やピルビン酸，アミノ酸，グリセロールなどの糖質でないものからグルコースを合成することを**糖新生**という。飲食でグルコースが得られない場合は，アミノ酸の炭素骨格や中性脂肪のグリセロールからグルコースを合成する。また，高強度の運動などによって筋肉中に生じた乳酸は，血液循環を介して肝臓に送られ，ピルビン酸を経てグルコースに再生される（**コリ回路**）。

エネルギー産生 ● 　エネルギー源として利用される際，グリコーゲンはグルコースを経てピルビン酸となり（**解糖系**），ピルビン酸はビタミン B_1 を必要とする反応を経て，アセチル CoA（コエンザイム A）に変換されて，**クエン酸回路**（TCA 回路）に入り，炭素と酸素は二酸化炭素となって放出され，水素は**電子伝達系**で利用されたのち，水（代謝水）となる。この過程において，エネルギーを産生する。このように，グリコーゲンは必要に応じてエネルギー源として代謝される（⟳

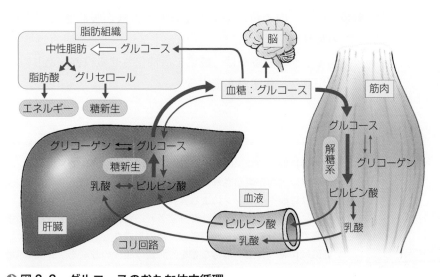

⟳ 図 3-2　グルコースのおもな体内循環

39ページ，**図 4-1**）。

リボースなどの●　また，ペントースリン酸経路では，グルコースから核酸合成に必要なリボー
　　　合成　　スや脂肪合成に必要なグリセロールの合成も行う。

5 ビタミン

脂溶性ビタミン●　脂溶性ビタミンは，通常，脂質とともに存在し，吸収される際も脂質にま
ざって腸管から吸収される。そのため，脂溶性ビタミンを多く含む食品は，
油を用いた調理法にすることで吸収率が高くなる。吸収された脂溶性ビタミ
ンは，脂質とともにカイロミクロンを形成し，リンパ管を経て血液中に放出
され，各組織でその機能を発揮する。

水溶性ビタミン●　水溶性ビタミンは，そのまま小腸で吸収され，門脈を経て肝臓に運ばれた
あと，血液循環によって各組織に運ばれてその機能を発揮する。過剰摂取し
た場合には，尿中に排泄される。ビタミン C 以外の水溶性ビタミンには，
補酵素としてのはたらきがあり，エネルギー代謝をはじめとする代謝を行う
うえで必須の物質である。

6 ミネラル

ミネラルはおもに小腸で吸収されるが，一部は大腸でも吸収される。吸収
されたミネラルは，さまざまな組織でその機能を発揮する。

ナトリウムと●　ナトリウムと塩素の多くは，食塩として摂取され，そのほぼ全量が吸収さ
　　　塩素　　れる。そのため食塩の過剰摂取には注意が必要である。

カルシウム●　カルシウムは，小腸上部で能動輸送，下部で受動輸送により吸収される。
カルシウムは一般的な食事における吸収率が 30〜50％であり，ビタミン D
によって吸収が促進され，リンの過剰摂取により吸収が抑制される。

鉄●　鉄は，肉や魚に多く含まれるヘム鉄が吸収されやすく，ビタミン C が鉄
の吸収を促進する。

ミネラルの多くは，酵素を活性化させる役割があり，それによって化学反
応が進み，代謝が亢進する。

まとめ

- 食物の摂取・消化・吸収・排便のための臓器を消化器系という。
- 口腔では食物が咀嚼され，嚥下される。また，舌にある味蕾で味覚が感知される。
- 胃では胃酸やペプシンによる食物の殺菌・消化などが行われる。
- 小腸には腸液や膵液・胆汁が分泌され，食物の消化・吸収などが行われる。
- 大腸では水分やミネラルの吸収，便の形成などが行われる。
- 肝臓は代謝・分泌・解毒などを，胆囊は胆汁の貯蔵を，膵臓は膵液の分泌などを行っている。

- タンパク質は，骨や筋肉を構成したり，酵素や免疫グロブリンとして機能したり，エネルギー源になったりする。
- 吸収された脂質は，コレステロールなどとともにカイロミクロンを形成する。その後，コレステロールの合成やエネルギー産生などに利用される。
- 糖質はグリコーゲンとして肝臓や筋肉にたくわえられる。また，解糖系・クエン酸回路・電子伝達系を経てエネルギー源として利用される。
- ビタミンは小腸で吸収され，補酵素などとしてはたらく。
- ミネラルは小腸や大腸などで吸収され，さまざまな組織でその機能を発揮する。

復習問題

❶〔 〕内の正しい語に〇をつけなさい。

①摂食中枢は〔視床下部・小脳〕にある。

②アミノ酸からタンパク質を合成するように，小分子から大分子を合成する反応を〔異化・同化〕という。

③胃は〔ガストリン・セクレチン〕という消化管ホルモンを分泌している。

④胆汁は〔肝臓・胆囊〕で分泌される。

⑤糖質以外からグルコースを合成する過程を，〔解糖系・糖新生〕という。

⑥カルシウムは，〔リン・ビタミンD〕によって吸収が促進される。

❷〔 〕にあてはまる消化酵素を枠内から選びなさい。

①タンパク質は，胃で〔 〕によってポリペプチドに，さらに膵液中の〔 〕などによってトリペプチド・ジペプチド・アミノ酸に分解される。

②脂質は，胆汁により乳化されたのち膵液中の〔 〕によって脂肪酸とモノアシルグリセロールに分解される。

③糖質は唾液や膵液中の〔 〕によって二糖類に分解され，二糖類のラクトースはさらに小腸の〔 〕などによって単糖類に分解される。

Ⓐリパーゼ　Ⓑアミラーゼ　Ⓒペプシン
Ⓓラクターゼ　Ⓔトリプシン

第4章

エネルギーの摂取と消費

学習目的
- 生物は，タンパク質，脂質，糖質からどのようにエネルギーを産生し，利用しているのかをエネルギー代謝過程を通して理解する。
- エネルギー消費の測定に用いられる指標について学ぶ。

　生物は，生命を維持するために必要なエネルギーを食物から摂取する。また，必要なエネルギー量は，身体の大きさや活動量などによって異なる。食物の摂取によって得られるエネルギー量を**エネルギー摂取量**，生命維持のためのエネルギー量と活動などによって消費されるエネルギー量の総和を**エネルギー消費量**という。

　エネルギーの単位は一般に**ジュール**(J)であらわされるが，わが国の栄養学では**キロカロリー**(kcal)が使用されている。1 kcal は 4.184 kJ である。

A 食品のエネルギー

1 三大栄養素のエネルギー

　タンパク質・脂質・糖質は三大栄養素とよばれ，これらはいずれもエネルギー源となる。生体内では，食品を 100% 消化・吸収するわけではないので，食品がもつすべてのエネルギー量が体内で利用されるわけではない。

　各栄養素を 1 g 摂取したときに体内で利用されたエネルギー量(kcal)を求めて指数としたものを，**エネルギー換算係数**(kcal/g)という。食品中の各栄養素の量にそれぞれのエネルギー換算係数をかけ合わせ，総和をとることで，エネルギー摂取量を求めることができる。

2 アトウォーターのエネルギー換算係数

　アメリカの生理学者アトウォーター Atwater, W.O. は，タンパク質・脂質・糖質の消化吸収率と，タンパク質の未利用のエネルギー量を考慮し，エネルギー換算係数を，タンパク質が 4 kcal/g，脂質が 9 kcal/g，糖質が 4 kcal/g とした。これを**アトウォーターのエネルギー換算係数**(アトウォーターの指

数)という。

3 「日本食品標準成分表」のエネルギー換算係数

日本食品標準成分表 2020 年版(八訂)では，原則として可食部 100 g あたりのアミノ酸組成によるタンパク質量[1]，脂肪酸のトリアシルグリセロール当量[2]，利用可能炭水化物量(単糖当量)[3]，食物繊維総量，アルコール・糖アルコール・有機酸の量(g)に各成分のエネルギー換算係数(⇨表 4-1)を乗じて，食品のエネルギー量(kJ および kcal)を算出している。

おもな食品の 100 g あたりのエネルギー量の算出例を，⇨表 4-2 に示した。

⇨ 表 4-1　日本食品標準成分表のエネルギー換算係数

成分名	換算係数(kJ/g)	換算係数(kcal/g)
アミノ酸組成によるタンパク質／タンパク質*1	17	4
脂肪酸のトリアシルグリセロール当量／脂質*1	37	9
利用可能炭水化物(単糖当量)	16	3.75
差引き法による利用可能炭水化物*1	17	4
食物繊維総量(成分値は AOAC.2011.25 法，プロスキー変法またはプロスキー法による食物繊維総量を用いる。)	8	2
アルコール	29	7
糖アルコール*2		
ソルビトール	10.8	2.6
マンニトール	6.7	1.6
マルチトール	8.8	2.1
還元水あめ	12.6	3.0
その他の糖アルコール	10	2.4
有機酸*2		
酢酸	14.6	3.5
乳酸	15.1	3.6
クエン酸	10.3	2.5
リンゴ酸	10.0	2.4
その他の有機酸	13	3

注：＊1　アミノ酸組成によるタンパク質，脂肪酸のトリアシルグリセロール当量，利用可能炭水化物(単糖当量)の成分値がない食品では，それぞれタンパク質，脂質，差引き法による利用可能炭水化物の成分値を用いてエネルギー計算を行う。利用可能炭水化物(単糖当量)の成分値がある食品でも，水分を除く一般成分等の合計値と 100 g から水分を差引いた乾物値との比が一定の範囲に入らない食品の場合には，利用可能炭水化物(単糖当量)に代えて，差引き法による利用可能炭水化物を用いてエネルギー計算をする。

　　＊2　糖アルコール，有機酸のうち，収載値が 1 g 以上の食品がある化合物で，エネルギー換算係数を定めてある化合物については，当該化合物に適用するエネルギー換算係数を用いてエネルギー計算を行う。

(文部科学省：日本食品標準成分表 2020 年版〔八訂〕による)

1）アミノ酸の脱水縮合物の量(アミノ酸残基の総量)。
2）各脂肪酸の量をトリアシルグリセロールに換算した量の総和。
3）各利用可能炭水化物(デンプン，単糖類，二糖類など)の量を単糖に換算した量の総和。

⟳ 表4-2　おもな食品のエネルギー量（100gあたり）

食品	区分	アミノ酸組成によるタンパク質	脂肪酸のトリアシルグリセロール当量	利用可能炭水化物（単糖当量）	食物繊維総量	合計
	換算係数	4	9	3.75	2	
米[水稲めし] 精白米 うるち米	成分値 エネルギー	2.0 g 8 kcal	0.2 g 1.8 kcal	38.1 g 142.86 kcal	1.5 g 3 kcal	156 kcal
牛[和牛肉] リブロース 赤肉 生	成分値 エネルギー	12.1 g 48.4 kcal	38.5 g 346.5 kcal	0.2 g 0.75 kcal	0 g 0 kcal	395 kcal
ダイズ[全粒・全粒製品] 全粒 青大豆 国産 ゆで	成分値 エネルギー	13.8 g 55.2 kcal	7.5 g 67.5 kcal	1.6 g 6 kcal	8 g 16 kcal	145 kcal

B 体内のエネルギー

1 エネルギー出納

　　エネルギーの出納が過不足なく行われ，エネルギー摂取量とエネルギー消費量が等しい状態にあるときを**エネルギー平衡**という。

　　エネルギー摂取量がエネルギー消費量よりも多いときはエネルギー出納が正に，逆にエネルギー摂取量がエネルギー消費量よりも少ないときはエネルギー出納が負になる。

　　エネルギー出納が正の場合には，過剰なエネルギーがグリコーゲンや中性脂肪として体内に貯蔵され，肥満の原因となる。逆に，エネルギー出納が負の場合には，体内に貯蔵されていたグリコーゲンや中性脂肪がエネルギーとして供給される。長期間，エネルギー出納が負の状況が続く場合には，やせ（るい痩）になる。

2 エネルギー代謝

　　ヒトは，食物を摂取し，体内で消化・吸収して，エネルギー源となる栄養

Column

体脂肪量

　体脂肪1kgは7,000 kcalのエネルギーに相当するとされる。たとえば，1年間で1kgの体脂肪量が増加した場合，摂取エネルギーが消費エネルギーを毎日約20 kcal上まわった状態が，1年間続いたと考えることができる。体重と体脂肪率を測定し，そのデータから体脂肪量を体重×体脂肪率÷100で算出し，体脂肪量の増加に着目してエネルギーの摂取や消費を管理することが，肥満の防止につながる。

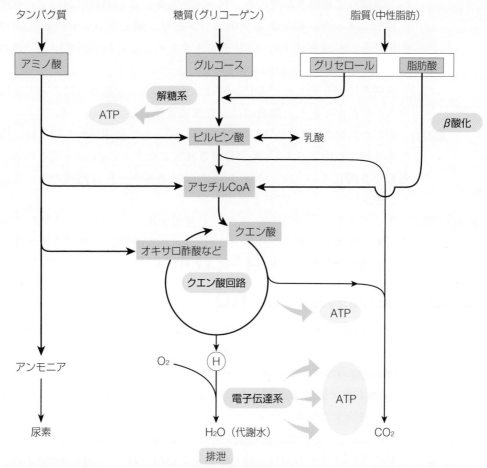

体内では，糖質・脂質・タンパク質が代謝されていく過程で，高エネルギーリン酸化合物であるアデノシン三リン酸（ATP）が合成され，ATP が加水分解される際に放出するエネルギーが，さまざまな反応に利用される。

⊃ 図 4-1　糖質・脂質・タンパク質のエネルギー代謝

　　　　素である糖質・脂質・タンパク質からエネルギーを産生し，そのエネルギーを利用して生命活動を行っている。生体で行われるエネルギーの獲得とその変化を**エネルギー代謝**という。体内のエネルギーは，糖質・脂質・タンパク質を分解（異化）し，利用することによって得ることができる（⊃図 4-1）。

糖質●　糖質（グルコース）は，エネルギー源となって分解する際，3 つの過程（解糖系，クエン酸回路，電子伝達系）によって代謝される。

　　　　グルコースからピルビン酸になるまでの化学反応を**解糖系**といい，酸素を利用しないことから嫌気的解糖系ともよばれる。

　　　　ピルビン酸は，酸素が十分に存在する状況下でアセチル CoA を経て**クエン酸回路**（TCA 回路）に入り，この 2 つの過程でグルコース（$C_6H_{12}O_6$）を構成している炭素（C）と酸素（O）が化学反応の過程で CO_2 に分解される。

　　　　また，解糖系とクエン酸回路において放出された水素（H）は，**電子伝達系**

へと運ばれて利用されたのち，代謝水となる。この過程において，体内での直接のエネルギー源である**アデノシン三リン酸** adenosine triphosphate（**ATP**）が生じる。私たちはこの ATP をエネルギーとして利用している。この過程をエネルギー代謝過程とよぶ。

解糖系により生じたピルビン酸は，強度の高い運動などによって筋肉への酸素の供給が不足した場合には，乳酸に変化する。

脂質● 脂質から得られた脂肪酸がエネルギー源として使用される際には，脂肪酸から変換されたアシル CoA が分解され，アセチル CoA が生成される。この過程を **β酸化**という。アセチル CoA はエネルギー代謝過程の１つであるクエン酸回路に入り，ATP を産生する。

タンパク質● タンパク質をエネルギー源として利用する場合には，アミノ酸の種類によって，ピルビン酸，アセチル CoA，クエン酸回路におけるオキサロ酢酸などの代謝物質からエネルギー代謝過程に入り，ATP を供給する。

③ 呼吸比 respiratory quotient（**RQ**）

呼吸比（RQ，呼吸商ともいう）は，体内で栄養素が燃焼したときに消費した酸素量に対する，発生した二酸化炭素量の割合のことである。

呼吸比（RQ）＝ CO_2 発生量 ÷ O_2 消費量

◯ **表 4-3** に栄養素の燃焼に関する値を示した。呼吸比は，エネルギー源として燃焼する栄養素によって一定した値となる。糖質だけが燃焼したときは 1.0 であり，脂質だけが燃焼したときは 0.707 である。

私たちの呼気中の消費された酸素量と排出された二酸化炭素量から，呼吸比（RQ）を求めることによって，糖質と脂質の燃焼比を知ることができる。たとえば，呼吸比（RQ）が 0.8 では，エネルギー源として糖質が 33.4％，脂質が 66.6％，0.9 では糖質が 67.5％，脂質が 32.5％の燃焼比である。

また，消費した酸素 1 L あたりの発熱量は呼吸比（RQ）が 0.8 のときに 4.801 kcal，0.9 のときに 4.924 kcal であることがわかっているので，呼吸比（RQ）と消費酸素量がわかれば，発生したエネルギー量が算出できる。

◯ 表 4-3　栄養素の燃焼に関する値

	タンパク質	脂質	糖質
呼吸比（RQ）	0.801	0.707	1.000
1 g あたりの酸素消費量（L）	0.966	2.019	0.829
1 g あたりの二酸化炭素発生量（L）	0.774	1.427	0.829
1 g あたりのエネルギー発生量（kcal）	4.32	9.46	4.12
消費酸素 1 L あたりのエネルギー発生量（kcal）	4.49	4.69	5.05

C エネルギー消費

1 基礎代謝 basal metabolism

　　基礎代謝とは，身体的・精神的に安静にしている状態でのエネルギー代謝量であり，生命維持だけに必要なエネルギー（生きるために最低限必要なエネルギー）である。

　　基礎代謝量の測定は，前日の夕食後 12～16 時間が経過し，食物が完全に消化・吸収された状態になっている早朝空腹時に，暑くも寒くもない快適な温度条件下で，覚醒して静かに仰臥している状態で行われる。このような条件下で基礎代謝量を実測することは非常にむずかしいため，実際には基礎代謝基準値をもとに概量を算出する（◎表 4-4）。

　　基礎代謝基準値は，数多くの実測された基礎代謝量をもとに，性別・年齢階層別に体重 1 kg あたり 1 日あたりのエネルギー量として示している。

　　たとえば，22 歳で体重 55 kg の女性の基礎代謝量は，次のようになる。

　　基礎代謝基準値：22.1 kcal/kg/日×55 kg＝1,216 kcal/日

　　基礎代謝量は，さまざまな因子の影響を受ける（◎表 4-5）。そのため，基礎代謝量の実測値は，年齢・性・身長・体重が同じであっても異なった値を示し，同一人物においても測定時の身体の状態によって異なる。

◎ 表 4-4　基礎代謝量

性別	男性			女性		
年齢（歳）	基礎代謝基準値（kcal/kg 体重 / 日）	参照体重（kg）	基礎代謝量（kcal/ 日）	基礎代謝基準値（kcal/kg 体重 / 日）	参照体重（kg）	基礎代謝量（kcal/ 日）
1～ 2	61.0	11.5	700	59.7	11.0	660
3～ 5	54.8	16.5	900	52.2	16.1	840
6～ 7	44.3	22.2	980	41.9	21.9	920
8～ 9	40.8	28.0	1,140	38.3	27.4	1,050
10～11	37.4	35.6	1,330	34.8	36.3	1,260
12～14	31.0	49.0	1,520	29.6	47.5	1,410
15～17	27.0	59.7	1,610	25.3	51.9	1,310
18～29	23.7	64.5	1,530	22.1	50.3	1,110
30～49	22.5	68.1	1,530	21.9	53.0	1,160
50～64	21.8	68.0	1,480	20.7	53.8	1,110
65～74	21.6	65.0	1,400	20.7	52.1	1,080
75 以上	21.5	59.6	1,280	20.7	48.8	1,010

（厚生労働省：日本人の食事摂取基準 2020 年版による）

◎ 表4-5　基礎代謝に影響する条件

体格	体表面積が広いと，体表面からの放熱量がそれに比例して多いため，年齢・性・体重が同じであっても，身長が高くやせている人は基礎代謝が大きい。
年齢	成長などのために体内代謝が活発なため，年齢の若いほうが体重あたりの基礎代謝量が大きい。
性	男性のほうが代謝が活発な組織（筋肉など）の量が多いため，女性よりも基礎代謝が大きい。
体質	筋肉質の人は脂肪質の人に比べて基礎代謝が大きいため，基礎代謝を補正する必要がある。
体温	皮膚表面からの放熱量が大きいため，体温が1℃上昇するごとに，代謝量は13%増加するとされる。そのため体温が高い人は基礎代謝が大きい。
ホルモン	甲状腺ホルモン・副腎髄質ホルモンの分泌量の多い人は，体内代謝が活発なため基礎代謝が大きい。
季節	基礎代謝は一般に，夏に低く，冬に高い。
月経	女性はエストロゲンなどの女性ホルモンの分泌量の変化があるため，基礎代謝は月経開始2〜3日前に最高に達し，月経中に最低になる。

② 安静時代謝 resting metabolic rate（RMR）

　　安静時代謝とは，基礎代謝量の測定のように姿勢や食事・室温などの測定条件を規定せずに，仰臥位あるいは座位で，安静（静かに休息）にしている状態で消費されるエネルギーのことである。通常，安静時代謝量は基礎代謝量よりもおよそ10%増加するとされる。

③ 睡眠時代謝

　　睡眠時代謝は，心拍数が低く，骨格筋が弛緩しており，身体の動きが少ない睡眠をとっている状態におけるエネルギー代謝である。以前は，睡眠時代謝量は基礎代謝レベルよりもやや低いとされてきたが，現在では基礎代謝量と同じであるとされている。

④ 特異動的作用 specific dynamic action（SDA）

　　特異動的作用は，食物を食べることによってエネルギー代謝が亢進することをいい，食事誘発性熱産生 dietary-induced thermogenesis（DIT）ともいう。
　　食物の経口摂取だけでなく，静脈栄養法のような非経口摂取の場合においても，食後は一時的にエネルギー消費量が増加する。特異動的作用によって得られた熱は，寒いときには体温の維持に利用されるが，適温の場合には単に放散される。この代謝量は，食物中に含まれている糖質・脂質・タンパク質のエネルギー比率によって異なる。高タンパク質食は，高糖質食や高脂肪食に比べ，特異動的作用によるエネルギーの消費量が多い。

5 活動代謝

　　仕事・通学や通勤のための歩行・家事・身支度，スポーツなど日常生活におけるさまざまな**身体活動**によって亢進（こうしん）するエネルギー代謝を活動代謝という。活動代謝量を知ることは，個人のエネルギー必要量と各種栄養素の摂取量を決定するうえで重要なことである。また，労働やスポーツにおける強度の判定も行うことができる。

① エネルギー代謝率 relative metabolic rate（RMR）

　　エネルギー代謝率は，さまざまな身体活動やスポーツの身体活動強度を示すものであり，活動に必要としたエネルギー量が基礎代謝量の何倍にあたるかによって活動強度の指標としている。

$$\mathrm{RMR} = \frac{(活動時エネルギー消費量 - 安静時エネルギー消費量)}{基礎代謝量} = \frac{活動代謝量}{基礎代謝量}$$

　　エネルギー代謝率は，体格・性別・年齢が考慮されている基礎代謝量を基準としていることから，体格・性別・年齢に関係なく，身体活動強度として利用することができる。

② メッツ metabolic equivalents（METs）

　　さまざまな身体活動時のエネルギー消費量が，安静時エネルギー消費量の何倍にあたるかを指数化したものを**メッツ**（METs）という。メッツはアメリカで広く使われてきたが，最近では，わが国でもとくに運動処方の場合に利用されることが多くなっている。厚生労働省が策定した「健康づくりのための身体活動基準 2013」では，メッツを身体活動強度として示している。

　　メッツは，metabolite（代謝産物）から名づけられたもので，安静状態を維持するために必要な酸素量（酸素必要量）を性別や体重にかかわらず 3.5 mL/kg/分とし，これを 1 単位とした。ただし，酸素 1 L あたりの熱量を 5 kcal とする。身体活動中のエネルギー消費量を算出する場合，体重あたり 1 時間あたりであらわすと，メッツとほぼ同じ値を示す。

　　　1 メッツの身体活動を 1 時間実施したときのエネルギー消費量

　　　= 3.5 mL/kg/分（酸素必要量）× 0.005 kcal（酸素 1 mL あたりの熱量）× 60 分

　　　= 1.05 kcal/kg/ 時

　　たとえば，体重 50 kg の人が 5 メッツの運動活動強度で 1 時間運動したときのエネルギー消費量は，

　　　1.05 kcal/kg/時 × 5 メッツ × 1 時間 × 50 kg ≒ 260 kcal

　　となる。このようにメッツは，運動中のエネルギー消費量の算出に便利である。◯**表 4-6** に，さまざまな身体活動におけるメッツを示した。

◯ 表4-6　メッツによる身体活動強度

メッツ	活動内容
1.0	静かに座って(あるいは寝転がって)テレビ・音楽鑑賞，リクライニング，車に乗る
1.2	静かに立つ
1.3	本や新聞などを読む(座位)
1.5	座位での会話，電話，読書，食事，運動，軽いオフィスワーク，編み物・手芸，タイプ，動物の世話(座位，軽度)，入浴(座位)
1.8	立位での会話，電話，読書，手芸
2.0	料理や食材の準備(立位，座位)，洗濯物を洗う・しまう，荷づくり(立位)，ギター：クラシックやフォーク(座位)，着がえ，会話をしながら食事をするまたは食事のみ(立位)，身のまわり(歯みがき・手洗い・ひげそりなど)，シャワーを浴びる，タオルでふく(立位)，ゆっくりした歩行(平地，散歩または家の中，非常に遅い＝54m/分未満)
2.3	皿洗い(立位)，アイロンがけ，服・洗濯物のかたづけ，カジノ，ギャンブル，コピー(立位)，立ち仕事(店員，工場など)
2.5	ストレッチング，ヨガ，掃除：軽い(ごみ掃除・整頓・リネンの交換・ごみ捨て)，盛りつけ，テーブルのセッティング，料理や食材の準備・片づけ(歩行)，子どもと遊ぶ(座位，軽い)，ピアノ，農作業：収穫機の運転，軽い活動，キャッチボール(フットボール・野球)，スクーター，オートバイ，子どもを乗せたベビーカーを押すまたは子どもと歩く，ゆっくりした歩行(平地，遅い＝54m/分)
2.8	子どもと遊ぶ(立位，軽度)，動物の世話(軽度)
3.0	普通歩行(平地，67m/分，幼い子ども，イヌを連れて，買い物など)，釣り(2.5〈舟で座って〉〜6.0〈渓流フィッシング〉)，屋内の掃除，家財道具の片づけ，大工仕事，梱包，ギター：ロック(立位)，車の荷物の積み下ろし，階段を下りる，子どもの世話(立位)
3.3	歩行(平地，81m/分，通勤時など)，カーペットふき，フロアふき
3.5	モップ，掃除機，箱づめ作業，軽い荷物運び
3.8	やや速歩(平地，やや速めに＝94m/分)，床みがき，風呂の掃除
4.0	速歩(平地，95〜100m/分程度)，自転車に乗る：16km/時未満，レジャー，通勤，娯楽，子どもと遊ぶ・動物の世話(徒歩・走る，中強度)，高齢者や障害者の介護，屋根の雪下ろし，ドラム，車椅子を押す，子どもと遊ぶ(歩く・走る，中強度)
4.5	苗木の植栽，庭の草むしり，耕作，農作業：家畜に餌を与える
5.0	子どもと遊ぶ・動物の世話(歩く・走る，活発に)，かなり速歩(平地，速く＝107m/分)
6.0	家具や家財道具の移動・運搬，スコップで雪かきをする
8.0	運搬(重い負荷)，農作業：干し草をまとめる，納屋の掃除，活発な活動，階段を上がる
9.0	荷物を運ぶ：上の階へ運ぶ

注1：同一活動に複数の値が存在する場合は，競技より余暇活動時の値とするなど，頻度の高いと考えられる値を掲載してある。
注2：それぞれの値は当該活動中の値であり，休憩中などは含まない。

(Ainsworth, B.E., et al. : Compendium of Physical Activities—An update of activity codes and MET intensities. *Medicine and Science in Sports and Exercise*, 32(Suppl.) : S498-S516 による)

③ 身体活動レベル physical activity level (PAL)

身体活動レベル(PAL)とは，総エネルギー消費量を基礎代謝量で除した指

標と定義される。

　　身体活動レベル＝1日あたりの総エネルギー消費量÷1日あたりの基礎代謝量

　「日本人の食事摂取基準(2020年版)」(厚生労働省)では，エネルギー消費量と推定基礎代謝量から計算された身体活動レベルを用いて推定エネルギー必要量の算定を行っている。また，身体活動レベルを推定するために必要な各身体活動の強度を示す指標として，メッツ値を用いた。

　　推定エネルギー必要量(成人)(kcal/日)＝基礎代謝量(kcal/日)×身体活動レベル

まとめ

- 食品のもつエネルギーは，エネルギー換算係数によって求められる。
- 体内で栄養素が燃焼した際に発生する二酸化炭素量を，消費する酸素量で割ったものを，呼吸比(呼吸商)という。
- 基礎代謝量は，体格や年齢，性別などの影響を受ける。厳密な測定はむずかしいため，基礎代謝基準値をもとにした概量が用いられることが多い。
- 食物を食べることでエネルギー代謝が亢進することを特異動的作用(SDA)または食事誘発性熱産生(DIT)という。
- 身体活動時のエネルギー消費に関する指標として，エネルギー代謝率(RMR)やメッツ(METs)，身体活動レベル(PAL)などがある。

復習問題

❶ 〔　〕内の正しい語に〇をつけなさい。

①アトウォーターのエネルギー換算係数(kcal/g)は，タンパク質が〔4・9〕，脂質が〔4・9〕，糖質が〔4・9〕である。

②脂肪酸は〔電子伝達系・β酸化〕を経てアセチルCoAとなる。

③エネルギー出納が正の状態が続くと，〔肥満・るい痩〕になる。

④〔安静時代謝量・睡眠時代謝量〕は基礎代謝量よりも10%ほど多い。

⑤2人の男性がいる。Aさんは身長160cm，体重60kg，Bさんは身長180cm，体重60kgである。基礎代謝量が大きいのは〔Aさん・Bさん〕である。

❷ 次の値を求めなさい。

①精白米100gのエネルギー量
参考：精白米100gはタンパク質を6.1g，脂質を0.9g，炭水化物を77.1g含む。それぞれのエネルギー換算係数(kcal/g)は，3.96，8.37，4.20である。

②65歳，体重50kgの女性の基礎代謝量
参考：50～69歳女性の基礎代謝基準値は20.7kcal/kg/日である。

③体重60kgの人が30分速歩した場合のエネルギー消費量
参考：1METs，1時間，体重1kgあたりのエネルギー消費量は1.05kcal/kg/時，速歩は4METsである。

第5章 病院食

学習目的
- 病院食にはどのようなものがあるのかを知る。
- 食事箋の扱い，調理と配膳の手順について理解する。

　わが国における病院食は，1926（大正15）年にはじめて病院に栄養士が着任したことからはじまる。当初は医師の関心が薄く，治療食の指示がほとんどなかったので，1つの病気に対して1度・2度・3度と区分し，成分指定食事というパンフレットを作成し，病棟に配布した。これが食事基準のはじまりといえる。また，このパンフレットによって医師は病院食の栄養的特徴が把握でき，食事の種類を指示するだけで決められた栄養量の食事を提供できるようになり，治療食の指示が増加した。

　その後，1950（昭和25）年に社会保険制度のなかで完全給食が認められ，さらに1958（昭和33）年には健康保険法の規定による基準給食制度が制定され，1961（昭和36）年に治療食の医療保険の加算が認められた。

A 病院食の概要

　現在の病院食は，1994（平成6）年に定められた**入院時食事療養制度**により運営され，多くの病院では，一般食・治療食・検査食に大別されている。
　①**一般食（一般治療食）**　疾患の治療上，栄養量などの調整を必要としないが，自然治癒を促すための栄養バランスの保たれた食事である。
　②**治療食（特別治療食）**　疾患の治療上，状態の維持やコントロールをするために，栄養量を調整した食事である。
　③**検査食**　検査を行うための前処置となる食事である。
　個々の患者に適切な病院食を提供して栄養管理を行うことは，治療効果や入院期間の短縮などにつながる。
　医師は，患者の治療における責任者であり，病院食においても栄養量や食形態を決定し，食種などを指示する**食事箋**を発行する（●図5-1）。管理栄養士や栄養士が食事箋の栄養量を患者が実際に摂取できる食事献立として作成し，調理師・調理員によって調理・配膳される。病棟では，おもに看護師・

020100410
カワサキ　タマコ
川崎　タマ子
昭和45年　2月　1日生　　女
7西病棟　　R 02－02－01

食事箋　加算・非加算

医師サイン(PHS)	看護師サイン
菅生　8650	生田

病名				
糖尿病		01	入　院	2年 2月 1日
		02	再開始	朝・昼・夕 より
病棟	7 西	11	変　更	年　月　日
病室	702		場所 食種 主食 食塩 朝食 選択	朝・昼・夕 より
喫食場所	病室　食堂	21	食止め	次回指示まで

一般食		特別治療食						手術後日時指示	
		エネルギーコントロール食		エネルギー蛋白質コントロール食		540	易消化食	流動	月　日　より
110	ご飯食　A	310	A	670	C	550	胃術後食	三分	月　日　より
120	ご飯食　B	320	B	675	D1	560	小児糖尿A	5分	月　日　より
130	ご飯食　C	330	C	680	D2	561	B	全粥	月　日　より
140	全粥食	340	D	685	D3	562	小児腎炎A	ごはん	月　日　より
150	五分粥食	350	E	690	E	563	小児腎炎B	コメント・その他	
160	三分粥食	360	F	710	F	564	小児腎炎C		
170	流動食	370	G	脂質コントロール食					
		蛋白質コントロール食		510	A				
210	離乳食前期	410	A	520	B	経腸栄養			
220	離乳食後期	420	B	530	C	種類			
230	幼児A(1～2才)	430	C	検査食		濃度			
240	B(1～2才)	440	D	610	低ヨード食	1回量			
250	学童A(6～8才)	450	E	620	注腸食	1日回数	朝・10時・昼		
260	B(6～8才)	460	F	640	低残渣食	回	15時・夕・20時		
		470	G						
		480	H					(栄養士　時刻　)	

主食			食塩制限	朝食の選択		メニューの選択希望		伝票締め切り時刻
	ご飯	三分粥	0g		ご飯(和風)		あり	朝：前日の15:30まで
	全粥	流動	3g					昼：当日の 9:30まで
	五分粥		6g		パン(洋風)		なし	夕：当日の14:30まで

(病棟控え)

➲ **図 5-1　食事箋の記載例**

准看護師・看護助手によって，病室の患者に配食されている。

❶ 食事箋

入院患者の食事は，医師の発行する食事箋に基づいて，栄養部門で調理・配膳され，病棟で患者に配食されている。

食事の指示●　食事指示の形式は，食事箋，オーダリングシステム[1]，電子カルテ[2](➲**図 5-2**)による指示など，病院によって異なる。いずれの場合でも，患者氏名・年齢・性別・病名(一般食の場合，記載がなくてもよい)・食種，または，指示エネルギー・タンパク質・脂質量などと，主食(調理形態：ごはん食・全がゆ食・流動食・きざみ食など)のほか，塩分制限のある場合の塩分量や，禁止すべき食品，治療上追加させる食品などの指示を医師が食事箋に記入し，署名する。オーダリングシステムや電子カルテの場合には，病棟の端末から入力することで食事指示が行える。

1）オーダリングシステム：病院情報システムを使い，依頼者が必要な指示(オーダー)情報を端末などから入力し，指示の受取者に直接的に伝達することで，その処理・処置を正確に速く行えるようにしたシステムのこと。医療会計システムに反映されて，診療事務の効率化にも役だつ。

2）電子カルテ：診療録(カルテ)や診療に必要な諸記録を直接コンピュータに入力し，データベースに保存することで，関係者間で診療情報を共有したり，統計処理したりできる情報システム。

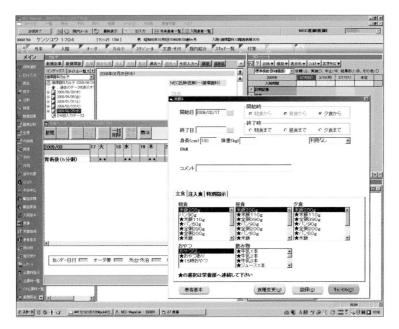

(NEC 電子カルテシステム・オーダリングシステム「MegaOak」画面)

◯ 図 5-2　電子カルテシステムにおける食事指示画面

　　　病院食の栄養量に変化が生じる指示や形態を変更する指示は，医師が行う必要がある。医師・看護師業務の負担軽減対策の観点から，医師が常菜と決定したあとに管理栄養士が患者の体格などに合わせて主食量の調整を行うことなどを決定することが認められている。そのほか，利き腕の麻痺のためにスプーンやフォークをつける，箸が使用できないのでごはんをおにぎりにするなどの指示は，看護上の問題であるので，看護師が行うこともできる。

　　　なお，電子カルテシステムを除き，食事指示内容を記入または印刷した食事箋を保管する必要がある。

食事基準●　多くの病院では**食事基準**が設定されている（◯ 図 5-3）。食事栄養基準・約束食事箋などの名称を使用している場合もある。食事基準は，エネルギーや三大栄養素などの含有基準を食種ごとに院内で決めた基準である。

　　　食種の分類は，一般食ではおもに常食・軟食・流動食などの形態別分類がされている。治療食は，糖尿病食・肝臓病食などの疾病別分類と，エネルギーコントロール食・タンパク質コントロール食などの栄養成分別分類が行われている（◯ 54 ページ）。

　　　最近は，1 人の患者が複数の疾患を有している場合が多く，疾病別分類ではどの食事が適しているかが不明確になるという問題点や，体格や状態から算出した栄養量に適する食種名称が治療中の疾患名と異なって，患者が混乱するなど問題点が指摘され，栄養成分別分類へ移行する病院が増えてきた。

食事栄養基準 一般食 食種名	栄養素量 エネルギー kcal	蛋白質 g	脂質 g	糖質 g	水分 ml	適応疾患
成人						
米飯　　A	2,000	80	55	295	1,800	
B	2,200	85	60	330	1,850	
C	2,400	90	65	365	1,950	性、年齢、体格、食欲などを配慮
全粥食	1,800	70	40	280	2,300	
五分粥食	1,400	60	30	220	1,750	
三分粥食	1,000	40	20	170	1,700	
流動食	600	20	20	80	1,500	
小児						
離乳食　前期	100	5	2	15		1日1食のみ
	(800)	(20)	(35)	(100)		( )は食事+ミルク
中期	250	10	5	40		1日2食のみ
	(850)	(25)	(35)	(110)		( )は食事+ミルク
後期	400	15	8	70		1日3食
	(900)	(30)	(30)	(125)		( )は食事+ミルク
幼児A(1〜2歳)	1,000	35	30	165	1,150	
B(3〜5歳)	1,500	50	45	225	1,300	
学童A(6〜8歳)	1,800	60	50	280	1,750	
学童B(9〜12歳)	2,000	70	50	320	1,800	

特別治療食 食種名	栄養素量 エネルギー kcal	蛋白質 g	脂質 g	糖質 g	水分 ml	適応疾患
成人						
エネルギーコントロール食　A	800	60	20	100	1,300	肥満、糖尿病
B	1,000	60	30	120	1,450	脂質異常症(第1段階)
C	1,200	60	40	150	1,550	脂肪肝、痛風、
D	1,400	70	40	190	1,600	高血圧、心臓病、
E	1,600	70	50	220	1,650	妊娠高血圧症候群
F	1,800	80	50	260	1,700	慢性肝炎、
G	2,000	80	55	295	1,750	代償性肝硬変など
蛋白質コントロール食　低A	1,600	0	20	350	550	肝不全、非代償性肝硬変、急性腎不全、肝炎及び
	(流動食)					
B	1,600	20	40	290	1,200	腎炎の急性期、膵炎など　*1
C	2,000	30	50	360	1,300	慢性腎炎、慢性腎不全、　*1
D	2,000	40	60	325	1,400	ネフローゼ症候群など　*1
E	1,800	50	60	265	1,400	糖尿病性腎症など　*1
F	2,000	60		310	950	血液透析用(低K、低P、低水分)
高G	2,000	90	60	275	1,800	代償性肝硬変、慢性肝炎、
H	2,400	100	60	365	1,850	
蛋白質エネルギーコントロール食　C	1,600	30	40	280	1,300	糖尿病性腎症など　*1
D1	1,400	40	40	220	1,400	*1
D2	1,600	40	45	260	1,400	*1
D3	1,800	40	50	300	1,400	*1
E	1,600	50	45	250	1,400	*1
F	1,600	60	40	250	950	血液透析用(低K、低P、低水分)

⇒ 図 5-3　食事基準の例

　　患者に提供する栄養量は，患者の体格，状態などによって一様ではないが，食事基準ではエネルギー量をおおむね 200 kcal きざみとし，調理作業が合理的に行えるように設定されている。

2 調理と配膳

1 食品構成

　　食品構成とは，決められた栄養基準を満たす献立を作成するために，食品群別荷重平均栄養量に基づいた食品使用量の基準を決めたものである。献立作成時には，食品構成(基準量)に合った食品を利用すれば，決められた栄養基準が満たされているとするためのものである。

　　最近では，一般のパーソナルコンピュータでもソフトを購入すれば献立管理ができる時代となったため，ほとんどの病院で献立はコンピュータで管理され，食品成分表によって自動的に栄養価計算が行われており，食品構成が不必要となった感もある。しかし，献立作成時に栄養量の数値を重要視するあまり，料理として使用する食品のバランスがわるくなるという現象がおこっている。

　　食品構成を利用することは，コンピュータによって管理できる時代においても，食品バランスのよい献立の作成に有効な方法と考えられる。

2 献立

　　病院における献立は，3〜6週間のサイクルメニューが一般的である。献

立作成時には，そのサイクルにおける使用食品のバランスなどを考えて，日付，朝・昼・夕別に料理名を記入していき，食材・料理の重複や接近などがおこらないように，バランスシートという献立名を記した一覧表を作成する。献立は，指定した規格の食材が安定的に納品されるものを選択する。また，その施設の厨房機器や労力および予算で調理・配膳できる内容であることが必要である。

バランスシートに記載された献立名から栄養基準に適合し，料理としてバランスがわるいものにならないように食材の使用量を決めていく。

サイクルメニューとして作成された献立は，天候の影響などによって食材費の高騰や使用量が確保できない場合などには，代用品に変更した献立に修正する。そのほか，クリスマス料理やおせち料理などの行事食とさしかえる場合はあるが，業務を合理化し，同種料理が接近するのを避けるために，一般的に修正を控えることが多い。

❸ 調理

病院食などでは，実際の調理作業前に下処理作業が行われる。野菜などは，事前に調理できるように料理に合わせて切り込み，計量し，予測人数に基づき使用量を仕分けして素材冷蔵庫に保管する。肉類なども同時に調理する単位で必要量をまとめたり，1個ずつ付けるものは個数を数えて同様に冷蔵保管する。また，食中毒時の感染源調査のために，検食として50 g程度を2週間冷凍保管することが求められている。

病院食の調理作業は，1日に3回以上(中間食を調理する場合も多い)となる。調理時には，事前に下処理された素材を冷蔵庫より取り出して調理する。調味料は一般食であっても，献立に記載されている量を計量し調味する。

❹ 配膳

配膳方法● 病院食における配膳方法は，**中央配膳**，**病棟配膳**，**食堂配膳**に分けられる。入院時食事療養(Ⅰ)では，患者サービスという概念が取り入れられ，原則午後6時以降に，適温で食事を配膳することが求められる。適温配膳は，温冷配膳車，保温トレイ，保温食器，クイックサービスなどの方法で行われる。

①**中央配膳**　厨房内ですべての料理をセットして配膳車に入れ，病棟へ運びそのまま患者に配食する方法である。

②**病棟配膳**　その病棟で提供する料理を病棟パントリー(配膳室)に厨房からまとめて運び，そこで盛りつけ，料理をセットして，そこから配膳車などで患者に配食する方法である。また，中央配膳と病棟配膳を合わせた方法として，副食は厨房で配膳車に入れて配膳室へ移動させ，そこで主食や汁ものをセットし，病棟へ運び患者に配膳する方法もある。いずれの方法とも，セットされた食事を配膳車に入れる前に，内容の誤りなどについてチェックが行

われている。

　③**食堂配膳**　あらかじめ食堂で配膳の指示を受けた患者に対して，患者食堂に食事を準備し，栄養部門のスタッフから直接配食する方法である。

　これらの配膳方法は，患者に少しでもおいしい食事を提供することを目的に考えられてきた。

適温配膳 ●　最近は，中央配膳による**適温配膳**を行う病院が多くなっている。温冷配膳車または温蔵配膳車を利用する方法は，電気などによって配膳車内を一定の温度に保ち，そこに料理をトレイにセットし，配膳時刻まで待機させるので，適温の維持に最も効果的である。保温トレイや保温食器による配膳は，調理後温蔵庫，冷蔵庫で料理の温度を保ちながら，保温トレイまたは保温食器にすみやかに盛りつけてふたをし，料理の温度を保つ配膳方法である。

配食 ●　病棟に運ばれた食事を患者に配る作業を**配食**という。配食作業は，病棟スタッフ（看護師・准看護師・看護助手など）によって行われるのが一般的であるが，栄養部門のスタッフが配食する病院もある。配食作業は，食事が病院スタッフから患者に渡る最後の作業となるため，病院食の内容について理解し，誤りがないかのチェックを行う必要がある。

B　医療と食事

1　栄養補給方法

　疾病をもつ患者に対して栄養療法は，薬物療法や外科療法などと同様に重要な治療法であり，栄養療法を無視しては，薬物療法や外科療法の効果を最大限に発揮できない。

　栄養補給方法は，腸を使用する**経腸栄養法**と，使用しない**静脈栄養法（非経腸栄養法）**に分けられ，経腸栄養法は口を使用する**経口栄養法**と使用しない**経管栄養法**に分けられる（● 98 ページ）。

　通常，私たちが摂取した食物は，口腔内で歯によって粉砕され，唾液とまぜ合わせられて，咽頭・食道を経て胃の中に送り込まれる。そして，胃で一次貯留や消化が行われ，小腸において栄養成分が吸収される。ついで，大腸では水分が吸収され，腸内細菌によって食物繊維が分解されて生成された栄養素の吸収，糞便の形成が行われて体外に排泄されている。これが，身体にとって最も生理的な栄養補給，吸収の流れである。

　しかし，病院に入院している患者は，これらの消化器に障害がある場合も多い。以前は，このような場合に非経腸栄養法である静脈栄養法を用いることが多かったが，これは腸を使用しない栄養補給法であるために，小腸の絨毛の萎縮によって腸内細菌が血中へ入り込んで敗血症をおこすなど，生体にとってマイナス面が多いことが判明してきた。そこで最近は，消化・吸

収のどの過程に問題があるのかを評価し，問題箇所よりも肛門側の臓器が少しでも使用できる栄養補給法を選択することが重要視されるようになってきた。

② 病院食の分類方法と種類

病院食の種類（食種）には，いくつかの分類方法がある。

① 形態別分類

形態別分類は，おもに一般食における副食の分類に用いられている分類方法で，常菜・軟菜・7分菜・5分菜・3分菜・流動食などである（⊙図5-4）。きざみ食やとろみ食・ミキサー食なども含まれる。そのほか，ライフステージに適した食形態である離乳食・幼児食・学童食・高齢者食なども含まれる。

■1 常食

常菜● ご飯を主食とした一般的な食事で，摂取機能・消化機能が正常に保たれている患者に用いられる。日常的に摂取することの多い食品，調理法が用いられる。特別な制限はないが，栄養バランスが保たれるように，食事摂取基準に基づいた食事である。

■2 軟食

軟菜● 全がゆ[1]を主食とした食事で，常菜よりは消化のよい食品・調理法を用い

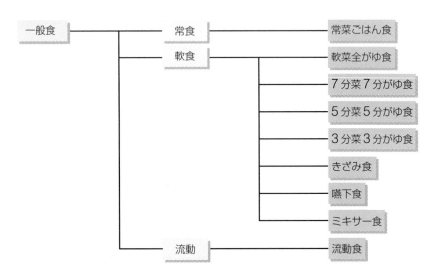

⊙ 図 5-4　形態別分類の例

1）軟菜全がゆ食：主食を全がゆ，副菜に全がゆに合わせた料理形態の軟菜を組み合わせた食事のことである。主食はごはんでも副菜に軟菜を組み合わせる場合があり，この場合には軟菜ごはんという。

ており，栄養バランスが保たれた食事である。摂取機能・消化機能が正常に保たれてはいるが，歯の欠損などによって咀嚼（そしゃく）機能や消化機能が若干低下している場合などに用いられる。

7分菜・5分菜・3分菜●　それぞれのかゆを主食とした食事で，軟菜食よりもさらに摂取機能・消化機能が低下しているときに用いられる食事である。施設によって，副食を同一にしている場合や，3種類すべてを取り扱っていない場合などがある。絶食後の食事開始時に，練習食や消化器官のならし食として用いられる。栄養バランスは保たれているが，これらを全量摂取しても必要エネルギーを確保できないことが多い。

きざみ食●　固形食をきざんだ食事である。歯がなくて，かみ切ることやかみくだくことが不十分な場合，かたまりが大きいと嚥下（えんげ）しづらい場合など，患者の状態によって指示される。なお，指示理由によって，きざむ大きさも異なる場合がある。

嚥下食●　嚥下障害者向けに対応した食事の総称である。ミキサー食に増粘剤（ぞうねん）を加えてペースト状にしたものから，きざんだ料理にとろみをつけたものまで，病院により嚥下食の種類・内容が大きく異なるので，転院時などには注意が必要である。加熱が不要で料理の味をそこなわない増粘剤が多数市販されているので，患者に合わせた粘度調整が容易にできるようになった。

ミキサー食●　軟菜食（7分菜・5分菜・3分菜も含む）をミキサーにかけた食事である。消化・吸収能力には異常はないが，口腔内の異常で物理的に咀嚼が困難な場合に用いられる。固形食をミキサーにするため，流動食と異なり，もとの食事と同等の栄養補給が可能である。しかし，通常は料理ごとにミキサーにかけるため，味が複雑にまざり合うことが多い。目の前の食事からもとの料理を見いだすことができないため，食欲が出ず，摂取量が少なくなって栄養状態の低下をきたす場合がある。患者の状態を見ながら，すみやかにきざみ食などに移行することが望まれる。

⓷流動

流動食●　咀嚼する必要のある食材を除去した，流動または半流動タイプの食事で，重湯（おもゆ）・実（み）なしスープ・ジュース・ヨーグルトなどのゼリー状の食品を使用し，経口摂取を前提とした食事である。経管栄養法や静脈栄養法からの移行時など，絶食後に最初に摂取する食事としては，消化がよく刺激が少ない。しかし，体を維持するのに必要なエネルギーやその他の栄養素を補給するには，不十分な食事である。

❷ 疾病別分類

　　　疾病別分類は，治療食の分類方法で，糖尿病食，高度肥満症食，肝臓病食，膵臓病食，脂質異常症食，心臓病食，高血圧食，腎臓病食，妊娠高血圧症候群食，胃・十二指腸潰瘍食，術後食，低残渣（ざんさ）食，痛風食，貧血食などである

◯ 表 5-1　疾病別分類と栄養成分別分類の対比

疾病別分類 ＼ 栄養成分別分類	エネルギーコントロール	タンパク質コントロール	脂質コントロール	易消化食
糖尿病食	○			
肥満症食	○			
肝臓病食	○	○		
心臓病食	○			
高血圧食	○			
脂質異常症食	○		○	
腎臓病食		○		
膵臓病食			○	
妊娠高血圧症候群食	○			
胃・十二指腸潰瘍食				○

※塩分コントロールは，各コントロール食に追加される。

（◯ 表5-1）。入院時に 1 つの疾患だけをもつ患者に対しては選択が容易であるが，複数の疾患をもっている場合には，疾病別分類では適切な栄養量の食事を選択しにくいという問題点がある。

❸ 栄養成分別分類

　栄養成分別分類（◯ 表5-1）は，治療食の分類方法で，エネルギーコントロール食・タンパク質コントロール食・脂質コントロール食・ナトリウムコントロール食・易消化食などに分類される。患者の体格や状態によって必要な栄養量を検討し，その栄養量に合った食種を選ぶことができる。最近は，患者個人にあった栄養量の食事を提供することが求められており，栄養成分別分類を取り入れる医療機関が増えている。

❸ 入院時食事療養制度

　1992（平成 4）年の社会保険診療報酬制度の改定で，適時適温給食に対して特別管理給食加算が設定された。そして，1994（平成 6）年に入院患者に最低限の栄養補給を行わせるための基準給食制度が廃止され，患者サービスという概念を取り入れた**入院時食事療養制度**が開始された。この制度では，管理栄養士・栄養士によって患者の特性に応じて適切な栄養量・内容の食事療養が行われるなど，一定の基準を満たした場合に入院時食事療養費（Ⅰ）が，満たさない場合には入院時食事療養費（Ⅱ）が都道府県から適用され，公的な医療保険より支給される。この改正で，特別管理給食加算は特別管理加算と改称されたほか，食堂加算と選択メニュー加算が新設された。

　その後，2006（平成 18）年の診療報酬改定では，温冷配膳車が普及したた

○ 表 5-2　入院時食事療養費

対象	金額 （1 食につき）
入院時食事療養費（Ⅰ）*	640 円
流動食のみの場合	575
入院時食事療養費（Ⅱ）	506
流動食のみの場合	455
特別食加算	76
食堂加算	50

*入院時食事療養費（Ⅰ）は，栄養士，管理栄養士によって患者に応じた適切な栄養量，および，内容の食事療養が行われているなどの一定の基準を満たした場合に，都道府県に申請し，適用される。

〔2019（平成 31）年 4 月現在〕

め特別管理加算が廃止された。また，食費は患者に負担してもらうという考えから，選択メニュー加算を廃止して特別メニューの扱いを弾力化することで，実質的に選択メニューが自費扱いとなった。さらに，追加される材料費や作業増加に伴う手数料について患者から支払いを受けられるようになった。そのほか，1 日単位から 1 食単位の食費請求に切りかわった（○ 表 5-2）。

① 特別食加算

　疾病治療の直接手段として，医師の発行する食事箋に基づいて提供される，患者の年齢・病状などに対応した栄養量および内容の治療食，無菌食，特別な場合の検査食などに，1 食単位で特別食加算が算定される（○ 表 5-3）。

② 食堂加算

　食堂加算は，食事をする場の環境をよくするために，病院または病棟単位で 1 床あたり 0.5 m² 以上の広さを確保した患者用食堂を病院の一角に設置した場合に 1 日単位で算定できる。

③ 栄養管理計画書の作成

　2006（平成 18）年の診療報酬改定では，入院患者個々人に対して，管理栄養士をはじめ医師・看護師・薬剤師そのほかの医療従事者が，共同で栄養管理を行う体制を整備し，栄養スクリーニングを含む栄養評価，栄養管理計画，定期的な評価などを含む**栄養管理計画書**を作成した場合に算定できる，栄養管理実施加算が設定された。

　そして，2012（平成 24）年の改定では，ほとんどの病院が算定していたことから入院基本料に包括され，入院患者全員に対して栄養管理計画書の作成が求められるようになった。さらに，2018（平成 30）年の改定では，嚥下調整食の必要性の有無と，ありの場合は学会分類コードの記載が求められるようになった。

⊃ 表 5-3　特別食加算食種とその内容

特別食加算食	内容	特別食加算食	内容
腎臓病食	急性腎炎，慢性腎炎，急性腎不全，慢性腎不全，ネフローゼ症候群	膵臓病食	急性膵炎，慢性膵炎
心臓病食	腎臓病食に準じる（塩分 6 g/日未満）	脂質異常症食	LDLコレステロール 140 mg/dL 以上，HDLコレステロール 40 mg/dL 未満，または中性脂肪 150 mg/dL 以上の場合
妊娠高血圧症候群食	妊娠高血圧症候群，日本高血圧学会（塩分 6 g/日未満）・日本妊娠高血圧学会（塩分 7〜8 g/日）の基準に準じる	高度肥満症食	BMI 35 以上，または，肥満度 70% 以上の場合
肝臓病食	急性肝炎，慢性肝炎，肝硬変，脂肪肝	痛風食	痛風
糖尿病食	糖尿病	てんかん食	難治性てんかんの患者に，ケトン体を熱量源とした治療食
胃・十二指腸潰瘍食	胃潰瘍，十二指腸潰瘍	先天性代謝異常症食	フェニルケトン尿症，メイプルシロップ尿症，ホモシスチン尿症，ガラクトース血症
低残渣食	クローン病，潰瘍性大腸炎	治療乳	乳児栄養障害症に対する直接調製する治療乳
術後食	侵襲が大きい消化管術後で，胃潰瘍に準じた場合	検査食	潜血食，低残渣食（大腸 X 線・内視鏡検査の前処置として用いる調理済みのもの）
貧血食	血中ヘモグロビン濃度が 10 g/dL 以下であり，その原因が鉄分の欠乏に由来する場合	無菌食	無菌治療室管理加算を算定している患者に対して提供した場合

病院食の選び方

　病院食は，適正な栄養素の補給を行い，栄養状態を維持・改善し，疾病の治療や再発，進展の防止を目的としている。したがって，病院食は一般食であっても家庭や職場における食事と異なり，医療の監視下，つまり医師，看護師，管理栄養士の指導管理のもとで実施される。一般的には，①自然治癒

Column

栄養管理計画書

　栄養状態のわるい患者は，疾病治療効果が低下し，入院期間の延長や医療費の増大などの問題が生じる。この状況を改善するために，栄養管理計画書を作成する。栄養管理計画書には，入院時の栄養アセスメント結果，栄養状態に関するリスクなどが記載され，個々の患者における栄養状態と課題が明記されている。さらに，栄養管理上の目標，問題を解決するための課題，経口栄養・経腸栄養（経管栄養）・静脈栄養などに対する実行内容，目標達成の期間などが記載されている。

が期待できる場合，②自然治癒以上に積極的な治療が必要な場合，③自然治癒が望めず，病状の悪化や再発の防止，安定をはかる場合，④治癒が期待できず，症状の改善をおもに行う場合などに，食事（栄養）のあり方が検討されている（⊙9ページ）。

　これらをふまえて，適正な病院食を選ぶには，患者の体格や体組成，疾病特有の代謝状態などを考慮し，必要なエネルギーやタンパク質量，塩分量などを決め，それに適した治療食を選択する。

⑤ 栄養アセスメント

① 栄養不良

　栄養不良とは，全身的な低栄養状態のほか，特定の栄養素が不足している状態，特定の栄養素が過多の状態，栄養バランスが不均衡な状態のことである。これらは栄養素供給量の増減や身体要求量の変化，消化・吸収能力の変化などによっておこり，死亡率などに大きな影響を及ぼす。入院患者の30〜40％は，低栄養であると報告されている。

　とくにタンパク質・エネルギー低栄養状態 protein energy malnutrition（PEM）では，生体の修復や再生機能がとどこおり，衰弱，創傷治癒の延滞，抵抗力の低下による感染症，呼吸機能の低下による入院期間の延長，そして医療費の増大などをまねく。

② 栄養スクリーニング

　栄養スクリーニングとは，栄養に関するリスクの高い患者を簡便な方法で選別することである。体重減少量や血清アルブミン値などのほか，食欲や下痢の有無などが栄養スクリーニングとして用いられることが多い。リスクが高い患者は，詳細な栄養アセスメントを行い，問題点の抽出，改善方法の計画立案へ進める。

③ 栄養アセスメント

　栄養アセスメントとは，栄養療法の適応を決定したり，効果を判定したりするために，総合的に患者の状態を評価・判定することである（⊙表5-4）。身体計測と生化学検査から得られた指標は，体脂肪や骨格筋などの身体組成を反映するので，全身の栄養状態を推測できる。

身長・体重●　身長・体重は最も一般的に計測される身体計測項目で，体格指数 body mass index（BMI）によって体格を判定できる（⊙表5-5）。また，標準体重や通常体重に対する変化率により，栄養状態の変化が推測できる（⊙表5-6）。身長・体重が把握できないと，推定栄養必要量を算出することができない。

体脂肪量●　上腕と肩甲骨下部の皮下脂肪厚を測定することで推定できる。正確な体脂

⊃ 表5-4 栄養アセスメント項目

項　目	内　容
身体計測	身長, 体重, 上腕周囲長, 上腕三頭筋皮下脂肪厚, 肩甲骨下部皮下脂肪厚, 上腕筋周囲長, 下腿周囲長など
生化学検査	アルブミン, プレアルブミン, 窒素バランス, クレアチニン, リンパ球など
臨床診査	病歴, 身体症状
食事摂取調査	食事記録, 24時間思い出し法
環境要因	社会的・経済的要因, 家庭環境, ADLなど
心理状態	うつ, 孤独感, あきらめなど

⊃ 表5-5 体格指数（BMI）による体格の判定基準

BMI	判　定
BMI＜18.5	低体重
18.5≦BMI＜25	普通体重
25≦BMI＜30	肥満（1度）
30≦BMI＜35	肥満（2度）
35≦BMI＜40	肥満（3度）
40≦BMI	肥満（4度）

BMI＝体重(kg)/〔身長(m)^2〕
標準体重(kg)＝〔身長(m)^2〕×22

⊃ 表5-6 体重変化による栄養状態の推測

標準体重による判定基準（%）	実測体重／標準体重×100＝	80〜90%	軽度栄養障害
		70〜79%	中度栄養障害
		69%以下	高度栄養障害
通常体重による判定基準（%）	実測体重／通常体重×100＝	85〜95%	軽度栄養障害
		75〜84%	中度栄養障害
		74%以下	高度栄養障害
重症な体重減少の判定基準（%）	（通常体重－実測体重）／通常体重×100＝	5%以上/1か月	
		7.5%以上/3か月	
		10%以上/6か月以上	

肪量は，水中体重秤量法[1]やDEXA法[2]で測定できるが，これらの方法では，日常的に測定することはむずかしいので，生体インピーダンス法[3]を用いた市販の体脂肪計などを利用することも多い。

骨格筋●　タンパク質の摂取量不足・エネルギー摂取量不足などによって，骨格筋がエネルギー源として消費されると，骨格筋が減少して身体機能の低下につながる。

④ エネルギー必要量の決定

　必要エネルギーは，間接熱量計を用いて実測することもできるが，臨床では現実的に測定できない場合も多い。そこで，ハリス-ベネディクト Harris-Benedict の式を用いて計算する方法（⊃ 表5-7）や，「日本人の食事摂取基準」を

---

1) 水中体重秤量法：水中で体重をはかることで体密度を計算し，体脂肪の量を算出する方法。なお，秤量は「しょうりょう」とも読む。
2) DEXA：dual energy X-ray absorptiometry の略。二重エネルギーX線吸収測定法。2種類の低線量のX線を照射して，その透過率の差から計測する。
3) 生体インピーダンス法：微弱な一周波数の電流を流し，その抵抗値から計算により体脂肪率を計算する方法。

◯ 表5-7　ハリス–ベネディクトの式（安静時エネルギー消費量の算出方法）

男性	$66.5 + (13.75 × 体重〔kg〕) + (5.0 × 身長〔cm〕) − (6.78 × 年齢〔歳〕)$
女性	$655.1 + (9.56 × 体重〔kg〕) + (1.85 × 身長〔cm〕) − (4.68 × 年齢〔歳〕)$

用いる方法（◯ 108 ページ，**表8-2**）が利用されている。

６ 特殊食品の利用

　一般治療食・特別治療食は，治療上の目的から形態や栄養量の指示が行われるが，その内容を一般食品のみで成立させることがむずかしい場合がある。このような場合に特別用途食品を利用することで，治療上必要な形態や栄養量の治療食を入院および在宅患者に提供できる。

１ 特別用途食品

　特別用途食品とは，病者用食品，妊産婦・授乳婦用粉乳，乳児用調製乳，嚥下困難者用食品，および，特定保健用食品のことを示す。特別用途食品に関する制度は，2009（平成 21）年 4 月に改定され，これまで病者用食品であった，低ナトリウム食品，低カロリー食品，および，糖尿病食調整用組合わせ食品などが除外され，総合栄養食品[1]が対象食品として加えられた。また，高齢者用食品のうち，咀嚼困難者用食品は除外され，嚥下困難者用食品と名称が変更された。また，同年 9 月より消費者庁に管轄が移管された。

病者用食品●　病者用食品には，低タンパク質食品，アレルゲン除去食品，無乳糖食品，総合栄養食品，糖尿病用組合わせ食品，肝臓病用組合わせ食品などがある。

妊産婦・授乳婦●
用粉乳　妊産婦・授乳婦用粉乳は，妊産婦および授乳婦の栄養補給に適した食品である。

乳児用調製乳●　乳児用調製乳（粉乳・液状乳）は，母乳の代替食品として適した食品である。

嚥下困難者用●
食品　かたさ，付着性，凝集性について設定された 3 段階の規格基準に適合した嚥下困難者用食品である。

２ 特定保健用食品

　特定保健用食品は，特別用途食品のうち，食生活において特定の保健目的に関与する成分を摂取することで，その改善がみとめられる食品に対して，消費者庁により個別に審査・許可された食品である（◯ **図5-5**）。基本的には，病者に用いるためではなく，半病人が健康保持を目的に摂取するものとされているため，病院内で使用することはまれであるが，在宅では，病人が使用

1）総合栄養食品：食事として摂取すべき栄養素をバランスよく配合した食品で，疾患などにより通常の食事で十分な栄養をとることが困難な者に適している食品（いわゆる濃厚流動食品）。

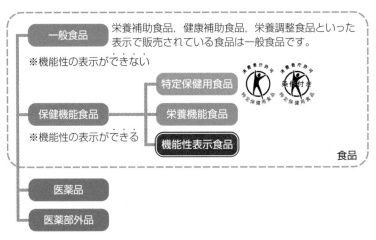

(消費者庁：消費者の皆様へ「機能性表示食品」って何？〔http://www.caa.go.jp/foods/index23.html〕〔2019-09-30 参照〕)

⮕ 図5-5　保健機能食品の名称と分類

⮕ 表5-8　おもな特定保健用食品

● おなかの調子を整える食品	● ミネラルの吸収をたすける食品
・オリゴ糖類を含む食品	● 中性脂肪の上昇をおさえる食品
・乳酸菌類を含む食品	● 虫歯の原因になりにくい食品
・食物繊維類を含む食品	● 歯の健康維持に役だつ食品
● 血圧が高めの方に適する食品	● 体脂肪がつきにくい食品
● コレステロールが高めの方に適する食品	● 骨の健康が気になる方に適する食品
● 血糖値が気になる方に適する食品	

していることが多い。保健の目的は，⮕ 表5-8 に示した内容である。認可されている製品は，消費者庁ホームページに掲載されている。

まとめ

- 病院食は一般食・治療食・検査食に大別される。
- 病院食の配膳方法は中央配膳・病棟配膳・食堂配膳に分けられる。
- 病院食は，形態別には常食・軟食・流動食に分けられる。また，糖尿病食・高血圧食などの疾病別にも分類できる。また，複数の疾病をもつ患者も多いことから，近年は栄養成分別分類を用いる病院が増えている。
- 診療報酬上，病院食には入院時食事療養費や特別食加算，食堂加算が算定される。
- 栄養スクリーニングと栄養アセスメントを行い，栄養リスクの高い患者を見つけ出し，その状態を評価・判定する。
- 特別用途食品には，病者用食，妊産婦・授乳者用粉乳，乳児用調製乳，嚥下困難者用食品，特定保健用食品がある。

復習問題

❶ 〔　〕内の正しい語に〇をつけなさい。

①食事箋は〔医師・栄養士〕が発行する。

②5分がゆ食や3分がゆ食のことを，〔軟食・流動食〕という。

③PEMとは，エネルギー量と〔脂質・タンパク質〕がともに不足した状態である。

④多くの患者のなかから，食欲や下痢の有無などによって栄養リスクの高い患者を選別することを〔栄養スクリーニング・栄養アセスメント〕という。

⑤エネルギー必要量の算出方法の1つに，〔水中体重秤量法・ハリス-ベネディクトの式〕がある。

⑥病者用食品の1つに〔低タンパク質食品・低ナトリウム食品〕がある。

栄養食事療法

第6章

学習目的 ● 薬物療法や外科療法などと同様に重要な治療法である栄養食事療法について，各疾患における原則と実際を学ぶ。

　手術時などに体力を維持させることを目的とした食事も栄養食事療法に含まれるが，この章では，一般的な食事療法について疾患別にとりあげる。適切な栄養補給は，疾病の治癒や再発防止，入院期間の短縮，患者 QOL の向上に重要である。疾患による栄養補給の特徴を理解することは，生活指導を含めた看護業務にも不可欠となる。

A 循環器疾患の栄養食事療法

1 高血圧の栄養食事療法

高血圧とは● 　高血圧は，原因疾患の存在する**二次性高血圧**と，原因疾患の存在しない**本態性高血圧（一次性高血圧）**とに分類される。高血圧を長期間放置すると，動脈硬化性疾患をおこす危険性が高くなるので，これを予防するために治療が必要である。本態性高血圧は遺伝が関与しているといわれているが，食生活やストレスの影響も大きい。

■栄養食事療法の原則

　高血圧に対する食事療法の原則は，減塩である。食塩に対する感受性が高い患者と低い患者がおり，同様の減塩を行っても降圧効果に差が生じる。しかし，食塩に対する感受性が低い患者でも減塩を行うことで降圧薬の効果が増強されるので，減塩は必要である。

　次に，肥満者の場合は，減量することである。肥満者の減量は，減塩より効果的であるともいわれている。

②栄養食事療法の実際

　①**食塩制限**　食塩の主成分は塩化ナトリウムであるが，塩味を感じさせるのが塩素であるのに対して，血圧を上昇させるのはナトリウムである。したがって，ナトリウムを減らす工夫が必要となる。最近は，塩化ナトリウムの

◯ 表6-1　減塩食の調理ポイント

- 漬物類，汁物類をなるべく控える
- 食べるときに味をつける
- 旨味（だし汁）を利用する
- 味つけにめりはりをつける
- 酸味を利用する
- 加工食品を控える
- 香辛料を利用する
- 新鮮な材料を使用する
- 焼き味，こげ味も利用する
- できたてを食べる

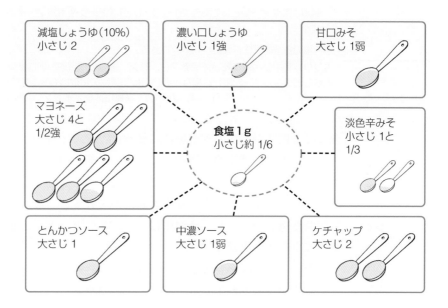

◯ 図6-1　食塩1gに相当する調味料

かわりに塩化カリウムを用いた代用塩やしょうゆが市販されている。

　食塩は1日6g未満とし，減塩などを行う生活習慣の修正期間を低リスク群で3か月，中等リスク群で1か月，高リスク群で1〜2週間とし，そののちに薬物療法を開始する。なお，減塩調理のポイントを◯ **表6-1** に，食塩1gに相当する調味料量を◯ **図6-1** に示す。

　②エネルギーの制限　肥満患者は高血圧を合併することが多いが，減量することによって血圧を低下させることができる。とくに内臓脂肪型肥満は，インスリン抵抗性が増加することで高インスリン血症となり，腎臓でのナトリウム再吸収が亢進し，高血圧につながるといわれている。そのため，BMI 25未満を目標に，少なくても4〜5kgの無理のない減量を行う（◯ **表6-2**）。

　③タンパク質の摂取　高血圧でタンパク質の摂取が不足すると，脳血管障害を発症する率が高くなる。また，高タンパク質食には，尿中へのナトリウム排泄を促進させて血圧の上昇を抑制する作用がある。適正となる摂取量は，食事摂取基準の推奨量程度が望ましい。

　しかし，高血圧によって腎機能が障害を受けることも多い。このような場

◯ 表6-2　生活習慣の修正項目

1. 食塩制限6g/日未満
2. 野菜・果物の積極的摂取*
　　飽和脂肪酸，コレステロールの摂取を控える
　　多価不飽和脂肪酸，低脂肪乳製品の積極的摂取
3. 適正体重の維持：BMI(体重〔kg〕÷身長〔m〕²)25未満
4. 運動療法：軽強度の有酸素運動(動的および静的筋肉負荷運動)を毎日30分，または180分/週以上行う
5. 節酒：エタノールとして男性20〜30mL/日以下，女性10〜20mL/日以下に制限する
6. 禁煙

生活習慣の複合的な修正はより効果的である。
*カリウム制限が必要な腎障害患者では，野菜・果物の積極的摂取は推奨しない。肥満や糖尿病患者などエネルギー制限が必要な患者における果物の摂取は80kcal/日程度にとどめる。

（日本高血圧学会：高血圧診療ガイドライン2019. p.64, 2019による）

合には，慢性腎臓病の食事療法に従う（◯73ページ）。

　④**カリウムの積極的な摂取**　カリウムは細胞内液に，ナトリウムは細胞外液に存在し，拮抗的に作用することで電解質を調整している。食塩を過剰摂取すると，細胞外液のナトリウム濃度が上昇する。これが長期に及ぶと電解質の調整機能が低下し，高血圧につながるので，野菜と果物を積極的にとることでカリウムを補う。

　ただし，腎臓病を合併している場合には，高カリウム血症の誘因となるので，制限する必要が生じる。また，ナトリウム（食塩）の制限はむずかしいのでカリウムを多く摂取すればよいだろうと考える患者も多いが，あくまでもナトリウムの制限が基本であることを指導する。

　⑤**食物繊維の積極的な摂取**　食物繊維，なかでもとくに水溶性食物繊維には，ナトリウムを糞便中へ排出させるという報告があること，便秘改善効果があることから，積極的な摂取が推奨されている。

　⑥**アルコールの制限**　アルコールの飲酒直後は，血管の拡張による血圧低下作用をきたすが，継続的に飲酒を行うと血圧を上昇させやすくなる。実際，飲酒量の多い者に高血圧が多く発症しているので，飲酒を控えるように指導する。アルコール量として1日あたり，男性で20〜30mL(日本酒で約1合)，女性で10〜20mL以下にする。

　⑦**食事はゆっくり楽しく食べる**　ストレスは血圧と密接な関係があることから，前記の食事療法を実行しようとがまんしすぎたり，必要なことはわかっていても実行できないことでストレスが増強する場合がある。このような場合には，楽しく食べられる工夫をしたり，たまには家族や友人と外食したりするなど，息抜きをすることも指導する。

　⑧**治療用特殊食品の利用**　ナトリウムの制限を行うために，減塩しょうゆをはじめ，多くの減塩食品が市販されている。減塩しょうゆは，塩分濃度を少なくしたものであるが，塩化ナトリウムのかわりに塩化カリウムを用いて

塩味をつけている物もある。ただ，腎臓病が合併している場合には，塩化カリウムも控える必要があるので注意する。

また，ペプチドやチロシン，杜仲葉エキス，酢酸を利用し，血圧コントロールを目的に開発された特定保健用食品(◎59 ページ)を利用することもできる。

⑨**一般食品の活用**　最近は市販されている一般食品にも栄養量を表示することが進み，レトルト食品などにも食塩相当量が明記されることが多くなった。実生活において市販の食品を使わざるをえない場合には，表示食塩量を確認して摂取量を調整することで，摂取食塩量を少なくできる。なお，食品成分表では，ナトリウム量に 2.54 倍した値を食塩相当量として掲載している。食品の栄養表示にナトリウム量のみ記載されている場合には，ナトリウム量にこの値を乗じれば，食塩相当量を算出することができる。

② 虚血性心疾患・うっ血性心不全の栄養食事療法

虚血性心疾患・うっ血性心不全とは　心臓病には，先天性心疾患，心臓弁膜症，うっ血性心不全，虚血性心疾患(狭心症，心筋梗塞)，不整脈などがある。これらのうち食事療法の適応となるのが，**虚血性心疾患**と心疾患に共通しておこる**うっ血性心不全**となる。

狭心症は，冠状動脈の内腔が動脈硬化により狭まって冠血流量が減少しておこる。**心筋梗塞**は，動脈硬化の 1 つである粥状硬化と血栓により内腔が閉塞されて冠血流が停止し，その先の心筋が壊死することによっておこる。

うっ血性心不全は，心臓のポンプ機能が低下して，組織の需要に見合う血液を送り出すことができなくなって，肺循環系や体循環系がとどこおり，諸臓器にうっ滞が生じた状態をいう。

1 栄養食事療法の原則

虚血性心疾患では，その発症・再発の予防のために危険因子を除去することが目的となる。そのため，動脈硬化を進めた**危険因子**(高血圧・脂質異常症・糖尿病・高尿酸血症・肥満)に対する食事療法を行う。

うっ血性心不全の食事療法で最も重要なのは，**食塩制限**である。食塩摂取量が多いと循環血流量が増加し，心臓の負担を大きくする。また，重症の心不全では，水分を厳格に制限する場合もある。

2 虚血性心疾患の栄養食事療法の実際

①**エネルギーの制限**　エネルギーの過剰摂取は，危険因子である高血圧・脂質異常症・糖尿病・高尿酸血症・肥満などを悪化させる要因となる。ベッド外活動のある入院患者や外来通院患者の場合，30 kcal/kg(標準体重)/日程度，過体重であればそれ以下に制限し，ゆっくり減量できるエネルギー量にする。

②**脂質摂取のコントロール**　脂質の過剰摂取は，エネルギーの過剰摂取に直結するので控える。また，脂肪酸も考慮する必要があり，飽和脂肪酸はなるべく減らすようにする。不飽和脂肪酸でも，サラダ油・ダイズ油・ゴマ油・

コーン油などに含まれる *n*-6 系脂肪酸のリノール酸・アラキドン酸もなるべく控えるようにし，魚油に含まれる *n*-3 系脂肪酸のエイコサペンタエン酸(EPA)・ドコサヘキサエン酸(DHA)やシソ油に多く含まれる α-リノレン酸を多くとるようにする(◐16 ページ，**表 2-3**)。

③**タンパク質の摂取**　タンパク質は，食事摂取基準に準じて摂取するが，飽和脂肪酸と *n*-6 系脂肪酸が少ない食品を選択するようにする。

④**食塩の制限**　食塩制限が不十分であると，血圧上昇や心不全の発症をまねきやすい。一般的には 1 日あたり 6 g 未満に制限する。

⑤**食物繊維の摂取**　食物繊維の不足は，便秘を促進し，排便時に虚血性心疾患の発作を誘発する。また，危険因子となる疾患の多くは，食物繊維を摂取することで改善傾向を示す。

❸うっ血性心不全の栄養食事療法の実際

①**食塩の制限**　食塩制限は，浮腫の軽減・除去・悪化防止に重要である。重症心不全では 1 日の食塩量 3 g 以下の厳格な食塩制限が必要である。軽症心不全では厳格な食塩制限は不要であり，1 日およそ 7 g 以下程度の減塩食とする。高齢者においては過度の食塩制限が食欲を低下させ栄養不良となるため，味つけには適宜調節が必要である。

②**エネルギーの制限**　標準体重を維持するエネルギーを摂取する。疾患上，活動量が制限されることが多く，発症前よりも必要となるエネルギー量が減少している場合も多い。そのため，多くても 30 kcal/kg(標準体重)/日程度までが基本となる。

③**タンパク質の摂取**　低タンパク質血症や低アルブミン血症がみられることがあり，浮腫を助長させる一因となっている。タンパク質食品は，食事摂取基準の推奨量程度をとるようにする。

④**アルコールの制限**　飲酒は末梢血管を拡張させ，心臓の仕事量を増大させるので，禁酒が基本となる。

B 消化器疾患の栄養食事療法

① 胃・十二指腸潰瘍の栄養食事療法

胃・十二指腸潰瘍とは●　**胃・十二指腸潰瘍**とは，胃や十二指腸の粘膜をこえた欠損をきたす病気である。ヘリコバクター-ピロリ *Helicobacter pylori* が発見されるまでは，いったん治癒しても薬物療法を中止すると再発しやすく，慢性の経過をたどる疾患とされていた。ヘリコバクター-ピロリの除菌療法(◐259 ページ)が行えるようになり，以前に比べて食事療法の重要性は低下した。しかし，治療中や治療後の発生予防の観点から，食習慣の改善(食事療法)が必要である。

◼1 栄養食事療法の原則

胃・十二指腸潰瘍の治療は，自覚症状を軽減するために，粘膜への攻撃因子を除去し，粘膜の抵抗性を増大させることを目的とする。そのため食事療法は，粘膜を保護し，抵抗性を増大させて治癒を促進させる栄養素を補給することとなる。止血が確認されたら，流動食から5分がゆ食，全がゆ食，ごはん食へと積極的に食事を移行させ，十分な量の栄養素を補給できるようにする（→52ページ，図5-4）。

◼2 栄養食事療法の実際

胃・十二指腸潰瘍食は，(1)胃酸分泌を促進しない，(2)胃内停滞時間が短い，(3)粘膜に物理的・化学的刺激を強く与えない，(4)十分な栄養量が確保されている，(5)消化しやすい形態である，を兼ね備えた食事である。

①**栄養バランスを考える**　胃痛のあるときは，とくに食欲が低下して好きなものばかりを食べがちになるが，潰瘍部位の修復のために，タンパク質，ビタミン，ミネラルなどを十分に摂取する必要があるので，栄養バランスを考える。

②**食材のかたさに配慮する**　食品は，素材としてやわらかいものでも調理によってかたくなるもの，素材としてかたいものでも調理によってやわらかくなるものがある。摂取する時点でかたすぎないものにする。そのほか，食物繊維の多い野菜，海藻，キノコを控える。

③**刺激物を控える**　わさび・からし・カレー粉などの香辛料は，刺激が強いため，使ってもごく少量にとどめる。香味野菜も基本的には使用を控える。

④**温度調整を行う**　およそ70℃以上の熱いものや10℃以下の冷たいものは，刺激が強いので控える。熱いまたは冷たい料理でも，摂取方法を工夫して温度調整を行えば，摂取することができる。

⑤**塩味・酸味を控える**　減塩食にする必要はないが，塩味の濃いものは好ましくないので控えめにする。酸味も刺激が強いので，酢の物や柑橘類を控える。

⑥**ゆっくりよくかむ**　かたい料理でもよくかみくだければ，物理的刺激が低下する。潰瘍の患者は，早食いが習慣化している場合も多いので，つねにゆっくりよくかむことを意識させる。

⑦**嗜好飲料を控える**　コーヒー・紅茶・抹茶・煎茶・ココアなどは，カフェインの含有量が多く，胃液の分泌を亢進しやすいので控える。炭酸飲料とアルコールは，胃液の分泌を亢進させるので避けることが望まれる。

❷ 炎症性腸疾患の栄養食事療法

炎症性腸疾患 inflammatory bowel disease（IBD）とは，腹痛・下痢・血便・下血・発熱・体重減少などを伴う腸管病変を主とする難病で，一般的には**クローン病** Crohn's disease（CD）と**潰瘍性大腸炎** ulcerative colitis（UC）のことをさ

す。以前は，わが国ではきわめて患者数の少ない疾患であったが，2018（平成30年）年度末における特定医療費（指定難病）受給者証所持者数は，クローン病が約42,548人，潰瘍性大腸炎は約124,961人となり，年々増加している。また，青年期での発症が多い。

① クローン病の栄養食事療法

クローン病は，原因不明の炎症性腸疾患で，口腔から肛門までの消化管のあらゆるところに発症するが，おもに小腸と大腸に発症し，縦走潰瘍や敷石状潰瘍を生じる。寛解と再燃を繰り返し，腸管の狭窄・裂溝・瘻孔を形成することがある。病変部を切除してもほかの部位に発生することが多いことから，閉塞や壊死をおこした場合にのみ外科的手術の適応となる。

■1 栄養食事療法の原則

腸管の広範囲に病変がある，強い狭窄や瘻孔があるなどの重篤な場合には，腸管の安静を保つために絶食とする必要があるが，この間も必要な栄養量を投与するために，中心静脈栄養法を実施する。腸管がある程度使用できるようになれば，成分栄養剤による経腸栄養法を行う（◎97ページ，図7-1）。さらに腸管の状態が改善されれば，経腸栄養法と低脂肪・低残渣食を併用し，徐々に食事の割合を増加させていく。寛解期となっても，基本的には普通食とせずに，低脂肪・低残渣食を継続するほうが，再燃のリスクが低くなると考えられている。

■2 栄養食事療法の実際

経腸的に栄養補給が可能と判断されたら，中心静脈栄養法から成分栄養剤に切りかえていく。成分栄養剤は，経鼻経管栄養として投与する場合と，経口摂取する場合がある。食事は，一般的には低脂肪，低残渣食の5分がゆなどを1日1食から開始し，2食分は成分栄養剤で栄養補給を行う。炎症反応が亢進しなければ，主食を全がゆにする，食事回数を増やすなどし，成分栄養剤の投与量を減らしていく。寛解期に入っても，成分栄養剤を併用したほうが寛解状態を長く維持することができるといわれている。

在宅での成分栄養剤の経鼻経管投与は，患者が毎日帰宅後に自身で経鼻チューブを挿入し，自宅で（就寝中を含む）経腸栄養ポンプを用いて投与し，翌朝の外出前に経鼻チューブを抜去する方法で行われる。経口摂取は，経鼻チューブ挿入の手間は不要であるが，1日に必要な量の成分栄養剤を摂取できずに，その分，食事量が増加することで，再燃してしまうことも多い。

①エネルギー　エネルギーは，35～45 kcal/kg/日を目安とする。病状により，静脈栄養，経腸栄養，経口栄養をそれぞれ単独，あるいは，組み合わせて必要栄養量を確保するようにする。

②タンパク質　タンパク質は，栄養状態の改善や病変を寛解に導くために不可欠な栄養素であるが，抗原として認識されて炎症を悪化させる可能性が

指摘されている。そのため，食事からのタンパク質を抑え，不足分は抗原とならないアミノ酸を主体とする成分栄養剤で補給する。

　③**脂質**　脂質の摂取量が多いと再燃しやすいことが報告されている。脂質は，1 日 20 g 以下にする。また，炎症を悪化させる n-6 系脂肪酸（リノール酸）が多い油（ベニバナ油，ダイズ油，サラダ油，コーン油，ゴマ油など）はなるべく少なくし，炎症を抑える n-3 系脂肪酸（α-リノレン酸）を多く含む油（シソ油など）を利用する（n-3/n-6 比を上げるようにする）。n-9 系脂肪酸（オレイン酸）を多く含む油（オリーブ油，キャノーラ油）は比較的安全であるといわれている。

　④**食物繊維**　不溶性食物繊維は，通過障害や病変部に過度の刺激を与えることから，少なくする必要がある。水溶性食物繊維は，腸管粘膜の修復作用があること，下痢予防になることから，積極的に摂取することが望まれる。ただし，通常の食品で特異的に水溶性食物繊維を多く含む食品はない。

❷ 潰瘍性大腸炎の栄養食事療法

　潰瘍性大腸炎は，大腸粘膜を障害し，びらんや潰瘍を形成する原因不明のびまん性特異性炎症である。その経過中に再燃と寛解を繰り返すことが多く，口内炎や関節炎などの腸管外合併症を伴うことがある。

■1 栄養食事療法の原則

　腹痛・下痢・血便・下血などが重篤な場合には，腸管の安静を保つために絶食とし，中心静脈栄養法による栄養補給を行う。大腸が使用できる状態となれば，経腸栄養法を施行し，さらに状態が安定してきたら低脂肪，低残渣食に移行する。寛解期は，薬物療法が中心となり，食事は暴飲暴食を避ける必要はあるが，制限を行う必要はない。

■2 栄養食事療法の実際

　経腸的に栄養補給が可能と判断されたら，中心静脈栄養法から経腸栄養法に切りかえていく。経腸栄養剤は，成分栄養剤・消化態栄養剤・不溶性食物繊維が含まれていない半消化態栄養剤を用いる。さらに状態が安定してきたら低脂肪・低残渣食に移行し，食事のみでの栄養補給へ移行する。寛解期には，暴飲暴食を避け，刺激の強い香辛料，コーヒー，炭酸飲料，アルコール類を控えめにする。腹部症状の有無をつねに意識し，異常を感じたら刺激の強い食品を避けるようにすることが重要である。

　絶食後に開始される低脂肪・低残渣食の内容は，クローン病の食事療法に準じる。

❸ 肝臓病の栄養食事療法

肝臓病とは●　肝臓は，門脈や肝動脈から運ばれてきたタンパク質，糖質，脂質，ビタミンなどの栄養素を体内で効率よく利用できる形に合成したり，毒物を解毒す

るなど，すべての栄養素に対して中枢的な役割を果たす臓器となる。

　代表的な肝疾患は，C 型または B 型肝炎ウイルスによる急性肝炎・慢性肝炎，肝硬変，肝細胞がんである。そのほかにも，アルコール性脂肪肝，アルコール性肝炎，NAFLD/NASH[1]，薬剤性肝障害などがある。

■1 栄養食事療法の原則

　肝炎・肝硬変の食事療法は，摂取エネルギーとタンパク質の適正化，栄養バランスの確保などである。以前は，高エネルギー・高タンパク質食が推奨されていたが，最近は適正量を摂取することが適切とされている[2]。

　脂肪肝の食事療法は，飲酒の禁止，炭水化物（とくに少糖類を含むソフトドリンクなど）の摂取を避け，肥満の改善をはかることである。

■2 栄養食事療法の実際

　①**エネルギーの適正化**　エネルギー量は，30〜35 kcal/kg（標準体重）/日にする。必要以上の摂取は肥満や脂肪肝の原因となり，必要以下の摂取ではエネルギー不足による体内での異化が亢進し，体力や栄養状態の低下をきたして治療の障害となる。

　②**タンパク質の適正化**　摂取タンパク質量は，急性肝炎の回復期，慢性肝炎，肝硬変の代償期，非代償期[3]で，1.0〜1.3 g/kg（標準体重）/日を目標に栄養補給を行う。ただし，肝硬変の非代償期でタンパク質不耐症がある場合は，0.5〜0.7 g/kg/日とする。

　③**脂質**　急性肝炎や慢性肝炎が再燃したときには，吐きけや腹痛などの消化器症状や発熱によって食欲が低下する場合も多い。さらに消化能力の低下も加わるので，脂質は控えめにすることが望まれる。また，黄疸症状が出現したときには，脂質はやや制限する。

　④**ビタミン・ミネラル・食物繊維**　肝臓での栄養代謝を円滑にし，便秘を予防するために，野菜・果物・イモ類などを積極的に摂取してビタミン・ミネラル・食物繊維を十分に確保するように努める。

　⑤**食塩**　肝硬変の非代償期に入ると，腹水や下肢に浮腫が出現しやすくなる。このような状態の場合には，食塩は 1 日あたり 5〜7 g 以下とする。

　⑥**アルコールの制限**　アルコール性でない場合も含め，肝炎・肝硬変では，禁酒が基本となる。慢性肝炎で病状が安定していて，決められた飲酒量がまもれる場合や，飲酒により食生活が乱れないと判断できる場合には，アルコール量として 1 日あたりで 25〜30 g 程度は許可できる。しかし，まもれない

1）NAFLD / NASH：非アルコール性脂肪性肝疾患 non-alcoholic fatty liver disease / 非アルコール性脂肪肝炎 non-alcoholic steatohepatitis の略。最近では，NAFLD のうち進行しない単純性脂肪肝と，肝硬変や肝臓がんへ進行する NASH に分けて考えられている。

2）日本消化器病学会編：肝硬変診療ガイドライン．p.22，南江堂，2010．

3）代償期・非代償期：肝硬変はその症状により代償期と非代償期に分けられる。代償期は肝硬変の初期。非代償期では黄疸，浮腫，腹水などの症状がみられる。

と考えられる場合には禁酒とする。

　⑦**肝不全用の経腸栄養剤（食品）**　肝不全用経腸栄養剤（食品）を併用する場合には，1日に必要な栄養量（エネルギー・タンパク質）から，栄養剤によって摂取できる栄養量を差し引いた残りを，食事から摂取するように調整する。通常の食事のままで栄養剤を追加すると，高エネルギー・高タンパク質となり，かえって高アンモニア血症をまねく可能性がある。分岐鎖アミノ酸製剤を使用する場合には，必要な栄養量を食事からバランスよく摂取されているかを確認する。

④ 胆石症・胆囊炎の栄養食事療法

胆石症・胆
囊炎とは●　胆石とは，胆囊や胆管内にできた石の総称で，胆囊内にできた場合を胆囊結石，胆管内にできた場合を胆管結石という。**胆囊炎**とは，胆囊に炎症がおこる病気である。通常は無菌の胆管や胆囊内に，十二指腸からなんらかの原因によって細菌が逆流したときに，胆管や胆囊内に胆石が存在すると細菌の住みかとなり，細菌が増殖して胆囊炎を発症する。また，細菌が存在しなくても，胆石発作時に胆石が胆囊壁を傷つけて炎症を悪化させることもある。

■1 栄養食事療法の原則

　胆石・胆囊炎では，①胆囊や胆管の収縮を防ぎ，胆石の疝痛をおこさせないようにする，②胆石の生成を助長させないようにする，③胆汁をうっ滞させないようにする，といった条件をふまえて食事療法を行うことが原則となる。また，最近は肥満，過食，ソフトドリンクの過飲，不規則な食生活，運動不足などの生活習慣も影響しているといわれている。

■2 栄養食事療法の実際

　①**脂質の制限**　胆汁は，脂質を乳化（ミセル化）して消化酵素の作用を受けやすくするはたらきがある。そのため，脂質の摂取量が多いと胆汁が多く必要となり，胆囊の収縮がおこって発作の誘因となる。脂肪の多い肉・魚を避け，赤身肉や白身魚にする。揚げ物や炒め物を避けるほか，マヨネーズやドレッシング，ゴマ，ナッツ類の使用も控えるようにする。ノンオイルドレッシングを利用したり，調理時に電子レンジを活用すると，脂肪制限食が継続しやすくなる。

　②**コレステロールの制限**　コレステロールの過剰摂取は，胆石を生成する一因となるので，動物性の脂質や鶏卵，内臓類を制限する。

　③**食物繊維の積極的な摂取**　食物繊維（とくに水溶性食物繊維）は，血清コレステロール濃度を低下させる作用がみとめられている。また，腸内圧を高めて，胆石発作の誘因となる便秘を解消・予防することができるので，積極的に摂取することが必要である。最近の食生活では，食物繊維の摂取量が不足しがちになるので，野菜や果物・海藻・キノコなどを積極的に摂取する。社会生活上これらの食品の摂取が困難な場合には，水溶性食物繊維の特殊食

品(特定保健用食品など)を利用する。

　④刺激の強い食品を控える　炭酸飲料・カフェイン飲料・香辛料は，胃液の分泌を亢進させ，二次的に胆嚢を収縮させてしまうので控える。しかし，安定した時期には，薄めの緑茶や少量の香辛料の使用はさしつかえない。

　⑤規則正しく食事をとる　食事の摂取によって胆汁が分泌されるが，その量・内容・食べ方によって胆嚢・胆管の収縮に違いがあるので，規則正しく食事を摂取することは，胆石の生成や再発を予防することにつながる。

　⑥アルコールの制限　アルコール摂取は，胆石発作のみならず，肥満の誘因でもあるので原則的に制限する。

5 膵臓病の栄養食事療法

膵臓病とは●　膵臓から分泌される膵液には，糖質・タンパク質・脂質を消化するための酵素が豊富に含まれている。この消化酵素は，膵管を経て十二指腸に分泌されてから活性化され，消化酵素としてはたらく。しかし，なんらかの原因により，膵臓内で活性化されてしまうと，膵臓自体を自己消化し，腹痛を伴う**急性膵炎**として発症する。急性膵炎の原因としては，胆石・アルコールの過飲・脂質異常症などがあげられる。

　また，**慢性膵炎**は，膵臓に慢性的な炎症がみられる病気で，原因は明らかでないが，飲酒と胆石とは関係が深いと考えられている。

■1 栄養食事療法の原則

　膵炎の食事療法の原則は，腹痛の予防・軽減のための脂質制限と禁酒である。脂質の制限は，非常に厳しい制限から軽度の制限まで病状により異なる。

■2 栄養食事療法の実際

　①**脂質の制限**　脂質は膵液の分泌に対する刺激が強く，分泌量を増加させるので，急性期から回復期・安定期を通して制限する。1日あたり，膵炎の急性期で1〜10 g，回復期で10〜20 g，安定期で20〜30 g以内に，慢性膵炎は1日あたり30 g以内に制限する。

　②**タンパク質**　タンパク質は膵液の分泌を促進させる作用があるので，膵炎の急性期には制限する。しかし，膵臓はタンパク質の一種であるインスリンの合成が盛んな臓器であるので，質のよいタンパク質を補給する必要もある。そのため，膵炎の急性期には，1日あたり10 g以下と厳しい制限を行うが，回復期では50 g程度の制限，安定期では70 g程度に増加させる。ただし，高タンパク質食にならないように注意が必要である。

　③**炭水化物中心の食事**　炭水化物は膵液の外分泌を直接刺激しないうえ，消化吸収も非常によいので，脂質・タンパク質を制限しているなかで，唯一のエネルギー源となる。しかし，1回に摂取する量が増加すると，膵液の分泌量を増加させることになるので注意が必要である。

　④**ビタミン・ミネラル**　ビタミン・ミネラルの不足は，膵炎の回復に支障

をきたすことがある。本来これらの栄養素は，食事から摂取することが基本である。だが，食事制限のなかでとくに脂溶性ビタミンの摂取には限界があるので，必要な場合にはサプリメントを利用する。

　⑤アルコールの制限　飲酒は膵炎の発症成因に大きく関与しているので，膵炎の時期にかかわらず禁酒とする。

　⑥味つけ　味つけの濃い料理は，胃液・膵液の分泌も促進させる作用があるので，塩味・甘味・酸味などすべての味を薄味にする。

　しかし，時期によっては食欲低下が著しい場合もある。このような場合に薄味にするといっそう食欲が低下し，栄養状態を悪化させてしまうこともあるので，調理方法なども工夫をすることが重要である。

　⑦刺激物の制限　カフェインを含む緑茶・コーヒー・炭酸飲料・香辛料は，胃液の分泌を刺激して消化能力を向上させたり，食欲を増進させるが，二次的に膵液の分泌を亢進させるので，濃度や一度にとる量・時間などを考慮する。

C 腎臓疾患の栄養食事療法

1 慢性腎臓病の栄養食事療法

慢性腎臓病とは　慢性腎臓病 chronic kidney disease（**CKD**）は，増加する末期腎不全の予備軍として慢性腎疾患が多数存在し，かつ心血管疾患 cardiovascular disease（CVD）の危険因子であることを背景にアメリカで提唱された概念である。

　CKD の定義は，以下①・②のいずれか片方，または，両方が3か月以上持続した場合とされている。

①尿異常，画像診断，血液，病理で腎障害の存在が明らか（とくにタンパク尿の存在が重要）

②糸球体濾過量（GFR[1]）が 60 mL/分/1.73m^2 未満

　発症の危険因子としては，高血圧症，糖尿病，タンパク尿，脂質異常症，肥満，喫煙，加齢，腎臓病の家族歴があげられている。

　世界的に末期腎不全による透析患者が増加して問題となっているが，わが国も同様に CKD からの透析導入患者が増加して医療経済上の大きな問題となっている。そのほか，CVD や入院および死亡率の危険性が高く，国民の健康をおびやかす状態となっている。

■1 栄養食事療法の原則

　CKD の治療の目的は，腎機能を保護して末期腎不全への進行を予防する

1）推定 GFR（eGFR）は次の式で算出される。また，ノモグラムや早見表が利用されている。
eGFR（mL/分/1.73m^2）= 0.741×175×年齢$^{-0.203}$×Cr$^{-1.154}$（女性は×0.742）

● 表6-3　慢性腎臓病（CKD）の重症度分類

原疾患	蛋白尿区分		A1	A2	A3
糖尿病	尿アルブミン定量(mg/日) 尿アルブミン/Cr比(mg/gCr)		正常	微量アルブミン尿	顕性アルブミン尿
			30未満	30〜299	300以上
高血圧・腎炎 多発性嚢胞腎 移植腎 不明・その他	尿蛋白定量(g/日) 尿蛋白/Cr比(g/gCr)		正常	軽度蛋白尿	高度蛋白尿
			0.15未満	0.15〜0.49	0.50以上
GFR区分 (mL/分/ 1.73 m²)	G1	正常または高値	90以上	緑	黄	オレンジ
	G2	正常または軽度低下	60〜89	緑	黄	オレンジ
	G3a	軽度〜中等度低下	45〜59	黄	オレンジ	赤
	G3b	中等度〜高度低下	30〜44	オレンジ	赤	赤
	G4	高度低下	15〜29	赤	赤	赤
	G5	末期腎不全	15未満	赤	赤	赤

重症度は原疾患・GFR区分・蛋白尿区分を合わせたステージにより評価する。CKDの重症度は死亡，末期腎不全，心血管死亡発症のリスクを緑のステージを基準に，黄，オレンジ，赤の順にステージが上昇するほどリスクは上昇する。

（KDIGO CKD guideline 2012を日本人用に改変）

（日本腎臓学会編：CKD診療ガイド2012. p.3, 東京医学社，2012による）

● 表6-4　CKDステージによる食事療法基準

ステージ(GFR)	エネルギー(kcal/kgBW/日)	タンパク質(g/kgBW/日)	食塩(g/日)	カリウム(mg/日)
1(GFR≧90)	25〜35	過剰な摂取をしない	3≦ ＜6	制限なし
2(GFR 60〜89)		過剰な摂取をしない		制限なし
3a(GFR 45〜59)		0.8〜1.0		制限なし
3b(GFR 30〜44)		0.6〜0.8		≦2,000
4(GFR 15〜29)		0.6〜0.8		≦1,500
5(GFR＜15)		0.6〜0.8		≦1,500
5D(透析療法中)	別表			

注)エネルギーや栄養素は，適正な量を設定するために，合併する疾患（糖尿病，肥満など）のガイドラインなどを参照して病態に応じて調整する。性別，年齢，身体活動度などにより異なる。
注)体重は基本的に標準体重（BMI＝22）を用いる。

（日本腎臓学会：慢性腎臓病に対する食事療法基準，2014年版. 日本腎臓学会誌56(5)：553-599，2014による）

ことである。CKDの重症度は，原疾患とGFR，尿タンパク質で分類される（●表6-3）。糖尿病G2A3，慢性腎炎G3bA1などのように表記される。

2 栄養食事療法の実際

①エネルギーの摂取　必要エネルギー量は，健常人と同程度でよい。年齢・性別・身体活動度を考慮して設定するが，およそ25〜35 kcal/kg/日とする（●表6-4）。糖尿病性腎症では，通常の糖尿病者と同様に軽労作で25〜30 kcal/kg/日とする。そのほか，肥満症例では20〜25 kcal/kg/日とし，筋

肉組織の異化をおこさせない減量をさせる。いずれも患者の体重変化を観察しながら，患者にとって適正なエネルギー量となっているかを経時的に評価して調整する。

②**タンパク質の制限**　ステージ G3a では健常者を対象とした「日本人の食事摂取基準」とほぼ同等の 0.8〜1.0 g/kg/日，ステージ G3b〜G5 では 0.6〜0.8 g/kg/日のタンパク質制限を行う（◎表6-4）。0.6 g/kg/日未満の厳しいタンパク質制限は，タンパク質の質や必要エネルギーの確保が不可欠なことから，専門医と管理栄養士による継続的な患者指導が実施できる施設以外での実施はすすめられないとされている。

③**脂質**　これまでエネルギーを確保するために積極的にとることが多かったが，動脈硬化性疾患予防のために，健常者と同様に脂質エネルギー比を 20〜25% とする。

④**食塩の制限**　CKD では食塩の過剰摂取によって高血圧をきたしやすい。また，細胞外液の増加から，浮腫・心不全・肺水腫などを併発する原因となる。食塩摂取量は，1日 6 g 未満が基本となるが，ステージ G1〜G2 において高血圧や浮腫などを伴わない場合には，制限を緩和することが可能である。逆に，ステージ G4〜G5 と障害が進んでいる場合には，食塩制限を強化しなければならない場合もある（◎表6-4）。

⑤**カリウム**　高カリウム血症は，不整脈による急死の原因となる可能性があるので，制限する場合が多い（◎表6-4）。摂取量を制限するには，生の果物や野菜，海藻などの摂取制限と，野菜・イモ類をゆでこぼすことである。野菜・イモ類などは大量の水でゆでることで，カリウムを 20〜30% 減少させることができる。なお，低タンパク質食事療法が実施されると，タンパク質食品に含まれていたカリウム摂取量が減少することから，カリウム摂取量も必然的に減少する。

⑥**水分**　排尿障害がない場合には，水分摂取は健常者と同様に摂取させる。また，機能が低下している場合の水分過剰摂取，および極端な制限は行うべきでないとされている。

⑦**カルシウム**　カルシウムを摂取することは重要であるが，乳製品や小魚などの通常の食品から摂取しようとすると，タンパク質やリンの摂取量を増加させてしまうので，必要な場合は薬剤で摂取することになる。

腎疾患用経腸●　腎疾患用に，高エネルギー，タンパク質調整，低カリウム・低リン・低水分とした製品がある（◎101 ページ）。
栄養食品

② 透析時の栄養食事療法

腎機能がおよそ 10% 以下になると**透析療法**が必要となる。透析は，腎機能のうち水・電解質の調節，タンパク質終末代謝産物の排出，薬物の排泄のみを代行し，血圧の調節，赤血球数の調節，ビタミンＤの活性化などは代

行できないので，透析導入後も栄養食事療法を行う必要が生じる。透析療法には，**血液透析** hemodialysis（HD）と**腹膜透析** peritoneal dialysis（PD）がある。

① 血液透析時の栄養食事療法

　血液透析は，通常週3回透析施設に通院し，1回4〜5時間かけて血液を体外に引き出し，透析器（ダイアライザー）を用いて老廃物を取り除いてから，体に血液を戻すことで，血液中の老廃物を減少させる方法である。血液透析は間欠的に行うが，老廃物の除去を休むことなく行う腎臓の役割をすべて代替できないことから，食事療法が必要となる。

■ 栄養食事療法の原則

　血液透析時の食事療法は，エネルギーと良質のタンパク質を必要量摂取しながら，カリウム・食塩の制限，および，水分管理を同時に行うことが必要となる（●表6-5）。

■ 栄養食事療法の実際

　①**エネルギー**　エネルギーが不足すると，タンパク質の異化が亢進し，体力の低下やカリウム値の上昇がおきやすくなる。必要エネルギー量は，基本的には健常人と同程度でよいが，年齢・性別・身体活動，および，肥満の有無を考慮して設定する。一般的には，30〜35 kcal/kg/日とすることが多い。

　②**タンパク質**　1回の透析で3〜7 gのアミノ酸とタンパク質が損失すると報告されている。そのため，健常人の適正量よりも少し多い，1.1 g/kg/日とすることが多い。

　③**カリウムの制限**　カリウム制限の目的は，高カリウム血症の防止であるので，基本的には透析導入前と同様に制限するが，カリウム値が高くない場合には，制限を緩和するなど個々の対応が必要である。

　④**食塩の制限**　食塩は，血圧や浮腫軽減を目的に，透析導入前と同様の制限が必要である。しかし，透析導入前よりもタンパク質摂取量が多くなるこ

● 表6-5　透析時の食事療法基準

ステージ5D	エネルギー（kcal/kgBW/日）	タンパク質（g/kgBW/日）	食塩（g/日）	水分	カリウム（mg/日）	リン（mg/日）
血液透析（週3回）	30〜35[注1, 2]	0.9〜1.2[注1]	<6[注3]	できるだけ少なく	≦2,000	≦タンパク質（g）×15
腹膜透析	30〜35[注1, 2, 4]	0.9〜1.2[注1]	PD除水量(L)×7.5＋尿量(L)×5	PD除水量＋尿量	制限なし[注5]	≦タンパク質（g）×15

注1）体重は基本的に標準体重（BMI＝22）を用いる。
注2）性別，年齢，合併症，身体活動度により異なる。
注3）尿量，身体活動度，体格，栄養状態，透析間体重増加を考慮して適宜調整する。
注4）腹膜吸収ブドウ糖からのエネルギー分を差し引く。
注5）高カリウム血症をみとめる場合には血液透析同様に制限する。

（日本腎臓学会：慢性腎臓病に対する食事療法基準，2014年版. 日本腎臓学会誌56(5)：564，2014による）

とから，味つけの濃さが同じであっても，摂取食塩量が多くなる可能性があるので注意が必要である。また，食塩摂取量の増加は，飲水量の増加にもつながりやすい。

　　⑤**水分**　透析終了時の体重から，次回透析開始時までの体重の増加は，水分の貯留である。この増加が，透析間隔が中1日で3%，中2日で5%程度以内にとどまる範囲で摂取する。

❷ 腹膜透析時の栄養食事療法

　　腹膜透析とは，腹腔内に透析液を入れて腹膜を介して老廃物を取り除く方法である。連続携行式腹膜透析 continuous ambulatory peritoneal dialysis（CAPD）と自動腹膜透析 automated peritoneal dialysis（APD）がある。CAPD は，約2Lの透析液を腹腔内に入れ，4〜8時間後に排液，続いて新しい透析液を入れる作業を1日3〜4回自分で行う方法である。APD は，専用装置を用いて，寝ている間に自動的に何回か透析液の出し入れを行う方法である。

■1 栄養食事療法の原則

　　腹膜透析時の食事療法は，血液透析時と同様にエネルギーと良質のタンパク質を必要量摂取する。エネルギーは，腹膜透析液中のグルコースが血中に移行するので，身体にとって必要なエネルギー量から，腹膜を介して摂取されるエネルギー量を差し引いた残りを経口から摂取する（◆表6-5）。その他，カリウムは老廃物と一緒に排出されてしまうので，制限の必要がない。また，つねに透析を行っているため，水分は制限を必要としないことが多い。

■2 栄養食事療法の実際

　　①**エネルギー**　必要エネルギー量は，血液透析と同様に基本的には健常人と同程度でよいが，透析液中のグルコースが腹膜を介して吸収されるため，経口から摂取するエネルギー量はこれを差し引いた量にする。30〜35 kcal/kg/日が適当と考えられるが，個別に適正エネルギー量を設定する。

　　②**タンパク質**　アミノ酸とタンパク質は，腹膜を介して1日あたり13〜15 g 排出されると報告されている。そのため，健常人の適正量よりも少し多く摂取することがすすめられていたが，高タンパク質食における栄養指標の改善報告がされていないこと，高リン血症のリスクが増加することから，0.9〜1.2 g/kg/日を目標とすることが推奨されている。

　　③**カリウム**　カリウムは，腹膜を介して透析液中に排出されてしまうので，基本的に制限を行わない。むしろ，低カリウム血症をきたす場合もあるので注意が必要である。保存期では，カリウム制限を行っている場合が多いので，制限しないように指導する。

　　④**食塩の制限**　食塩摂取量は，除水量(L)×7.5＋残存腎尿量(L)×5 g/日とされており，たとえば残存腎機能廃絶例では，1Lの腹膜透析除水では1日7.5 g 程度までの摂取が上限となる。食塩摂取量の指導は個々の尿量，除

水量を勘案して行うことが必要である。

⑤**水分**　血液透析ほどの厳格な水分制限は不要であるが，除水量＋尿量程度とする。

 # 栄養・代謝疾患の栄養食事療法

1 肥満症の栄養食事療法

肥満症とは●　**肥満症**とは，肥満に起因する，もしくは関連する健康障害を合併するか，臨床的にその合併症が予測される場合で，医学的に減量を必要とする病態をいう。肥満の診断は，BMI 25 以上のうち，①肥満症に関連し減量を要するもの，または，②減量により改善する健康障害を有するもの，または，③健康障害を伴いやすいハイリスク肥満のいずれかの条件を満たすものとされている（◎58 ページ，**表 5-5**）。

　　ハイリスク肥満とは，内臓脂肪型肥満である。判定方法は，腹部（臍部）CT を撮影し，腹腔内の内臓脂肪面積を求め，100 cm² 以上のものを内臓脂肪型肥満と判定する。また，上半身肥満は内臓脂肪型肥満である場合が多いため，簡単な方法としては，ウエスト（臍周囲）径を測定し，男性で 85 cm 以上，女性で 90 cm 以上のものを上半身肥満とし，内臓脂肪型肥満の疑いが強いものと判定する。

メタボリック●
シンドローム　　**メタボリックシンドローム**は，肥満・糖尿病・脂質異常症・高血圧の病態が合併した状態を心血管疾患を発症しやすい状態ととらえるもので，2005 年に日本内科学会など関係 8 学会が集まってわが国における診断基準が作成された（◎表 6-6）。

◎表 6-6　メタボリックシンドロームの診断基準

項目	診断基準	
内臓脂肪蓄積	ウエスト周囲径	男　85 cm 以上 女　90 cm 以上
＋	内臓脂肪蓄積のほかに血清脂質異常，血圧高値，高血糖のいずれか 2 項目以上が該当した場合	
血清脂質異常	中性脂肪	150 mg/dL 以上
	かつ／または	
	HDL コレステロール	40 mg/dL 未満
血圧高値	収縮期血圧	130 mmHg 以上
	かつ／または	
	拡張期血圧	85 mmHg 以上
高血糖	空腹時血糖	110 mg/dL 以上

　診断基準が作成された目的は，心血管疾患を発症しやすい複合病態であることを明確にすることによって，発症を未然に予防することと，健康診断などで多数の人を効率よく検査し，発症状態を早期に発見することで心血管死を未然に防ぐことである。そのために，特殊な検査器具を必要とせず，年齢別の基準を設けない診断基準が作成された。

　メタボリックシンドロームの栄養食事療法は，内臓脂肪蓄積の改善が中心となる。したがって，下記に示す肥満の栄養食事療法を基本に行う。そのほか，血清脂質異常と血圧高値を改善させるための栄養食事療法を含める必要がある。高血糖に対する栄養食事療法も重要であるが，これは肥満と血清脂質改善の栄養食事療法に含まれる。

■1 栄養食事療法の原則

　エネルギー制限が原則となる。①摂取エネルギーを 0 kcal にする絶食療法，②200〜600 kcal にする超低エネルギー食事療法 very low calory diet（VLCD），③600〜1,800 kcal 程度にする低エネルギー食事療法がある。超低エネルギー食事療法は，医師と管理栄養士の監視下で，必要な栄養素が摂取されているかを確認しながら実施される。

　超低エネルギー食事療法や低エネルギー食事療法では，ビタミンやミネラルは，食事摂取基準の推奨量または目安量を満たす必要がある。また，とくにタンパク質については，体タンパク組織の異化作用が亢進するのを防止するために推奨量を満たす必要がある。

■2 栄養食事療法の実際

　①患者に合わせた減量計画をたてる　肥満患者の問題点は個々に異なるので，その問題点を抽出（ちゅうしゅつ）して改善するための計画を作成する。減量は動機づけが重要であるので，目標体重を設定し，それを達成できた場合に称讃（しょうさん）するなど，患者があきずに継続できることが重要である。一般的には，1か月に1〜2 kg 程度の減量を目標にする。

　患者は自分の体重を認識することを避けている場合も多いので，毎朝体重を測定して自分の体重を認識させることが重要である。また，体重を折れ線グラフに記録することで，体重の減少や停滞・リバウンドの兆候を視覚的に認識しやすくすることも重要である。

　②食べ方の改善　肥満患者は，早食いであることが多い。早食いは，満腹を感じる前に多くの食事を摂取してしまうので，過剰摂取につながりやすい。ゆっくり時間をかけて食べるようにすると，食事量が少なくても満足感が得られ，減食しやすくなる。

　しかし，早食いは長年の習慣で簡単に修正できないことが多い。ゆっくり食べるためには，(1)食事前に水やお茶を飲む，(2)野菜料理から食べる，(3)魚や肉は骨付きにする，(4)料理をかためにする，(5)料理を口に運ぶたびに箸を置く，などの方法を行うとよい。

③**不必要に食べない環境をつくる**　だれでも食べ物が目に入るとつい食べてしまうことが多くなる。余計な食べ物は，戸棚や冷蔵庫に保管し，患者の目に入らないようにする。また，空腹時に買い物に行くと，衝動的に予定以外のものを買いやすくなるので，買うものを決めてから買い物に行くようにする。空腹時に買い物に行かないことなども重要である。

そのほか，肥満患者は家族が少量残したものを食べてしまうことが多いので，患者が残っていると認識する前に片づけてしまうとよい。患者が主婦の場合には，残った食べ物を自分の口の中に片づけていないかを，つねに意識させるようにする。

④**食行動を改善させる**　肥満者の食生活は，欠食や間食，夜食の摂取，夕食時刻が深夜であるなどということが多い。これらは，最近の社会環境上，自分ひとりで改善できないことも多い。

しかし，やる気になれば改善できることがあるにもかかわらず，なんらかの理由をつけて放置していることが多い。減量するためには，できることから一歩でも，先に進めるという意識をもたせることが重要である。また，減食目的と睡眠時間の確保のために朝食を抜いている患者も多くみられるが，抜いているという意識から，ほかの食事を過食する場合も多く，減量できない場合が多い。食事を抜くことは，減量につながらないことが多いことを認識させる。

そのほか，仕事で帰宅が深夜になる場合などに，帰宅後に夕食をとる場合があるが，このような場合には，早めの時刻に夕食を外食でとり，帰宅後にはなにも食べずに寝るほうが肥満改善に効果的な場合も多い。

⑤**栄養バランスを保つ**　減量時も栄養バランスを保つことは重要である。最近は，菓子類にいたるまで栄養量の表示がされているものが多いので，そのエネルギー値のみに着目してほかの栄養素を無視してしまうことが多い。栄養バランスを保つためには，●図6-2を参考に，必要な料理を組み合わせるとよい。

⑥**減量用特殊食品の利用**　「体脂肪を減らすのをたすける」などの表示が認可されている特定保健用食品が市販されている。関与成分は，中鎖脂肪，コーヒー豆マンノオリゴ糖，ウーロン茶重合ポリフェノール，ケルセチン配糖体などである。これらを含む特定保健用食品の活用は，日常の食事内容に十分注意をはらうことを前提とする必要がある。

2 糖尿病の栄養食事療法

糖尿病とは●　**糖尿病**とは，膵臓のランゲルハンス島（膵島）から分泌される**インスリン**の作用が相対的または絶対的に不足することからおこる代謝異常である。糖尿病には，急速にインスリン分泌が枯渇する**1型糖尿病**と，食生活などが発症要因となる**2型糖尿病**がある。

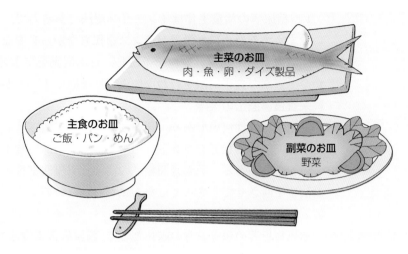

⇨ **図 6-2　栄養バランスを保つ食事**

1 型糖尿病●　1 型糖尿病では，なんらかの原因により膵臓のランゲルハンス島が急速に死滅し，明らかに血糖が上昇する。一般的に，小児期や青年期に発症することが多いが，中年以降になって発症することもある。発症時からインスリンが必須で，強化インスリン療法が行われる。

　また最近は，発症当初は 2 型糖尿病の像を呈しながら，抗グルタミン酸脱炭酸酵素(GAD)抗体などが陽性を示し，数年かけて 1 型糖尿病へいたる緩徐進行型 1 型糖尿病 slowly progressive insulin-dependent diabetes mellitus(SPIDDM)の存在が明らかにされている。

2 型糖尿病●　2 型糖尿病は，糖尿病になりやすい体質に，肥満，甘い物の過剰摂取，アルコールの過剰摂取，ストレスなど食生活習慣の乱れが誘因となり，徐々に血糖値が上がってくることが多い。中高年に発症することが多いが，肥満が顕著な場合には，小児期や青年期で発症することもめずらしくなくなっている。発症まもないうちは食事療法だけで改善するが，発症から経過が長くなると，内服薬を併用しないとコントロールできない場合も多く，さらにインスリン療法を行わないとコントロールできない場合もある。

　糖尿病の治療目的は，眼の障害(眼底出血)，腎臓障害(腎不全)，神経障害などの合併症の予防と進展の防止が重要となる。そして，これらを予防するための治療方法は，①食事療法，②運動療法，③薬物療法となる。

■栄養食事療法の原則

　2 型糖尿病の食事療法の原則は，①腹八分目(指示エネルギーをまもる)，②栄養素のバランスを保つ，③規則正しく食べる，である。そのほか，砂糖などの二糖類，単糖類を多く含む食品をなるべく避け，アルコールは原則的に禁止する。その他の食品で，食べてはいけない食品はないが，エネルギーの高い食品は量を少なくするなどの調整が必要である。

　１型糖尿病の治療主体はインスリン療法であるので，インスリン療法を行いやすくするために，栄養バランスを保ちながら必要なエネルギー量を確保し，高血糖や重篤な低血糖を予防し，日内変動をできるかぎり少なくする。かつ，過度な食事制限を行わないように配慮することが基本となる。

② 栄養食事療法の実際

　糖尿病は慢性疾患であり，現在の医学では完治させることができない。したがって，その状態をコントロールする手段である食事療法は，生涯継続していく必要がある。数か月間精度の高い食事療法を行っても，その後に食事療法を中断させてしまってはなんにもならないので，多少あらくても長期間継続できる方法を指導する。

糖尿病食事療法●
のための食品交
換表
　糖尿病患者の栄養教育の媒体として「**糖尿病食事療法のための食品交換表**」が広く用いられている。すべての食品を１単位 80 kcal の重量で表現し，食品ごとにその量を覚えてもらい，１日に必要な単位分を食品がかたよらないように選択するように指導する。１日の配分例として，1,200・1,440・1,600・1,840 kcal 食について，炭水化物エネルギー比が，60・55・50％となる３パターンが記載されている。エネルギー量と炭水化物エネルギー比が指示されたら，配分例を参考に患者に適した単位配分を設定し，その食品量を決められるように指導する。

カーボカウント法●　**カーボカウント法**とは，炭水化物が，食後に最も早く血糖値を上昇させる栄養素であることに着目し，摂取する炭水化物量を計算することで食後血糖値の上昇をコントロールしようという方法である。なお，この方法は炭水化物を制限する方法ではなく，食事摂取基準に従い，必要量を摂取することが実施にあたっての必須条件となる。１型糖尿病患者やインスリン投与量の多い２型糖尿病患者の食事療法として用いられることが多くなってきた。

グリセミック●
インデックス
　グリセミックインデックス glycemic index（GI）は，グルコースを 50 g 摂取して２時間後までの血糖上昇下面積を 100 とした場合に，食品中の炭水化物が 50 g となる量を摂取した場合の値を数値化したものである。糖尿病食事

Ⓒolumn

糖尿病食事療法と経口血糖降下薬

　経口血糖降下薬にはいろいろな種類があるが，種類により食事摂取とのタイミングなどについても十分な考慮が必要である。速効型インスリン分泌促進薬は，食直前に服用する必要があるが，作用時間が短いため，次の食事前に低血糖をおこす可能性は低い。αグルコシダーゼ阻害薬は，食直前服用が必要で，食後に服用してもその効果は発現しないが，単独投与では低血糖をきたす可能性はきわめて低い。DPP-4 阻害薬は，食事摂取の影響を受けないため，食前・食後投与のいずれも可能であり，単独投与であれば低血糖をきたす可能性は少ない（● 281 ページ，表 11-1）。

療法でGIを利用するには，栄養バランスを保ち(とくに，炭水化物は必要量を摂取する)ながら，同様の栄養素を供給する食品のなかで，GI値の低い食品を選択するとよい。わが国では，低GIダイエットとして，単にGI値の低い食品をとればよいという誤った方法が普及してしまった感がある。

①**指示エネルギーの決め方**　肥満者は，体脂肪の蓄積からインスリンの利用効率が低下し，多量のインスリンを必要とする。しかし，その必要量まで分泌できなくなった場合に糖尿病が発症する。このように肥満を伴う糖尿病患者は，体脂肪を減少させることでインスリンの利用効率が向上することから，必要とするインスリン量が減少し，血糖コントロールを良好に維持できるようになる。そのため，肥満を伴う糖尿病患者には，減量を目的に低エネルギー食を摂取してもらう。逆に，肥満のない糖尿病患者は，その体重を日常生活で維持できる食事量を摂取する。

指示エネルギーは，軽労作(デスクワークがおもな人，主婦など)で25〜30 kcal/kg(標準体重)/日，ふつうの労作(立ち仕事が多い職業)で30〜35 kcal/kg(標準体重)/日，重い労作(力仕事の多い職業)で35〜kcal/kg(標準体重)/日を目安に設定する。

②**タンパク質食品のとり方**　タンパク質食品は糖質食品に比べて食後の血糖上昇は少なく，主菜料理の素材となり，いわゆるおいしい料理のため，一般的には過剰に摂取していることが多い。しかし，GFRの低下，微量アルブミン尿，または尿タンパク質がみられる場合は，「CKD診療ガイド2012」に従い，ステージG3では0.8〜1.0 g/kg(標準体重)/日，ステージG4〜5では0.6〜0.8 g/kg(標準体重)/日に制限する(○74ページ，**表6-4**)。

③**アルコールの禁止**　アルコールの摂取は原則的に禁止する。糖尿病患者のなかにも長期間の飲酒歴をもつ者が多い。しかも，それらの患者のなかに，蒸留酒(焼酎・ウイスキー)は炭水化物が含まれていないので制限する必要がないと信じている者も多い。たしかに醸造酒(日本酒・ビール・ワイン)は少量の炭水化物が含まれており，血糖を上昇させるのに対して，蒸留酒は直接的な血糖上昇作用がなく，一見問題がないように思われる。しかし，飲酒と同時につまみ類を摂取することによるエネルギーの過剰摂取や，酔うことによる食事療法に対する意識の低下，肝臓での代謝異常の助長，インスリンの抵抗性が増強されることによる血糖の上昇などの問題が生じる。

④**栄養バランスの保ち方**　炭水化物・タンパク質・脂質・ビタミン・ミネラルを過不足なく摂取する。○**図6-2**(○81ページ)を参考に料理をそろえると，栄養バランスを保ちやすい。

⑤**食べ方の改善**　以下の点に気をつけることが効果的である。

(1) 欠食をしない：食事は1日3回とする。

(2) 規則正しく：実生活において可能な範囲で，食事の時刻を一定にする。また，食事の間隔が異常に長すぎたり，短すぎたりしないようにする。

表6-7　材料の選び方

- **新鮮な材料を選ぶ**
  鮮度がわるいと味つけが濃くなる
- **脂の少ない材料を選ぶ**
  挽肉（ひきにく）は赤身びきにすると摂取量を多くできる
- **かさを大きくする**
  魚は切り身より尾頭付きのものにすると見た目が大きくなる
- **インスタント食品を控える**
  一般的にエネルギーが高い場合が多い

表6-8　調理時の注意点

- **食材を計量する（とくに肉・魚・主食）**
  実際にはかりにのせることも必要であるが，パッケージなどに記載されている重量表示を参考にすることも重要である
- **砂糖，みりんの使用量を少なくする**
  みりんも砂糖と同様か，使用しても最小限にとどめる
- **家族の料理と一緒に調理する**
  料理は，少量つくるよりもまとめてつくったほうがおいしくできる
- **だし汁・香辛料の利用**
  薄味でもおいしく食べることができる
- **油の使用量を少なくする**
  炒めものは，下ゆでするか電子レンジで下ごしらえしてから炒めると油の使用量を少なくできる

とくにインスリン療法を含む薬物療法を行っている場合は，食事量が正しくても，食事時刻が不規則であると，高血糖や低血糖をまねきやすい。

（3）**よくかむ**：よくかむことで食事時間が長くなり，満腹感を得やすくなるので，食事量が少ないと感じず，がまんせずに食事量に慣れることができる。

⑥**材料の選び方と調理時の注意点**　満足感を得やすい材料の選び方，調理時の注意点を● 表6-7，表6-8 に示した。

⑦**外食・中食時の注意点**　外食・中食（家庭外で調理された食品を家庭内でとる食事形態）時には，なるべく定食形式のものを選ぶ。メニューなどに表示されているエネルギーを参考に，過剰にエネルギーを摂取しないように残す分量を決める。また，単品料理を食べたい場合には，不足する食材の料理を組み合わせて栄養バランスを保ち，定食形式と同様にして残す分量を決める。最も重要なことは，指示エネルギーをまもるために残すことである。なお，メニューなどにエネルギー表示がない場合には，市販のカロリーブックなどを参考にする。

⑧**特殊食品の利用**　難消化性デキストリンや豆鼓（とうち）エキス，小麦アルブミンなど，食後の過血糖を抑制することを目的に開発された特定保健用食品を利用することもできる。

⑨**糖尿病患者用の経腸栄養食品**　糖尿病で脳梗塞などを併発し，通常の食品を摂取することができなくなり，経管栄養法を使用する場合がある。

③ 脂質異常症の栄養食事療法

脂質異常症とは●　脂質異常症とは，高 LDL コレステロール（LDL-C）血症，低 HDL コレステロール（HDL-C）血症，高トリグリセリド（TG）血症の状態をいう。脂質異常症は，自覚症状がないまま動脈硬化を進展させて，冠動脈疾患や脳血管障害のリスクを高める。高血圧・糖尿病と合併している場合，および喫煙が加わるとリスクが非常に高くなる。この疾患は，脂肪摂取量の増加や野菜の不

⟳ 表6-9　リスク区分別脂質管理目標値

治療方針の原則	管理区分	脂質管理目標値（mg/dL）			
		LDL-C	Non HDL-C	TG	HDL-C
一次予防 まず生活習慣の改善を行った後薬物療法の適用を考慮する	低リスク	<160	<190	<150（空腹時）*** <175（随時）	≧40
	中リスク	<140	<170		
	高リスク	<120 <100*	<150 <130*		
二次予防 生活習慣の是正とともに薬物療法を考慮する	冠動脈疾患の既往またはアテローム血栓性脳梗塞（明らかなアテローム****を伴うその他の脳梗塞を含む）の既往	<100 <70**	<130 <100**		

- ・*糖尿病において，PAD，細小血管症（網膜症，腎症，神経障害）合併時，または喫煙ありの場合に考慮する。（出典第3章5.2参照）
- ・**「急性冠症候群」，「家族性高コレステロール血症」，「糖尿病」，「冠動脈疾患とアテローム血栓性脳梗塞（明らかなアテロームを伴うその他の脳梗塞を含む）」の4病態のいずれかを合併する場合に考慮する。
- ・一次予防における管理目標達成の手段は非薬物療法か基本であるが，いずれの管理区分においてもLDL-Cが180 mg/dL以上の場合は薬物治療を考慮する。家族性高コレステロール血症の可能性も念頭に置いておく。（出典第4章参照）
- ・まずLDL-Cの管理目標値を達成し，次にnon-HDL-Cの達成を目指す。LDL-Cの管理目標を達成してもnon-HDL-Cが高い場合は高TG血症を伴うことが多く，その管理が重要となる。低HDL-Cについては基本的には生活習慣の改善で対処すべきである。
- ・これらの値はあくまでも到達努力目標であり，一次予防（低・中リスク）においてはLDL-C低下率20〜30%も目標値としてなり得る。
- ・***10時間以上の絶食を「空腹時」とする。ただし水やお茶などカロリーのない水分の摂取は可とする。それ以外の条件を「随時」とする。
- ・****頭蓋内外動脈の50%以上の狭窄，または弓部大動脈粥腫（最大肥厚4mm以上）
- ・高齢者については出典第7章を参照。

（日本動脈硬化学会編：動脈硬化性疾患予防ガイドライン2022年版．p.71，2022による）

足，夕食の時刻が遅いなど，生活習慣の悪化に基づく場合が多く，食生活を改善することが治療の基本となる（⟳表6-9）。軽度異常の場合には，食生活の改善で十分な効果が得られる。

◼1 栄養食事療法の原則

食事療法の原則は，摂取エネルギーの適正化，炭水化物・タンパク質・脂質のエネルギーバランスの適正化，および，コレステロールの制限，食物繊維の摂取の推奨が基本となる。

高LDLコレステロール血症の場合，脂質の制限，さらなるコレステロールの制限，および脂肪酸組成を調整する。

高トリグリセリド血症の場合，禁酒，炭水化物（とくに単糖類）を制限する。

◼2 栄養食事療法の実際

食生活の改善項目として，「動脈硬化性疾患予防ガイドライン」に記載されている食事の改善を⟳表6-10に示す。

①エネルギーの適正化　エネルギー摂取量は，身体活動量を考慮して標準体重を維持できる量にする。

②脂肪の摂取　脂肪エネルギー比率を20〜25%，飽和脂肪酸を7%未満，コレステロール摂取量を200 mg/日未満とし，n-3系多価不飽和脂肪酸の摂

⊃ 表6-10 動脈化疾患予防のための食事療法

1. 過食に注意し，適正な体重を維持する
   ・総エネルギー摂取量(kcal/日)は，一般に目標とする体重(kg)*×身体活動量(軽い労作で25〜30，普通の労作で30〜35，重い労作で35〜)を目指す
2. 肉の脂身，動物脂，加工肉，鶏卵の大量摂取を控える
3. 魚の摂取を増やし，低脂肪乳製品を摂取する
   ・脂肪エネルギー比率を20〜25%，飽和脂肪酸エネルギー比率を7%未満，コレステロール摂取量を200 mg/日未満に抑える
   ・*n*-3系多価不飽和脂肪酸の摂取を増やす
   ・トランス脂肪酸の摂取を控える
4. 未精製穀類，緑黄色野菜を含めた野菜，海藻，大豆および大豆製品，ナッツ類の摂取量を増やす
   ・炭水化物エネルギー比率を50〜60%とし，食物繊維は25 g/日以上の摂取を目標とする
5. 糖質含有量の少ない果物を適度に摂取し，果糖を含む加工食品の大量摂取を控える
6. アルコールの過剰摂取を控え，25 g/日以下に抑える
7. 食塩の摂取は6 g/日未満を目標にする

*18歳から49歳：[身長(m)]^2×18.5〜24.9 kg/m^2，50から64歳：[身長(m)]^2×20.0〜24.9 kg/m^2，65歳から74歳：[身長(m)]^2×21.5〜24.9 kg/m^2，75歳以上：[身長(m)]^2×21.5〜24.9 kg/m^{2}とする

（日本動脈硬化学会編：動脈硬化性疾患予防ガイドライン2022年版. p.101，2022による）

取量を増やす。そのため，脂身（あぶらみ）の少ない肉類を選び，肉類，乳製品，卵類の過剰摂取を避け，魚類（とくに青身魚）を積極的に摂取するようにする。

③**炭水化物の摂取**　炭水化物のエネルギー比率を50〜60%とする。

④**食物繊維**　食物繊維の増加は腸管での脂肪吸収の抑制と炭水化物吸収の遅延をもたらし，TGの低下やHDL-C上昇を示すことが報告されている。とくに水溶性食物繊維の摂取はLDL-C低下作用がある。食物繊維を充足するためには，未精製穀類（玄米，大麦など），大豆（とうふ，納豆など），野菜類，海藻類，果物類，イモ類などを十分に摂取する。

高尿酸血症の栄養食事療法

高尿酸血症とは●　**高尿酸血症**は，尿酸の産生過剰または排泄低下，および，その両方によって発症する。高尿酸血症によって急性関節炎や腎結石，腎機能障害が発症すると**痛風**という。尿酸の産生過剰は，前駆物質である**プリン体**の過生産と過剰摂取による。尿酸の排泄低下は，腎臓からの尿酸排泄がとくに低下することが原因であるが，一般的には腎機能障害を伴わない。

■栄養食事療法の原則

高尿酸血症患者の多くは，尿酸を腎臓から排出する機能が低下しているに

Column

non HDL-C

non HDL-Cとは，総コレステロール(TC)からHDL-Cを差し引いたものである。non HDL-Cは，冠動脈疾患の発症・死亡を予測できる有用な指標とされている。

もかかわらず，食事からプリン体を多く摂取しているために，血中の尿酸濃度が上昇している。そのため，尿酸の前駆物質であるプリン体を多く含む食品の摂取量を少なくすることが重要となる。

２ 栄養食事療法の実際

①**エネルギーの制限**　高尿酸血症患者は肥満を伴っている場合が多く，この場合は標準体重を目標に，25～30 kcal/kg（標準体重）/日程度に制限をする。ただし高度な肥満の場合でも，急激な減量は，尿酸の排泄を阻害して血中の尿酸濃度を上昇させ，発作の誘因にもなりうるので，1 か月に 1～3 kg 程度の減量となるようにする。肥満がない場合には，標準体重 1 kg あたり 30 kcal/kg（標準体重）/日程度にして肥満防止に努める。

②**タンパク質の摂取**　タンパク質の摂取は，食事摂取基準に準じる。プリン体を多く含む食品の大部分は，タンパク質を多く含む食品であるため，過剰にとりすぎないようにする。

③**脂質の摂取**　脂質の摂取は，食事摂取基準に準じる。

④**炭水化物の摂取**　炭水化物の摂取量は，食事摂取基準の目標量程度とする。また，少糖類よりもデンプンなどの多糖類を中心に摂取する。とくに，フルクトース（果物に多く含まれる）の過剰摂取は，尿酸の生成を促進させるので，控えめにする。

⑤**プリン体の制限**　食事から摂取するプリン体よりも，体内で合成されるプリン体のほうが多いので，厳重な制限は必要ないが，プリン体をとくに多く含む食品を理解し，避けることが望ましい。

⑥**水分の摂取**　尿量が増加すると尿酸排泄量も増加するので，尿量を多くすることは血中尿酸濃度を低下させる有効な方法である。尿量は 1 日 1,000～1,500 mL といわれているが，1 日 2,000 mL 以上となるように水分補給を行うことが望まれる。

⑦**アルコールの摂取**　アルコール重量で 100 g 以下の摂取量では，尿酸値に影響しないという報告があるが，日本酒 1 合・ビール大びん 1 本・ウイスキーシングル 2 杯程度のいずれかまでにする。

E その他の栄養食事療法

１ がんの栄養食事療法

１ 栄養食事療法の原則

がんの栄養食事療法では，がんによる 消耗（しょうこう）のほか，抵抗力の低下も加わることから，積極的な栄養補給を行う必要がある。がん治療として行われる化学放射線療法の副作用として低栄養に陥ることが多く，治療の継続が困難となる場合もある。また，切除術前の栄養状態が予後に影響を及ぼすことが

知られており，栄養状態を維持・改善することがきわめて重要となる。

　そのほか，消化器系のがんでは，消化液の分泌不全による消化能力の低下や，消化管狭窄による通過障害に伴う摂取栄養量の低下などが生じ，必要栄養量を吸収できないことによる低栄養状態に陥る場合が多いことから，これらの影響を最小限にとどめる栄養食事療法が重要となる。

② 栄養食事療法の実際

　①食欲低下への対応　化学療法・放射線療法の副作用として，吐きけ・嘔吐，口内炎などの症状による食欲の低下がおきている場合には，個々の症状や嗜好を考慮し，少しでも摂取しやすい食事を提供する。

　②味覚障害・嗅覚障害への対応　味覚障害が生じた場合は，その状況に合わせて味つけ濃度の調整を行う。嗅覚障害が生じた場合は，料理を低温で提供し，においの拡散を減らすなどの工夫を行う。

　③消化・吸収能力への対応　消化・吸収能力が低下している場合は，料理をやわらかくしたり，きざみ食やミキサー食にする場合もある。ゼリー，プリン，アイスクリームなどは，摂取しやすい場合が多い。栄養量が不足する場合には，高タンパク質ゼリーや濃厚流動食(経口摂取用の経腸栄養剤)の提供や，経管栄養による不足分の補給を検討する。

　④持ち込み食の活用　そのほか，食べ物の持ち込みが許可される場合も多いので，持ち込み食品とその摂取量の把握，定期的な体重測定により，摂取栄養量の適否を評価できるように努める。

② 食物アレルギーの栄養食事療法

① 栄養食事療法の原則

　食物アレルギーとは，抗原特異的な機序を介して，食物によって生体に不利益な症状が引きおこされる現象をいう。食物アレルギーを引きおこすアレルゲンの多くはタンパク質であるが，加熱や酸・酵素により変性させることで，アレルギー症状が出にくい状態にすることができる(低アレルゲン化)。

② 栄養食事療法の実際

　①アレルゲンの除去　食物アレルギーの原因食物としては，鶏卵・牛乳・小麦が全体の約2/3を占めている(◎図6-3)。栄養食事療法では，症状が誘発される食物だけを除去することが基本となる。心配や誤認から除去する食物が多くなると，摂取栄養量の不足が生じるので，不必要な食物除去を行っていないかなど，摂取状況を確認する。

　②加工食品の注意点　加工食品を利用する場合は，原材料表示を確認する必要がある。加工食品は，特定原材料7品目が含まれている場合に表示が義務づけられており，それに準じる21品目についても表示が推奨されている(◎表6-11)。ただし，外食や弁当，惣菜などは，一部表示されている場合もあるが任意表示であり，表示義務がないことに注意する。

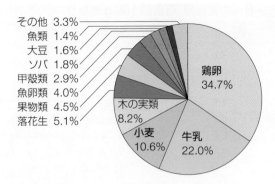

その他 3.3%
魚類 1.4%
大豆 1.6%
ソバ 1.8%
甲殻類 2.9%
魚卵類 4.0%
果物類 4.5%
落花生 5.1%
木の実類 8.2%
小麦 10.6%
牛乳 22.0%
鶏卵 34.7%

（消費者庁：平成30年度 食物アレルギーに関連する食品表示に関する調査研究事業報告書. 2019による）

◆ 図 6-3　食物アレルギーの原因食物

◆ 表 6-11　特定原材料とそれに準じるもの

特定原材料	エビ，カニ，小麦，ソバ，卵，乳，落花生（ピーナッツ）
特定原材料に準ずるもの	アーモンド，アワビ，イカ，イクラ，オレンジ，カシューナッツ，キウイフルーツ，牛肉，クルミ，ゴマ，サケ，サバ，大豆，鶏肉，バナナ，豚肉，マツタケ，モモ，ヤマイモ，リンゴ，ゼラチン

（消費者庁「食品表示基準について 別添 アレルゲンを含む食品に関する表示」による）

３ 貧血の栄養食事療法

貧血とは●　貧血とは，ヘモグロビンの血中濃度が低下した状態のことである。貧血は，鉄の不足による鉄欠乏性貧血，ビタミン B_{12} または葉酸欠乏による巨赤芽球性貧血，腎不全に起因する腎性貧血，骨髄における造血不全に伴う再生不良性貧血，赤血球の寿命が著しく低下する溶血性貧血がある。

１ 栄養食事療法の原則

ここでは鉄欠乏性貧血患者の栄養食事療法の原則について述べる。

食物からの鉄摂取量が不足したり，消化管での鉄吸収が阻害されたりすると，ヘモグロビンを合成する機能が低下し，**鉄欠乏性貧血**がおこる。そのほかの要因としては，発育期・思春期の成長が著しい時期や妊娠による鉄需要の増加，胃切除による鉄吸収率の低下，消化管からの出血，子宮筋腫などの腫瘍，運動による溶血の亢進などがある。

治療法は，鉄欠乏の原因を特定してその治療を行うことである。同時に，食事療法として，吸収率が高い**ヘム鉄**を多く含む獣肉・鶏肉・魚肉・内臓類など動物性食品を積極的にとる。だが，食事療法のみで必要な鉄量を補充することは困難であるので，食事療法はあくまで補助療法として行い，鉄剤を投与する薬物療法（◆ 243 ページ）が必要である。

⬤ 表6-12　鉄とビタミンB₁₂の含有量（可食部100gあたり）

食品名	鉄(mg)	B₁₂(μg)	食品名	鉄(mg)	B₁₂(μg)
アサリ つくだ煮	19.0	15.0	アサリ 生	3.8	52.0
豚 肝臓 生	13.0	25.0	コマツナ 葉 生	2.8	(0)
きな粉 黄ダイズ 全粒ダイズ	8.0	(0)	カツオ類 缶詰 味つけ フレーク	2.6	8.3
凍りどうふ 乾	7.5	0.1	牛[輸入牛肉] 肩 赤肉 生	2.4	2.4
ほしヒジキ ステンレス釜 乾	6.2	0	カキ 養殖 生	2.1	23.0
カツオ類 角煮	6.0	4.0	ホウレンソウ 葉 通年平均 生	2.0	(0)
牛 腎臓 生	4.5	22.0	カツオ 春獲り 生	1.9	8.4
牛 肝臓 生	4.0	53.0	豚[中型種肉] 肩 赤肉 生	1.2	0.3

（文部科学省：日本食品標準成分表, 2020年版〔八訂〕. 2020による）

❷ 栄養食事療法の実際

①吸収効率をよくする　以下の点に気をつけるとよい。

(1) ホウレンソウなどに含まれる非ヘム鉄の吸収率は，ビタミンCと一緒にとることで向上する。そのため，新鮮な野菜や果物と一緒に摂取するようにする。なお，鉄剤も非ヘム鉄であるので，ビタミンCと一緒に摂取することで吸収効率が向上する。

(2) 適度の酸味や香辛料は，鉄の吸収を促進する胃液の分泌を亢進するので，料理の味つけに利用するとよい。

②レバー料理の工夫　レバー（肝臓）は，独特のくさみがあり食べられない患者も多い。しかし，ヘモグロビン合成に必要な鉄と，赤血球の合成に重要なビタミンB₁₂の含有量が多い食品である（⬤表6-12）。そのため，(1)下処理を十分に行う，(2)香味野菜や香辛料をきかせる，などの食べやすくする工夫が重要である。

③特殊食品の利用　ヘム鉄を含有した特定保健用食品（⬤59ページ）や，特定保健用食品の指定を受けていないものの，ヘム鉄を含有した，ふりかけ，あめ，グミ，ココア飲料，クッキーなどが市販されている。必要に応じて利用するとよい。

④ 神経性食欲不振症・神経性過食症の栄養食事療法

神経性食欲不振症・神経性過食症は，思春期から青年期の女性によくみられる。器質的には原因となる特定の疾患がないにもかかわらず，強いやせ願望や肥満への恐怖から**拒食**や**過食**といった食行動の異常がみられ，極端なやせや無月経，ボディイメージの障害などをあらわす。低栄養状態によって低血圧や低体温，徐脈，貧血，低カリウム血症，低リン血症，浮腫，肝機能障害などの身体的な症状をあらわすが，病識に乏しく治療に抵抗を示す。

❶ 栄養食事療法の原則

食事を受け入れてもらうためには信頼関係が重要だが，極端にやせて，生命の危険が差し迫っていると考えられる場合には，身体的管理を優先すべき

である。経口からの食事の摂取が困難な場合には，本人の合意を得たうえで強制栄養（経管栄養法，静脈栄養法）を行う。食事は，一般的には800〜1,000 kcal ぐらいの少量から開始して，しだいに増量していく。食事の開始にあたっては，本人の考えも尊重し，合意を得たうえで行うようにする。目標の体重に達したら，自由摂取に切りかえていく。

2 栄養食事療法の実際

①信頼関係の構築　患者の考えの聞き役となり，人間関係・信頼関係の構築をはかる。異常な食行動についても患者の考えをよく聞き，全面的に否定しないようにする。患者の不安に共感を示しながら，食事や栄養に関する正しい知識を教育することによって不安を取り除き，患者のもっているゆがんだ認知・行動の修正をはかっていくようにする。「がんばって」という言葉は禁句である。設定した目標が達成できたときには，患者をほめることによって自信をもたせるようにする。

②低エネルギーから始める　最初は，体重を維持できる最小量から開始し，全量を摂取できるようになれば，患者の合意のうえで摂取エネルギーを増加させていく。

③分量を少なく感じさせる　見た目で圧迫感を与えないように，小型の食器やアルミカップなどを使い，少量に見えるように盛りつけを工夫する。

④1日3食規則正しく摂取させる　食生活の是正が重要なので，食事時刻も規則的にし，1日3食を欠食させないことが重要である。

5 脳血管障害の栄養食事療法

脳血管障害とは●　脳血管障害は一般的に脳卒中とよばれており，脳出血，クモ膜下出血，脳梗塞（脳血栓症・脳塞栓症），一過性脳虚血発作，高血圧性脳症などがある。これらの疾患の危険因子としては，高血圧・脂質異常症・糖尿病などがあげられており，食生活の改善で危険因子を減少させることができる。

1 栄養食事療法の原則

急性期には救命と症状の悪化を最小限にとどめることが重要となるが，安定期に入ると再発予防に重点がおかれ，食事療法も重要となる。食事療法は，高血圧に対する減塩食と，動脈硬化を予防するための脂肪制限が基本となり，糖尿病を合併している場合には，少糖類の制限も必要となる。

2 栄養食事療法の実際

①食塩制限　脳血管障害は，高血圧が主因であることが多いが，血圧は減塩によって低下する。高血圧に対する食事療法の食塩制限は6g未満とされる（◎63ページ）。現実的には，在宅でつねに6g未満を達成させることは困難をきわめるが，塩分含有量の多い漬物類・汁物・塩蔵品（塩サケ・干物・塩辛など），加工食品（かまぼこ・はんぺん・ハム・ソーセージ），めん類（◎表6-13）などの摂取頻度を制限したり，塩分を多く使用しやすい煮物料理の

○ 表6-13　食塩の多い食品（可食部100gあたり）

食品名	食塩相当量(g)	食品名	食塩相当量(g)
固形ブイヨン	43.2	プロセスチーズ	2.8
イカ類 塩辛	6.9	蒸しかまぼこ	2.5
ヒトエグサ(のり) つくだ煮	5.8	ロースハム	2.3
シロサケ すじこ	4.8	さつま揚げ	1.9
スケトウダラ たらこ 生	4.6	シロサケ 塩鮭	1.8
干しうどん 乾	4.3	マアジ 開き干し 生	1.7
しらす干し 微乾燥品	4.2	角形食パン	1.2
そうめん・ひやむぎ 乾	3.8		

〔文部科学省：日本食品標準成分表，2020年版〔八訂〕．2020による〕

頻度を控えることなどで，理想に近づけることができる。

　②**エネルギー制限**　肥満は高血圧や動脈硬化の誘因となり，減量による降圧効果は減塩よりも効果的な場合もある。菓子類やソフトドリンク・果物・揚げ物やマヨネーズ・ドレッシング・アルコールの過剰摂取のほか，夕食時刻が遅い，まとめ食いなど食習慣に問題点があれば是正する。

　③**タンパク質の摂取**　低総コレステロール血症は，タンパク質不足から生じる場合もあるので，少なくとも食事摂取基準の推奨量を動物性と植物性タンパク質からとれるようにする。

　高LDLコレステロール血症がある場合には，鶏卵，とくに卵黄の摂取量を少なくし，動物性タンパク質は脂肪の少ない部位を選び，肉類の摂取頻度は魚介類と同じか少し控えめにする。

　④**脂質の摂取**　脂質の過剰摂取は，エネルギーの過剰摂取に直結するので注意する。しかし，脂質も必要な栄養素であるので，摂取する油は，リノレン酸の比較的多いナタネ油，オレイン酸の多いオリーブ油，および，エイコサペンタエン酸(EPA)・ドコサヘキサエン酸(DHA)の多い魚類で摂取する。

　⑤**カリウムの積極的な摂取**　カリウムを多く摂取することで，尿中にナトリウムを多く排泄させて血圧上昇を抑制することができる。カリウムを多く摂取するには，野菜をしっかりとり，海藻や果物は1日1回以上積極的にとるするようにする。

　⑥**食物繊維の積極的な摂取**　食物繊維のうち，果物や海藻に含まれる水溶性食物繊維には，ナトリウムを吸着してナトリウムを糞便中に排出させる作用があるほかに，脂質異常症にも効果的にはたらくので，積極的にとるようにする。

　⑦**アルコールの摂取**　アルコールは長期間・大量に摂取すれば高血圧の誘因となるが，適量の飲酒は，俗に「善玉コレステロール」とよばれるHDLコレステロールを増加させる作用がある。しかし，飲みはじめるととまらなくなる人には，極力避けるように指導する。

6 咀嚼・嚥下障害の栄養食事療法

咀嚼・嚥下障害● とは
咀嚼・嚥下障害は，脳血管障害のほか，高齢者や気管挿管後の患者にみられることが多く，誤嚥して気管に飲食物や唾液などが入ってもむせなどの症状が出ないことも多い。

■1 栄養食事療法の原則

嚥下食とは，咀嚼・嚥下障害に対して用いられる食事であり，物性や食形態を重視した均質性の嚥下訓練食と，不均質性の嚥下食・介護食から構成される。これを段階的に用いることで，咀嚼・嚥下障害の状態に適した形態の食事を提供し，誤嚥の防止・食物の咽頭停滞防止をはかることができる。

■2 栄養食事療法の実際

①安全な食物摂取　口から胃までが不自然に曲がらず，口が動きやすい安楽な体位を保つことが基本となる。起座位を保持できる場合には顎を引き，片麻痺がある場合には健側が下になるように体幹を支える。座位が保持できない場合には，健側を下にして側臥位にする。また，頭の位置が低すぎると気道が開いて誤嚥しやすくなり，高すぎると口の動きが不自由になるので，これらを考慮した高さにする。

②1回の摂取量　舌の運動を含めて筋力の低下があるため，一度に多量の食物を口の中に入れることは避けなければならない。1回量は，5〜6g（ティースプーン1杯）程度にし，1回の嚥下で飲みこめる量とする。

③摂取時の注意点　食物は口の高さより下方から提供し，舌の中央に置く。患者に唇で食物をとるように指示する。スプーンで舌を圧迫すると，食物の捕捉がスムーズになる。

④嚥下食の設定　咀嚼・嚥下障害患者の多い病院・施設では，安全管理および調理配膳作業の効率化を目的に，何段階かに分かれた嚥下食を設定している場合が多い（● 表6-14）。嚥下食は，各施設により独自に設定されているため，患者が転院する場合などには，食形態を転院先に伝達することが重要である。

7 妊娠高血圧症候群の栄養食事療法

妊娠高血圧● 症候群とは
妊娠時に高血圧をみとめる場合，**妊娠高血圧症候群**（HDP）と診断される。HDP は，妊娠高血圧腎症，妊娠高血圧，加重型妊娠高血圧腎症，高血圧合併妊娠の4つに分類される。

■1 栄養食事療法の原則

食事療法の原則は，妊娠していないときの体格を基本とする。肥満のある場合には，妊婦のエネルギー付加量（● 108 ページ，表8-2）を加算しない。

■2 栄養食事療法の実際

①エネルギー　妊娠高血圧症候群は肥満妊婦に発症する頻度が高いことや，

○ 表6-14　嚥下食の分類とその形態の例

食種	形態		
	主食	副食	汁物
嚥下食A1	ゼリー1品		
嚥下食A2	ゼリー，ヨーグルト，ムースなどを1品		
嚥下食B	流動食のとろみ付き（2～3品）		
嚥下食C	全がゆミキサー	ミキサーとろみつき	実なし汁とろみつき
嚥下食D	全がゆとろみつき	ミキサーとろみつき	実なし汁とろみつき
嚥下食E1	5分がゆとろみつき	きざみとろみつき	実なし汁とろみつき
嚥下食E2	全がゆとろみつき	きざみとろみつき	実なし汁とろみつき
嚥下食F	全がゆとろみつき	一口大きざみとろみつき	実なし汁とろみつき
嚥下食G	全がゆ	一口大きざみ	普通食の汁

エネルギーの過剰摂取は病態を悪化させることなどから，BMIにより摂取エネルギーを調整する。一般的には，非妊娠時のBMIが24未満の場合は，30 kcal×理想体重(kg)＋200 kcal，24以上の場合は，30 kcal×理想体重(kg)とされている[1]。

②**タンパク質**　タンパク質の摂取量は，1 g/kg(標準体重)/日，予防には1.2～1.4 g/kg(標準体重)/日が望ましいとされている[1]。

③**食塩**　極端な食塩制限はすすめられないとされ，7～8 g/日の制限がすすめられている。予防には，10 g/日以下がすすめられている。

8 消化管の手術後の栄養食事療法

手術にはさまざまなものあるが，栄養食事療法にかかわりの深い食道，胃，大腸の手術後について記す。

■栄養食事療法の原則

食道切除術後●　術後初期は，輸液による経静脈栄養補給を行う。早期に経腸栄養法を併用する場合もある。食事開始時は，プリンなどを用いた経口摂取訓練のあとに誤嚥のないことを確認してから，流動食より開始する。高エネルギー・高タンパク質を原則とするが，経口摂取で必要量が確保できない場合には，静脈栄養法や経腸栄養法の併用を行う。

胃切除術後●　術後の電解質平衡や代謝の乱れ，窒素平衡を回復させ，消化管再建縫合創の早期治癒，全身状態の改善をはかる。術後は，胃全摘術と胃亜全摘術とで異なるが，数日間は絶食とし，その間はおもに末梢静脈栄養による輸液によっ

1）日本妊娠高血圧学会編：妊娠高血圧症候群の治療指針2015．pp.91-92，メジカルビュー社，2015．

て栄養補給を行う。食事は流動食から開始し，1日5〜6回に分けてとり，一度の食事量を少なくする。消化・吸収がよい食品，料理方法を用いる。

大腸切除術後●　術後数日間は，末梢静脈栄養法による栄養補給を行い，そののち流動食を開始し，常菜へ進めていく。食事は回数を多くした頻回食とし，消化・吸収がよいものにする。脂質は少量から開始する。腸管の通過障害がある場合には，中心静脈栄養法を長期間行う。

２ 栄養食事療法の実際

食道切除術後●　食事は，易消化食にするなど形態に考慮が必要である。料理方法も煮る・蒸す・ゆでるなどを中心に行う。また，1回の食事量がとりきれない場合も多いので，頻回食にする場合もある。

胃切除術後●　手術後の食事は胃切除によって，新たにつながれた吻合部（ふんごう）の通過状態を確認してから開始される。基本的には高エネルギー・高タンパク質・高ビタミン食を基本とする易消化食で，かつ，はじめは1日に5〜6回に分けてとる頻回食とする。徐々に1回の食事量を増加させながら回数を減らし，1日に3回の食事へ移行させていく。

　1回の食事量を急に増加させると後期ダンピング症候群やイレウスを発症する場合もあるので，食欲があっても早急に3回食に戻すことは避けるほうがよい。逆に，ダンピング症候群やイレウスを警戒するあまり，1回の食事量を増加させることができずに，術後1年を経ても頻回食を摂取している場合もあるので，個人の状況をみながら調整していくことが重要である。

大腸切除術後●　大腸術後食は，タンパク質食品は脂質が少ない白身魚やささみ，とうふ，卵などを利用する。調理法としては，煮る・蒸す・ゆでるを中心に行う。油を使用する場合には，植物性の油にして，多量に使用する料理法を避ける。野菜は，繊維の多いものを避け，細かく切って繊維を細かくする。

３ 経腸栄養

　①経腸栄養法の選択　経口的に食事が摂取できない場合には，可能な限り生理的な経腸栄養法を選択することが重要である（○97ページ，図7-1）。

　食道切除後は，胃・腸の機能に問題がなければ，半消化態栄養剤から選択する。胃切除後は，半消化態栄養剤または消化態栄養剤から選択する。腸切除後は，消化態栄養剤または成分栄養剤から選択する（腸を切除した部位により，半消化態栄養剤でも可能な場合も多い）。

　②免疫栄養　栄養は，人間の成長に重要な役割を果たしており，感染から身をまもる生体防御にも重要な役割を果たしている。栄養と免疫の関係は，①免疫・生体防御能は栄養状態によっている，②栄養補充は免疫能を回復させる，③単なる栄養補充では不十分である，④特殊な栄養管理法は免疫能を増強する，とされている。免疫に効果が大きいとわれている栄養素は，n-3系脂肪酸・アルギニン・グルタミンとされている。最近はこれらの栄養素を含有させた免疫栄養剤が発売されている。これらの免疫栄養剤を使用するこ

とで，在院日数の短縮，感染症発生の低下，ICU 入室期間の短縮などが期待されている（◯ 101 ページ，column）。

まとめ

- 高血圧患者の食事は，減塩が基本となる。
- 胃・十二指腸潰瘍患者の食事では，粘膜を保護し，潰瘍の治癒を促すことが基本となる。
- クローン病や潰瘍性大腸炎患者の食事では，必要に応じて低残渣食を活用する。
- 胆石症・胆嚢炎患者の食事では，脂質の過剰摂取を避ける。
- 膵炎の食事摂取の原則は，脂質制限と禁酒である。
- 慢性腎臓病患者の食事は，ステージごとの食事療法基準を参考にする。
- 透析療法中は，食塩やタンパク質などに加え，水分摂取も制限する。
- 肥満症患者の食事は，エネルギー制限が基本となる。
- 糖尿病の食事療法では，GI 値などを参考に血糖のコントロールをはかる。
- 高尿酸血症患者の食事では，過量のアルコールやプリン体を避ける。
- がんの食事療法では，積極的な栄養補給が必要となることが多い。
- 食物性アレルギーの食事療法では，なるべくアレルゲンのみを除くことが基本となる。
- 鉄の欠乏が貧血の原因になりうる。
- 神経性食欲不振症患者に食事を受け入れてもらうためには，信頼関係の構築が第一だが，緊急時は強制栄養も考慮される。
- 咀嚼・嚥下障害患者の食事では，姿勢や 1 回摂取量，嚥下食の形態などに配慮する。

復習問題

❶〔　〕内の正しい語に〇をつけなさい。

①減塩のためには，旨味や酸味，香辛料などを〔避ける・活用する〕。

②胃・十二指腸潰瘍患者には，胃酸分泌を〔促す・抑える〕食事が望ましい。

③クローン病患者は,不溶性食物繊維が〔多い・少ない〕食事が望ましい。

④脂質は膵液の分泌を〔促す・抑える〕ため，膵炎患者では制限される。

⑤慢性腎臓病患者には，タンパク質摂取を〔促す・制限する〕。

⑥エネルギーを 600 kcal 以下に抑えた食事を，〔低エネルギー・超低エネルギー〕食という。

⑦糖尿病の食事療法では，必要な栄養が得られるもののなかで，GI 値の〔高い・低い〕食品を選択することが望ましい。

⑧動脈硬化症の予防のためには，〔肉・魚〕の摂取を増やすことが望ましい。

⑨高尿酸血症は，〔プリン体・ピリミジン体〕の過剰が原因となる。

⑩レバーは鉄だけでなくビタミン〔B_{12}・D〕も豊富である。

特殊栄養法

- 経口摂取が困難な患者に対して行われる特殊栄養法にはどのようなものがあるのか学ぶ。
- 特殊栄養法の適応や実施の際の注意点について学ぶ。

　栄養補給法は，消化管を経て行う**経腸栄養法**と，消化管を経ずに直接静脈に栄養を補給する**静脈栄養法**(非経腸栄養法)に大別される(⊃図7-1)。

　なかでも，生理的で安全性も高く，免疫機能も維持されやすい経腸栄養法の1つである経口栄養法は，最も推奨される栄養補給法である。しかし，①脳血管障害などにより経口摂取が不可能な場合，②経口摂取可能であるが摂取量が必要栄養量を満たせない(低栄養状態)場合，③胃腸機能の障害により消化・吸収能が低下し，必要な栄養量を吸収できない場合，④消化管術後などですべての消化管を利用できない場合など，摂食・咀嚼・嚥下・消化・吸収などに障害がある場合には，その状況に合わせて少しでも生理的な栄養補給法を選択することが重要となる。

　経腸栄養の利点には，消化管機能の維持，感染症の減少，入院日数の短縮

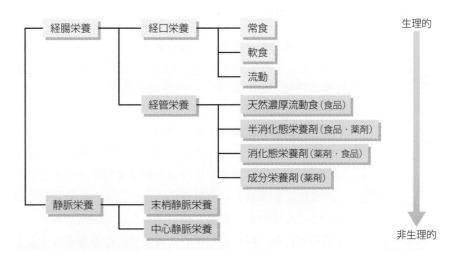

⊃ 図 7-1　栄養補給方法

などがあげられている。とくに，小腸絨毛の萎縮を抑え，腸管からの細菌の侵入防止や免疫機能の向上などの可能性が示されている。

A 経腸栄養法（EN）

経腸栄養法は，**経口栄養法**と**経管栄養法**に大別される。しかし，一般的に臨床現場では経腸栄養法というと経管栄養法をさす場合が多い。

1 経管栄養法の種類

経口摂取が不可能でも消化管が機能している場合は，経管栄養法にて栄養補給を行うことが基本となる。投与方法としては，経鼻チューブ，頸部食道瘻，胃瘻，空腸瘻などがある。

1 経鼻チューブによる栄養補給

鼻腔よりポリウレタン製またはシリコン製などの細いチューブを通して，栄養剤を投与する方法である。チューブの太さは，成分栄養剤で5 Fr以上，半消化態栄養剤で8 Fr以上を用いる（1 Fr＝0.33 mm）。意識の有無，嚥下訓練実施の有無，内服薬の投与方法などによってチューブの口径を選択するが，細いチューブのほうが患者の負担は少ない。

チューブ先端は胃内に留置することが多く，これに用いるチューブをNGチューブとよぶ。また，十二指腸または空腸に留置するチューブを一般的にはEDチューブとよぶ。

通常，液体の栄養剤を投与するが，胃内投与で比較的口径の太いチューブが留置されている場合は，胃食道逆流防止などを目的に，液体の栄養剤に増粘剤を加え，粘度を高くしてシリンジにて投与する方法を行うこともある。

2 胃瘻による栄養補給

経口摂取が不可能か，必要量を確保できない場合で，経管栄養管理期間が4週間をこえると予測される場合に，胃瘻の造設を検討する。**経皮内視鏡的胃瘻造設術（PEG）**により，短時間に造設でき，患者への負担を軽減できるようになった。

逆流性誤嚥性肺炎や下痢を予防できる。また，ギャッチアップが長時間保てない場合や，リハビリテーションの時間を確保したい場合には，投与時間の短縮を目的に，胃瘻から半固形化栄養剤を投与することが可能である。

一般的に行われている経鼻チューブによる栄養補給では，嚥下訓練が進まないことも多いが，胃瘻を造設することで咽頭からチューブがなくなり，嚥下訓練が進み，経口摂取が行えるようになる患者も少なくない。また，せん妄などによる経鼻チューブの自己抜去を防止でき，継続的な栄養補給が可能

となる。

③ 空腸瘻による栄養補給

　　進行胃がんや膵臓がんなどの術後は，十分な経口摂取が長期間期待できないことから，開腹時に空腸瘻を造設し，術後，経管栄養により栄養補給を行うことで，必要な栄養の補給が可能となる。

2 経管栄養法の適応

　　経管栄養法は，経口摂取が困難なため必要栄養量の摂取が不可能な場合で，かつ吸収機能を有する場合に適応となる。これまで，経口摂取が困難な場合には，下痢の発生をきらって静脈栄養法を用いることが多かったが，小腸絨毛の萎縮から，免疫機能の低下やバクテリアルトランスロケーション[1]などのリスクが向上することから，生理的な栄養補給法である経管栄養法を用いることが多くなってきた。経管栄養法の適応を，以下に示す。

　　①**意識障害による経口摂取不能**　頭部外傷，脳血管障害，脳手術後など患者の意識障害による経口摂取困難時。

　　②**開口不能・咬筋障害**　顔面外傷，顎骨術後，脳・神経疾患による摂食障害，咀嚼・嚥下障害時。

　　③**消化管通過障害**　食道・噴門部の腫瘍などによる上部消化管の通過障害時。

　　④**上部消化管手術後の早期栄養補給**　手術を行った部位より肛門側の消化管を用いて，術後早期の栄養補給が可能な場合。

　　⑤**上部消化管手術後の合併症**　縫合不全，吻合部狭窄などの合併症時に，障害部位よりも肛門側の消化管に栄養補給が可能な場合。

　　⑥**神経性食欲不振症**　神経性食欲不振症(◎90ページ)などにより，自発的な必要利用量の経口摂取が困難であり，極端な低栄養状態を呈し，身体管理を優先させる場合。

　　⑦**経口摂取のみでは必要栄養量を充足できない場合**　消化・吸収機能や食欲の低下によって，経口での食事摂取からだけでは必要な栄養量を充足できない場合。

3 経管栄養法の禁忌

　　消化管が完全に閉塞している患者では，経管栄養は禁忌となる。また，閉塞性腸閉塞，消化管出血，急性膵炎の急性期，炎症性腸疾患の増悪時などで，病態上，消化管の安静が必要な場合や，高度な水分管理を必要とする場合にも禁忌となる。

---

1) バクテリアルトランスロケーション：腸内細菌が血管内に入ることで引きおこす全身感染症。

4 経管栄養製品の種類

　一般的な経管栄養製品(経腸栄養剤)は，必要な栄養素がバランスよく調整されており，必要エネルギー量を投与することで，ビタミン・ミネラルもほぼ必要量を投与できるように調整されているものが多い。経管栄養製品には，内容成分により，①天然濃厚流動食，②半消化態栄養剤，③消化態栄養剤，④成分栄養剤に大別される。そのほか，粉末・液体・半固形化の製品，汎用品・病態別製品，医薬品扱い・食品扱いの製品などに大別される。

1 内容成分による分類

　①天然濃厚流動食　ふだん経口摂取する食品を原料とし，一定の栄養素が補給できるように，また経鼻チューブなどを通過する流動性を有するように調整された製品をいう。液体であるが，タンパク質をそのまま含んでいるため，咀嚼・嚥下機能は不要であるが，消化機能・吸収機能・代謝機能を有する必要がある。

　②半消化態栄養剤　窒素源がタンパク質およびペプチドの形態で含有しているため，ある程度の消化能力を必要とする製品をいう。食品扱いの製品は100種類以上が市販されている。医薬品扱いの製品もあるが，ほとんどが液体の製品である。

　③消化態栄養剤　窒素源がペプチドとアミノ酸の形態で含有され，吸収能力を有していれば使用できる製品をいう。食品扱いの製品と医薬品扱いの製品がある。

　④成分栄養剤　窒素源が結晶アミノ酸のみで構成されており，吸収能力を有していれば使用できる製品をいう。粉末の医薬品扱いの製品がある。

2 形状による分類

　①液体の製品　医薬品扱い・食品扱いとも多くが液体の製品で，1 kcal/mL 濃度の製品が多い。白湯の投与を不要とする 0.55 kcal/mL の製品から，水分制限時や容量を少なくしたい場合などに用いる 2.0 kcal/mL 濃度の製品がある。液体の製品は，容器から直接イルリガートルに移して投与することが可能である。また，投与準備作業の軽減と細菌汚染のリスク低減を目的に，そのままルートを接続して投与できる，RTH(ready-to-hang)製品もある。

　②粉末の製品　粉末の製品は，投与前に溶解作業が必要となり，手間がかかるほか，栄養製品の細菌汚染リスクも増大するが，患者の状態により濃度を調整できるという利点がある。

　③半固形化の製品　逆流性誤嚥性肺炎や下痢の予防のほか，褥瘡や拘縮などによりギャッチアップが長時間保てない場合や，リハビリテーションの

時間を確保したい場合などに，投与時間の短縮を目的に用いることがある。粘度 2,000〜20,000 mPa 秒，濃度 0.75〜1.8 kcal/g の製品が市販されている。

❸ 汎用品と病態別の製品

疾患治療や病態改善・コントロール目的に次のような栄養製品がある。

①**肝疾患用**　分岐鎖アミノ酸(BCAA)/芳香族アミノ酸(AAA)比を高くし，肝性脳症の予防・改善を目的とした製品をいう。多くは経口摂取されている。

②**腎疾患用**　腎機能が低下した患者が経管栄養を施行する場合に用いる製品をいう。高窒素血症改善・予防目的に，タンパク質の含有量の調整，カリウムとリンの含有量を減らし，水分制限時にも対応できるようにエネルギー濃度は高く調整されている。

③**耐糖能異常用**　糖尿病などにより耐糖能が不良な患者が経管栄養を施行する場合に用いる製品をいう。炭水化物を減らし，脂質含有量を増加させてある。吸収がおだやかな炭水化物を糖質源とする。水溶性食物繊維により糖質の吸収をおだやかにするなどし，投与後の血糖上昇がおだやかになるように調整されている。

④**呼吸器疾患用**　呼吸器疾患の患者が経管栄養を施行する場合に用いる製品をいう。人工呼吸器を使用している場合にも用いる。脂質エネルギー比を多くすることで，呼吸比(◎ 40 ページ)が配慮されている。

⑤**がん用**　EPA・DHA を強化し，筋タンパク質の減少を抑え，体重維持や化学療法を継続させることを目的とした製品をいう。

⑥**免疫賦活・免疫調整用**　侵襲時に関与する栄養素のうち，グルタミン，アルギニン，*n*-3 系脂肪酸，核酸，水溶性食物繊維などを配合した製品をいう。

❹ 医薬品扱いと食品扱いによる分類

①**医薬品扱いの製品**　「医薬品，医療機器等の品質，有効性及び安全性の確認等に関する法律」に基づき製造されている。医薬品のため，使用にあたっ

免疫調整栄養

　過剰な炎症反応の抑制や，免疫麻痺時の免疫機能の強化を目的として，アルギニン・グルタミン・核酸・*n*-3 系多価不飽和脂肪酸・抗酸化剤などを添加した免疫調整経腸栄養剤が市販されている。これらの経腸栄養製品を予定手術患者や，外傷・熱傷・敗血症患者，人工呼吸器中の ICU 患者などに用いることで，予後が改善されたという報告が示されている。救急時の複雑な病態に対して，個々の症例ごとに病態に応じた免疫調整栄養製品の適応を検討する必要がある。

ては医師の処方箋_{せん}が必要であるが，医療保険の適用となることから，費用については患者の定率一部負担となる（包括評価の場合は，そのなかに含まれる）。在宅にて経管栄養法を実施する場合に使用されることが多い。

　②**食品扱いの製品**　「食品衛生法」に基づき製造されている。臨床試験を必要とせずに栄養配分の変更を容易に行えることから，日本人の食事摂取基準に準拠した栄養素を配合した食品が多数発売されている。食事と同様の扱いとなるため，入院患者の場合は，医師の食事指示にて提供でき，入院時食事療養費が算定される。在宅にて経管栄養法を実施する場合は，医師の指示箋を必要としないが全額自己負担となる。

5 経管栄養施行時の注意点

　経管栄養の合併症として，下痢が生じることが多く，経管栄養の継続が困難となる場合がある。このうち，投与手技を適正に行うことで改善することも少なくない。下記の点に注意する。

　①**ルート・チェンバー・イルリガートルの適正な洗浄**　投与後，経鼻チューブ・胃瘻チューブにシリンジで白湯を注入し洗浄する。また，食酢を10倍希釈し充填_{じゅうてん}する場合もある。

　ルート・チェンバー・イルリガートルは，投与ごとに水道水で洗浄する。イルリガートル内は，クッキングペーパーなどで洗浄する（スポンジの使用は避ける）。0.01％次亜塩素酸ナトリウム液（ミルトン®など）に浸漬_{しんし}し，次回使用時に，浸漬から取り出し使用する。長時間使用しない場合は，流しの水はねが届かない衛生的な場所で乾燥させる。

　②**経腸栄養製品の温度管理**　ブリックパックやレトルトパックなどは，製品から開封されていない場合は常温保管が可能のため，製品から直接イルリガートルに移す場合は，常温（室温）のまま使用する。

　栄養部門などで，専用のボトルに分注される場合などは，配膳後，冷蔵保管が必要となる。この場合は，ぬるま湯に湯煎_{ゆせん}し，常温（室温）に戻してからイルリガートルに移す。高温による湯煎や，電子レンジによる加温は行うべきではない。

　③**投与速度の調節**　投与速度は，開始時は低速で開始し，便性や，腹部症状などを確認しながら，投与速度を速くしていく（◐図7-2）。

　チューブの先端位置により異なるが，100 mL/時よりも低速で投与する場合は，自然落下での調整はむずかしいので，ポンプを用いることが望ましい。また，自然落下投与にて速度を一定にするには限界があるので，幽門よりも先に投与していて下痢や腹部症状がみられる場合は，ポンプによる投与に切りかえることでこれらの症状が改善されることもある。

　④**投与時の体位**　液体の経腸栄養製品を投与する場合は，逆流防止を目的に30度程度ギャッチアップする。

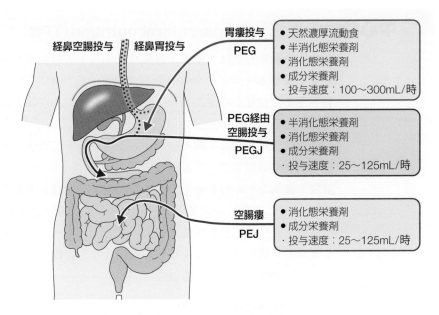

経鼻空腸投与　経鼻胃投与

胃瘻投与
PEG
- 天然濃厚流動食
- 半消化態栄養剤
- 消化態栄養剤
- 成分栄養剤
・投与速度：100～300mL/時

PEG経由
空腸投与
PEGJ
- 半消化態栄養剤
- 消化態栄養剤
- 成分栄養剤
・投与速度：25～125mL/時

空腸瘻
PEJ
- 消化態栄養剤
- 成分栄養剤
・投与速度：25～125mL/時

○ 図 7-2　投与部位による経腸栄養製品の選択と投与速度

　⑤口腔ケア　経管栄養施行時には，経口的に摂取することが少ないことから，唾液量の減少により口腔内の雑菌が増加してしまう。そのため，唾液や逆流してきた栄養剤が口腔内で汚染されて肺に侵入することによって，誤嚥性肺炎を発症することが多い。

　毎日，口腔を衛生的に保つ口腔ケアは，経管栄養実施者に対する看護として重要である。

B 静脈栄養法（PN）

　静脈栄養法は，経腸栄養法（経口栄養・経管栄養）による栄養補給が困難な患者に実施する方法で，末梢静脈に投与する**末梢静脈栄養法**と，上大静脈までカテーテルを挿入して投与する**中心静脈栄養法**に大別される。

1 末梢静脈栄養法 peripheral parenteral nutrition（PPN）

　末梢静脈栄養は，中心静脈栄養と異なり，重大な合併症をおこすリスクが低く，日常のルート管理で対応できる。脂肪乳剤を加えれば，1,000 kcal/日程度までのエネルギーを投与できる。1 日に必要な栄養量をすべて投与することは困難であるため，経腸栄養が開始できるまでの期間が 7～10 日以内と短い場合に適応となる。

② 中心静脈栄養法 total parenteral nutrition（TPN）

中心静脈栄養法は，鎖骨下静脈などから上大静脈までカテーテルを挿入し，必要な栄養素すべてを含む高濃度の輸液を投与する方法である。2,500 kcal/日程度まで投与が可能なため，長期間の経腸栄養法による栄養補給が困難な場合に適応となる。

最近は，肘または上腕の静脈から上大静脈までカテーテルを挿入する末梢挿入型中心静脈カテーテル（PICC）を用いることが増加している。PICC には，気胸や血胸などの合併症をおこさないというメリットがある。

TPN では，中心静脈栄養カテーテル（CVC）刺入部を衛生的に管理し，細菌の侵入を防ぐことが重要となる。とくに，ルートと輸液バッグを接続させるときや，側注から薬品を投与する場合などには，接続部分を厳重に消毒してから接続する必要がある。

③ 輸液製剤の種類と使用方法

① 末梢静脈栄養剤

末梢静脈栄養の輸液剤として，5～12％の糖を含む糖・電解質液，3％程度のアミノ酸液に糖・電解質液を加えた製剤，10％または20％の脂肪乳剤がある。これらの輸液剤を患者の状況に応じて組み合わせて投与する。あらかじめ糖・電解質・アミノ酸とビタミン B_1 がワンバック化された，ビタミン B_1 配合糖アミノ酸電解質液を用いることが多い。脂肪乳剤は，輸液ラインの側注から投与する。総合ビタミン剤や微量元素製剤の投与が望ましい場合があるが，保険制度上では認められていない。

末梢静脈栄養では，濃度の高い輸液を投与すると，静脈炎が発生するため，糖アミノ酸電解質液を 2 L 投与しても 840 kcal，脂肪乳剤を加えても 1,000 kcal 強の投与にとどまり，1 日に必要なエネルギー量を投与することはできない。

② 中心静脈栄養剤

中心静脈栄養の輸液剤として，糖・電解質液，アミノ酸液，高カロリー輸液用総合ビタミン剤，高カロリー輸液用微量元素製剤，脂肪乳剤を用いる。あらかじめ糖，電解質，アミノ酸，総合ビタミン剤，微量元素製剤をワンバックにキット化した製剤を用い，側注から脂肪乳剤を合わせて投与することが多い。心疾患や腎疾患などで水分投与量制限が必要な場合は，50％または75％のブドウ糖に電解質・アミノ酸・総合ビタミン剤・微量元素製剤を混注し，側注から脂肪乳剤を投与する場合がある。

中心静脈栄養は，中心静脈に輸液を投与することにより高濃度の糖・アミ

ノ酸を投与することができるため，1日に必要なエネルギー・アミノ酸(タンパク質)・脂肪・ビタミン・微量元素を単独でも投与することが可能である。しかし，開始時は，いきなり必要エネルギー量を投与するのではなく，3〜7日間かけて，段階的に投与量の増量や濃度の濃い輸液への切りかえを行っていく。

　投与期間が長い場合や，褥瘡がある場合，術後創傷治癒を促す場合には，微量元素欠乏の防止のため，微量元素製剤が投与されているかを確認する。

　また，経腸栄養法への移行が可能となれば，すみやかに移行を進める。

まとめ

- 栄養補給法は，経腸栄養法と静脈栄養法に大別される。経腸栄養法は広義には経口栄養法を含むが，臨床的には経管栄養法のみをさすことが多い。
- 経管栄養法は，経鼻チューブや胃瘻・腸瘻を介して行われる。経腸栄養剤には，天然濃厚流動食・半消化態栄養剤・消化態栄養剤・成分栄養剤などがある。
- 静脈栄養法は，末梢静脈栄養法と中心静脈栄養法に分けられる。静脈栄養剤には，糖・電解質液，アミノ酸製剤，ビタミン剤，微量元素製剤，脂肪乳剤などがある。

復習問題

❶〔　〕内の正しい語に〇をつけなさい。

①経腸栄養は静脈栄養と比較して〔生理的・非生理的〕である。
②成分栄養剤は，窒素を〔タンパク質・アミノ酸〕のかたちで含有している。
③肝疾患用の栄養剤は，〔分岐鎖・芳香族〕アミノ酸の割合が高くなるよう調整されている。
④経管栄養施行中は唾液が〔増加・減少〕するため，口腔ケアが重要になる。
⑤中心静脈栄養法は，末梢静脈栄養法と比較して投与可能なエネルギー量が〔多い・少ない〕。また，敗血症のリスクが〔大きい・小さい〕。

第8章 日本人の食事摂取基準

学習目的　● 2020（令和2）年度から使用される日本人の食事摂取基準について，どのような考え方に基づいて策定されたのかを理解する。

1 「日本人の食事摂取基準」とはなにか

「日本人の食事摂取基準」は，健康な個人および集団を対象として，国民の健康の維持・増進，生活習慣病の予防のために参照するエネルギーおよび各栄養素の摂取量の基準を示すものである。保健所，保健センター，民間の健康増進施設などにおいて，生活習慣病予防のために実施される栄養指導，学校・事業所などの給食管理にあたって，最も基礎となる科学的データである。

1970（昭和45）年から，当初は「栄養所要量」として厚生労働省（旧厚生省）が策定し，5年ごとに改定が行われている。

なお，本章の表はすべて「日本人の食事摂取基準（2020年版）」による。

2 策定方針

1 基本的な考え方

「日本人の食事摂取基準」は，可能な限り科学的根拠に基づいた策定を行うことを基本とし，国内外の学術論文ならびに入手可能な学術資料を最大限に活用している。また，次の基本的な考え方に基づいて策定されている。

(1) エネルギーおよび栄養素の摂取量の多少に起因する健康障害は，欠乏症または摂取不足によるものだけでなく，過剰によるものも存在する。また，栄養素摂取量の多少が生活習慣病の予防に関与する場合がある。よって，これらに対応することを目的としたエネルギーならびに栄養素摂取量の基準が必要である。

(2) エネルギーおよび栄養素の「真の」望ましい摂取量は個人によって異なり，個人内においても変動するため，「真の」望ましい摂取量は測定することも算定することもできず，その算定および活用において，確率論的な考え方が必要となる。

②「日本人の食事摂取基準」の特徴

　2020年版が用いられるのは，2020（令和2）年度から2024（令和6）年度の5年間であり，特徴として下記の点があげられる。
(1) 策定目的として，生活習慣病の発症予防とともに，重症化予防が加えられている。したがって，使用する対象は，健康な個人ならびに集団とし，高血圧，脂質異常，高血糖，腎機能低下に関して保健指導レベルの対象者や，フレイルの危険因子をもつ高齢者までも含められる。
(2) エネルギーの摂取量および消費量のバランス（エネルギー収支バランス）の維持を示す指標として，体格指数 body mass index（BMI）が採用されている。
(3) 栄養素の指標は，「推定平均必要量」「推奨量」「目安量」「耐容上限量」「目標量」が設定されている（◎110ページ）。とくに「目標量」は，生活習慣病（高血圧症，脂質異常症，糖尿病，慢性腎臓病）の発症予防・重症化予防が重要視されたことから，エネルギーおよび栄養素と生活習慣病の関係に関する科学的エビデンスが充実された。

③ 設定指標

①エネルギー

　エネルギー摂取量は，エネルギー消費量とのバランスで設定されるが，消費量の算定自体が困難であることや，摂取量の過少申告の実態が明らかにされてきたことから，摂取量および消費量のバランス（エネルギー収支バランス）の維持を示す指標として，BMIが採用された。成人において，観察疫学研究で報告された総死亡率が最も低かったBMIの範囲と，日本人のBMIの実態などが総合的に検証され，成人期を4つの区分に分けて目標とするBMIの範囲が提示された（◎表8-1）。この範囲には，肥満とともに，とくに高齢者では，低栄養の予防が重要であることが示されている。
　エネルギー収支の結果は，体重の変化やBMIとしてあらわれるので，体重の変化やBMIを把握し，摂取エネルギーや消費エネルギーを調節することが必要になる。たとえば，BMIが上限値をこえる場合は，エネルギー過

◎ 表8-1　目標とするBMIの範囲（18歳以上）[1),2)]

年齢（歳）	目標とするBMI（kg/m²）
18～49	18.5～24.9
50～64	20.0～24.9
65～74[3)]	21.5～24.9
75以上[3)]	21.5～24.9

1) 男女共通。あくまでも参考として使用すべきである。
2) 観察疫学研究において報告された総死亡率が最も低かったBMIをもとに，疾患別の発症率とBMIの関連，死因とBMIとの関連，喫煙や疾患の合併によるBMIや死亡リスクへの影響，日本人のBMIの実態に配慮し，総合的に判断し目標とする範囲を設定。
3) 高齢者では，フレイルの予防および生活習慣病の発症予防の両者に配慮する必要があることもふまえ，当面目標とするBMIの範囲を21.5～24.9kg/m²とした。

剰摂取の結果としてすでに肥満が形成されているので，現在の摂取量より減食を目標とし，BMI が標準値内であったとしても，血糖，脂質，血圧などが高値であれば，BMI の下限値を目標にして適正な減量を行う。

なお，目標とする BMI の範囲が成人に限られていることと，エネルギー産生栄養素の目標量やエネルギー依存性にある栄養素に関しては，推定エネルギー必要量を知ることが必要であることから，性別，身体活動レベル別，年齢別の推定エネルギー必要量が示されている（◎表8-2）。この推定エネルギー必要量は，集団給食の目安量として活用される。

◎ 表 8-2　推定エネルギー必要量（kcal/ 日）

性別		男性			女性		
身体活動レベル 1)		I	II	III	I	II	III
0～ 5（月）		—	550	—	—	500	—
6～ 8（月）		—	650	—	—	600	—
9～11（月）		—	700	—	—	650	—
1～ 2（歳）		—	950	—	—	900	—
3～ 5（歳）		—	1,300	—	—	1,250	—
6～ 7（歳）		1,350	1,550	1,750	1,250	1,450	1,650
8～ 9（歳）		1,600	1,850	2,100	1,500	1,700	1,900
10～11（歳）		1,950	2,250	2,500	1,850	2,100	2,350
12～14（歳）		2,300	2,600	2,900	2,150	2,400	2,700
15～17（歳）		2,500	2,800	3,150	2,050	2,300	2,550
18～29（歳）		2,300	2,650	3,050	1,700	2,000	2,300
30～49（歳）		2,300	2,700	3,050	1,750	2,050	2,350
50～64（歳）		2,200	2,600	2,950	1,650	1,950	2,250
65～74（歳）		2,050	2,400	2,750	1,550	1,850	2,100
75 以上（歳）2)		1,800	2,100	—	1,400	1,650	—
妊婦（付加量）3)	初期				+50	+50	+ 50
	中期				+250	+250	+250
	後期				+450	+450	+450
授乳婦（付加量）					+350	+350	+350

1)身体活動レベルは，低い，ふつう，高いの３つのレベルとして，それぞれ I，II，III で示した。

2)レベル II は自立している者，レベル I は自宅にいてほとんど外出しない者に相当する。レベル I は高齢者施設で自立に近い状態で過ごしている者にも適用できる値である。

3)妊婦個々の体格や妊娠中の体重増加量および胎児の発育状況の評価を行うことが必要である。

注 1：活用にあたっては，食事摂取状況のアセスメント，体重および BMI の把握を行い，エネルギーの過不足は，体重の変化または BMI を用いて評価すること。

注 2：身体活動レベル I の場合，少ないエネルギー消費量に見合った少ないエネルギー摂取量を維持することになるため，健康の保持・増進の観点からは，身体活動量を増加させる必要がある。

○ 表 8-3　基準を策定した栄養素と指標[1]（1 歳以上）

栄養素		推定平均必要量 （EAR）	推奨量 （RDA）	目安量 （AI）	耐容上限量 （UL）	目標量 （DG）
タンパク質[2]		○[b]	○[b]	—	—	○[3]
脂質	脂質	—	—	—	—	○[3]
	飽和脂肪酸[4]	—	—	—	—	○[3]
	n-6 系脂肪酸	—	—	○	—	—
	n-3 系脂肪酸	—	—	○	—	—
	コレステロール[5]	—	—	—	—	—
炭水化物	炭水化物	—	—	—	—	○[3]
	食物繊維	—	—	—	—	○
	糖類	—	—	—	—	—
主要栄養素バランス[2]		—	—	—	—	○[3]
ビタミン	脂溶性 ビタミン A	○[a]	○[a]	—	○	—
	ビタミン D[2]	—	—	○	○	—
	ビタミン E	—	—	○	○	—
	ビタミン K	—	—	○	—	—
	水溶性 ビタミン B₁	○[c]	○[c]	—	—	—
	ビタミン B₂	○[c]	○[c]	—	—	—
	ナイアシン	○[a]	○[a]	—	○	—
	ビタミン B₆	○[b]	○[b]	—	○	—
	ビタミン B₁₂	○[a]	○[a]	—	—	—
	葉酸	○[a]	○[a]	—	○[7]	—
	パントテン酸	—	—	○	—	—
	ビオチン	—	—	○	—	—
	ビタミン C	○[x]	○[x]	—	—	—
ミネラル	多量 ナトリウム[6]	○[a]	—	—	—	○
	カリウム	—	—	○	—	○
	カルシウム	○[b]	○[b]	—	○	—
	マグネシウム	○[b]	○[b]	—	○[7]	—
	リン	—	—	○	○	—
	微量 鉄	○[x]	○[x]	—	○	—
	亜鉛	○[b]	○[b]	—	○	—
	銅	○[b]	○[b]	—	○	—
	マンガン	—	—	○	○	—
	ヨウ素	○[a]	○[a]	—	○	—
	セレン	○[a]	○[a]	—	○	—
	クロム	—	—	○	○	—
	モリブデン	○[b]	○[b]	—	○	—

1) 一部の年齢区分についてだけ設定した場合も含む。
2) フレイル予防をはかるうえでの留意事項を表の脚注として記載。
3) 総エネルギー摂取量に占めるべき割合（％エネルギー）。
4) 脂質異常症の重症化予防を目的としたコレステロールの量と，トランス脂肪酸の摂取に関する参考情報を表の脚注として記載。
5) 脂質異常症の重症化予防を目的とした量を飽和脂肪酸の表の脚注に記載。
6) 高血圧および慢性腎臓病（CKD）の重症化予防を目的とした量を表の脚注として記載。
7) 通常の食品以外の食品からの摂取について定めた。
a) 集団内の半数の者に不足または欠乏の症状があらわれうる摂取量をもって推定平均必要量とした栄養素。
b) 集団内の半数の者で体内量が維持される摂取量をもって推定平均必要量とした栄養素。
c) 集団内の半数の者で体内量が飽和している摂取量をもって推定平均必要量とした栄養素。
x) 上記以外の方法で推定平均必要量が定められた栄養素。

縦軸は，個人の場合は不足または過剰によって健康障害が生じる確率を，集団の場合は不足状態にある人または過剰摂取によって健康障害を生じる人の割合を示す。

不足の確率が推定平均必要量では 0.5（50％）あり，推奨量では 0.02 ～ 0.03（中間値として 0.025）（2 ～ 3％または2.5％）あることを示す。耐容上限量以上の量を摂取した場合には過剰摂取による健康障害が生じる潜在的なリスクが存在することを示す。そして，推奨量と耐容上限量との間の摂取量では，不足のリスク，過剰摂取による健康障害が生じるリスクともに 0（ゼロ）に近いことを示す。

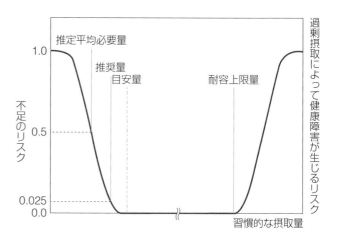

目安量については，推定平均必要量および推奨量と一定の関係をもたない。しかし，推奨量と目安量を同時に算定することが可能であれば，目安量は推奨量よりも大きい（図では右方）と考えられるため，参考として付記した。
目標量は，ここに示す概念や方法とは異なる性質のものであることから，ここには図示できない。

⊃ 図 8-1　推定平均必要量・推奨量・目安量・耐容上限量を理解するための概念図

2 栄養素

　それぞれの栄養素に対して，3 つの目的からなる 5 つの指標が示された（⊃109 ページ，表 8-3）。摂取不足の回避を目的とした「推定平均必要量」「推奨量」「目安量」，過剰摂取による健康障害を回避する目的とした「耐容上限量」（⊃図 8-1），さらに生活習慣病の予防のために目標とすべき摂取量である「目標量」がある。

　①**推定平均必要量** estimated average requirement（EAR）　ある対象集団において測定された分布に基づき，母集団における必要量の平均値の推定値を示したものである。人を対象とした生理的実験による平均値で示され，当該集団に属する 50％の人が必要量を満たすことができる値である。

　②**推奨量** recommended dietary allowance（RDA）　ある対象集団において測定された分布に基づき，母集団に属するほとんどの人（97～98％）が充足する量を示したものである。推定平均必要量に個人間変動の標準偏差を用いて算出された（推定平均必要量＋2×標準偏差）。

　③**目安量** adequate intake（AI）　特定の集団における，ある一定の栄養状態を維持するのに十分な量を示したものである。十分な科学的根拠が得られず，推定平均必要量が設定できない場合に設定される。

　④**耐容上限量** tolerable upper intake level（UL）　健康障害をもたらすリスクがないとみなされる習慣的な摂取量の上限量を示したものである。この値以上に習慣的に摂取すると潜在的な健康障害にリスクが高まる。

　⑤**目標量** tentative dietary goal for preventing life-style related diseases（DG）　生活習慣病の予防を目的に，特定の集団において疾病のリスクや代

表的な生体指標が低くなる栄養状態が達成できる目安量として示したものである。食物繊維とカリウムは，望ましい摂取量より現在の摂取量が少ないので増やす必要があり，実行可能性を考慮して，望ましい量と現在の摂取量との中間値で示されている。飽和脂肪酸とナトリウムは，望ましい摂取量より現在の摂取量が多いので減らす必要があり，最近の摂取量の推移と実行可能性を考慮して算定されている。さらに，複合的な指標としてエネルギー産生栄養素の構成比率が示されている。

具体的な食事摂取基準値として，タンパク質・脂質・炭水化物・食物繊維，代表的なビタミンとして，ビタミン A・ビタミン B$_1$・ビタミン B$_2$・ビタミン C，代表的なミネラルとして，ナトリウム・カリウム・カルシウム・鉄の値を巻末に示した（◐ 319～324 ページ）。

3 エネルギー産生栄養素の食事摂取基準

1 各エネルギー産生栄養素の基準量

■1タンパク質

複数の実験研究によりタンパク質の窒素出納維持量として 0.66（g/kg 体重/日）が算出され，消化吸収率（成人では 90 ％）を考慮して（0.66÷0.90＝0.73），この値に体重をかけたのがタンパク質の推定平均必要量である。この値に個人間の変動係数 12.5 ％が見積もられて推奨量が算定された（◐ 319 ページ，表付-1）。

したがって，推奨量を摂取量の目標にすれば，ほとんどの人はタンパク質の欠乏状態にならないことになり，習慣的な摂取量が推奨量より少なければ，この値に近づけるように指導することが必要になる。

■2脂質

脂質，飽和脂肪酸，n-6 系脂肪酸，n-3 系脂肪酸の基準値が設定された。

①脂質　欠乏症からの回避と生活習慣病予防の観点から，1 歳未満は目安量，1 歳以上は目標量がエネルギー比率（％エネルギー）で示されている。1 歳以上は男女ともに全年齢で 20～30 ％である（◐ 320 ページ，表付-2）。

②飽和脂肪酸　生活習慣病予防の観点から，エネルギー比率（％エネルギー）で男女とも 18 歳以上で 7 ％以下とされ，動物性食品からの飽和脂肪酸の摂取を制限する目標量として示されている。

③n-6 系脂肪酸　日本人が多く摂取する n-6 系脂肪酸には，植物油に含まれるリノール酸がある。リノール酸は必須脂肪酸の一種であり，不足すると皮膚症状が出現する。さらに血清 LDL コレステロールの低下作用があることから，性別・年齢階層別に 4～13 g/日の目安量が示されている。

④n-3 系脂肪酸　植物油由来の α-リノレン酸と魚油由来のエイコサペンタエン酸（EPA）・ドコサヘキサエン酸（DHA）があり，循環器疾患予防の観

点から，性別・年齢階層別に 0.8〜2.6g/日の目安量が示されている。

■3 炭水化物

グルコース（ブドウ糖）が脳・神経系などの特異的なエネルギー源になることや，グルコースの欠乏下では糖新生により筋肉からアミノ酸が放出され，グルコースの生成に利用されるためタンパク質の利用効率が低下することから，炭水化物の必要量を確保する必要がある。しかし，炭水化物の推定平均必要量を算定できるまでには科学的エビデンスがそろっていないために，タンパク質と脂質からのエネルギーを差し引いた残りのエネルギー比率として，1 歳以上は男女とも 50〜65%が示されている（⊕320 ページ，**表付-3**）。

② エネルギー産生栄養素のバランス

エネルギー産生栄養素には，タンパク質・脂質・炭水化物が存在し，推奨量が示されているのはタンパク質のみで，脂質と炭水化物に関しては目標量としてエネルギー比率が示されている。つまり，タンパク質は欠乏症を予防するために絶対量を確保することが重要であるが，脂質と炭水化物に関してはエネルギー補給が主たる役割であるため，その適正な割合を示すことがより重要な意味をもつ。

生活習慣病予防に関しては，低脂質食と低炭水化物食の優位性が長年議論されている。しかし，摂取エネルギー量を同じにして低脂質食にすれば相対的に高炭水化物食になり，逆に低炭水化物食にすれば高脂質食になり，それぞれ特徴がある。たとえば，低脂質・高炭水化物食は，LDL コレステロールを低下させて生活習慣病のリスクを低減するが，一方で食後血糖や空腹時トリアシルグリセロール（内因性）を上昇させ，さらに HDL コレステロールを低下させてリスクを増大させる。高脂質・低炭水化物食は，食後血糖と空腹時トリアシルグリセロールを低下させ，HDL コレステロールを上昇させてリスクを低減するが，一方で食後トリアシルグリセロールと LDL コレステロールを上昇させてリスクを増大させる。対象者の栄養やリスクの状態を把握して，低脂質食にするか，低炭水化物食にするかを決定しなければならない。

③ 増悪防止の食事

すでに疾患を有する対象者（高血圧，脂質異常症，糖尿病，慢性腎臓病）に対する増悪予防の食事に関しては，参考資料として「生活習慣病とエネルギー・栄養素との関連」が示された。たとえば，脂質異常症では日常の食事のかたよりが病気の発症にどのように関与するかについて概念図（⊕図8-2）が示され，対象者の増悪予防のための改善目標を理解できる。総エネルギー摂取量が肥満の発症に関与し，肥満は各種の脂質異常症の誘因になるので，肥満の場合は第一に減量が必要になる。一方，肥満の有無に関係なく，高 LDL コレステロール血症の場合は飽和脂肪酸とコレステロールを減らして

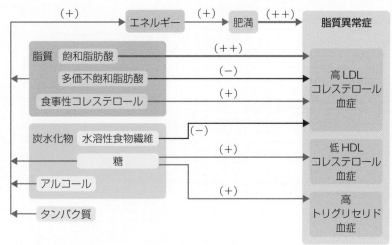

肥満を介する経路と介さない経路があることに注意したい。
この図はあくまでも概要を理解するための概念図として用いるにとどめるべきである。

⊃ 図 8-2　栄養素摂取と脂質異常症との関連（とくに重要なもの）

多価不飽和脂肪酸と水溶性食物繊維を増やすことが，低 HDL コレステロール血症や高トリグリセリド血症の場合は糖質を減らすことが目標となる。

まとめ

- 日本人の食事摂取基準は，健康な個人および集団を対象として，国民の健康の保持・増進，生活習慣病の予防のために参照するエネルギーおよび栄養素の摂取量の基準を示すものである。
- エネルギー摂取量は，目標とする BMI の範囲を維持できるようにエネルギー消費量とバランスをとる。推定エネルギー必要量は，身体活動レベル別に示されている。
- 栄養素（タンパク質・脂質・炭水化物・ビタミン・ミネラル）については，推定平均必要量・推奨量・目安量・耐容上限量・目標量という 5 つの値が示されている。

復習問題

❶〔　〕内の正しい語に○をつけなさい。

①食事摂取基準は，生活習慣病をもちながら自立した生活を営む者を対象に〔含む・含まない〕。

②母集団におけるほとんどの人が充足する量を〔推定平均必要量・推奨量〕という。

③生活習慣病の予防を目的に，リスクや代表的な生体指標が低くなる量を〔耐容上限量・目標量〕という。

④エネルギーのうち 20～30％は〔脂質・炭水化物〕でとることが望ましい。

薬理

薬物に関する基礎知識

第1章

学習目的
- 薬物とはなにか，どのように身体に影響を及ぼし，作用はどのようにあらわれるかなど，薬物の特性や体内動態（吸収・分布・代謝・排泄）を理解する。
- 体内に入った薬物は，さまざまな臓器でどのように変化し，薬効としてどのような影響を及ぼすのか，有害作用としての副作用や，薬物作用のメカニズム，薬物間の相互作用などについて理解する。
- 化学物質としてだけではなく，薬物に対して興味をもつようにする。
- 医薬品情報の種類と必要性を理解する。

A 薬物と医薬品

薬物とは●　薬物 drug とは，生体に作用し，生理機能の変化や生化学的変化，形態の変化などを引きおこすことができる化学物質の総称である。薬物のうち，疾病の診断・治療・予防に有用なものを，**医薬品** medicine という。

　　薬物は，適切に使用するときわめて有用であるが，不適切に使用すると無効であるばかりでなく有害でさえある。薬物に対する感受性には個人差があり，患者の状態によっても作用の発現の仕方が異なる。薬物によっては，有効な量と有害な量が近接しているものや，治療に用いる量でも副作用が生じるものもある。看護に携わる者は，医師の指示のもと，患者に薬物を投与したり，服薬状況を確認したりするため，薬物の副作用の第一発見者となることも多い。このため，薬物に関する基礎知識が必要となる。

1 薬理学

薬理学とは●　**薬理学**とは，薬物と生体との相互作用を研究する学問である。薬物の作用や作用機序，医療への応用などを明らかにすることが薬理学の目的である。

薬理学の分類●　薬理学は，①薬物動態学，②薬力学の2つに分類される（○図 1-1）。

　　①薬物動態学　生体における薬物処理の過程（吸収・分布・代謝・排泄）を薬物動態相といい，この過程の研究を**薬物動態学**（薬動力学）という。

　　②薬力学　一方，作用部位における薬物の薬理作用発現の過程を薬力学的相といい，この過程の研究を**薬力学**という。

　　また，ヒトに治療薬として薬物を用いる際の使用法やその問題点について

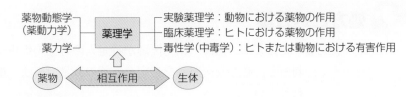

⟹ **図1-1　薬理学とは**

研究する学問を**臨床薬理学**という。臨床薬物動態の研究，薬物の作用機序の研究，臨床薬効評価など，安全で有効な薬物治療の確立を目ざす学問領域である。一方，動物における薬物の作用を研究する学問を**実験薬理学**という。

　さらに，薬物によって発現される有害な作用（副作用）とその処置について研究する学問を**毒性学**という。研究対象は，医療に用いる医薬品の副作用だけではなく，一般に家庭や社会で用いられる化学物質による中毒も含まれる。**中毒学**は毒性学の一部である。

2　薬物療法

薬物療法の分類●　薬物療法は薬物の使用目的によって，①原因療法，②対症療法，③補充療法，④予防療法に分類される。

　①**原因療法**　疾病の原因を断つ治療法である（例：病原菌によって発症している患者の治療を目的として抗菌薬を投与し，殺菌する）。

　②**対症療法**　疾病に伴う症状の緩和や軽減を行う治療法である（例：かぜの原因除去は困難であるが，かぜの諸症状を薬物によって緩和・軽減する）。

　③**補充療法**　生体機能を維持するために必要かつ不足している物質を補う治療法である（例：ホルモンやビタミンが欠乏している患者に，ホルモンやビタミンを投与する）。

　④**予防療法**　疾病の発現を予防する治療法である（例：インフルエンザワクチンを投与してインフルエンザにかからないようにする）。

3　医薬品の名称

同じ医薬品にもいくつかの名称があり，通常3つの名前をもっている。

　①**一般名**　世界保健機関（WHO）に登録された国際一般名と日本だけの一般名である医薬品名称調査会承認名 Japanese Accepted Name（JAN）がある。

　②**化学名**　医薬品の構造式をそのまま読んだもので，名前をみれば構造式を描くことができる。

　③**販売名**　医薬品を販売するために製薬会社がつけた名前で，商標登録されている場合は，登録商標 registered trademark であることを示す「®」マークが表示され，「商標名®＋剤形＋有効成分含有量」であらわされる。

4 処方と処方箋

処方 ● 　**処方**とは，医師・歯科医師が特定人の特定の疾患に対して投薬の必要性を判断し，必要な医薬品を選定し，その分量，用法・用量，使用期間を定める行為をいう。

処方箋 ● 　**処方箋**は，医師・歯科医師がその処方を文書にしたもので，薬剤師に対し，その処方にしたがって医薬品を整えるように，患者や患者の看護にあたっている者に交付されるものをいう。院外処方箋(◐ 図 1-2)と注射薬処方箋(◐ 図 1-3)の例を示す。

5 医薬品と法令

1 医薬品，医療機器等の品質，有効性及び安全性の確保等に関する法律（医薬品医療機器等法）

医薬品医療機器 ● 　**医薬品医療機器等法**とは，①医薬品，②医薬部外品，③化粧品，④医療機 等法　　器などの品質・有用性・安全性を確保することを目的とした法律である。

　①医薬品　(1)日本薬局方におさめられているもの，(2)人・動物の疾病の診断・治療・予防のために使用され，器具・器械でないもの，(3)人・動物の身体の構造・機能に影響を及ぼすために使用され，器具・器械でないものをいう。

　②医薬部外品　人の疾病の予防に重点がおかれ，人体に対する作用が緩和であり，器具・器械でないもの，およびこれらに準ずるもので厚生労働大臣の指定するものをいう。

　③化粧品　人の身体を清潔にし，美化し，魅力を増し，容貌をかえ，皮膚・毛髪を健やかに保つために，身体に塗擦，散布などの方法で使用されるものをいう。

　④医療機器　人・動物の疾病の診断・治療・予防のために使用されるか，人・動物の身体の構造・機能に影響を及ぼすために使用される器具・器械であって，政令で定めるものをいう(メス，ピンセットなど)。

2 医薬品の取り扱いの規制

毒薬・劇薬 ● 　医薬品のうち，毒性の強いものを一般の医薬品と区別して，とくに毒性の強いものを**毒薬**，毒薬より毒性は弱いが一般の医薬品よりも強いものを**劇薬**という。医薬品医療機器等法に基づき厚生労働大臣が指定している。

　毒薬は，その直接の容器などに「黒地に白枠，白字をもって」その品名と「毒」の文字が記載されていなければならない(◐ 図 1-4-a)。また，ほかのものと区別して鍵のかかる保管庫に保管しなければならない。

　劇薬は，その直接の容器などに「白地に赤枠，赤字をもって」その品名と「劇」

様式第二号

（第二十三条関係）

処　方　箋

（この処方箋は、どの保険薬局でも有効です。）

公費負担者番号						保険者番号	0	1	2	3	4	5	6	7
公費負担医療 の受給者番号						被保険者証・被保険 者手帳の記号・番号	01X001・　00001							

患者	氏　名	鈴木　太郎		保険医療機関の 所在地及び名称	東京都文京区 東京病院
	生年月日	明大昭平㊞　2年3月1日	男・女	電話番号 保険医氏名	03-1234-5678 山田　一郎　　㊞
	区　分	被保険者	被扶養者	都道府県番号 13　点数表番号 2　医療機関コード 3 4 5 6 7 8 9	

交付年月日	令和　1　年　2　月　5　日	処 方 箋 の 使 用 期 間	令和　年　月　日	特に記載のある場合 を除き、交付の日を含 めて4日以内に保険薬 局に提出すること。

処方	変更不可	〔個々の処方薬について、後発医薬品（ジェネリック医薬品）への変更に差し支えがあると判断した場合 には、「変更不可」欄に「✓」又は「×」を記載し、「保険医署名」欄に署名又は記名・押印すること。〕

ロキソニン錠 60 mg　1回1錠(1日3錠)
1日3回朝昼夜食後　5日分

────以下余白────

保険医署名	〔「変更不可」欄に「✓」又は「×」を記載した 場合は、署名又は記名・押印すること。〕

備考

保険薬局が調剤時に残薬を確認した場合の対応（特に指示がある場合は「✓」又は「×」を記載すること。）
□保険医療機関へ疑義照会した上で調剤　　　□保険医療機関へ情報提供

調剤済年月日	令和　年　月　日	公費負担者番号	
保険薬局の所在 地及び名称 保険薬剤師氏名	㊞	公費負担医療の 受給者番号	

備考　1．「処方」欄には、薬名、分量、用法及び用量を記載すること。
　　　2．この用紙は、日本工業規格 A 列 5 番を標準とすること。
　　　3．療養の給付及び公費負担医療に関する費用の請求に関する省令（昭和51年厚生省令第36号）第 1 条の公費負担医療については、「保
　　　　 険医療機関」とあるのは「公費負担医療の担当医療機関」と、「保険医氏名」とあるのは「公費負担医療の担当医氏名」と読み替える
　　　　 ものとすること。

処方箋には，患者氏名，年齢(生年月日)・性別，薬品名・分量，服用回数・服用時点，交付年月日・使用期間
（通常交付日を含めて 4 日間），病院または診療所の名称・所在地または医師の住所，処方医の記名押印または
署名，保険者番号，被保険者証・被保険者手帳の記号・番号の記載が必要である。
　麻薬処方箋の場合は，上記に加えて，麻薬施用者の免許番号，患者の住所が必要となる。
　定期的に服用する内服薬の場合は，1 日分の投与量を記載し，必要時に服用する頓服薬の場合は，1 回分の投
与量を記載する。医療安全の観点から，内服薬についても 1 回分の投与量を記載することが推奨されているが，
あまり普及していない。

⊙ 図 1-2　院外処方箋の例

<table>
<tr><td colspan="2">処方箋（注射薬）</td><td>薬剤部</td></tr>
</table>

処方箋（注射薬）

発行日　令和1年9月30日

登録No.	12-2013-80
フリガナ	サトウ アキコ
氏　名	佐藤　明子
性　別	女
生年月日	昭和35年8月26日
病　棟	8階東(808号室)
診療科名	内　科
施用日	令和元年10月1日
身長/体重	158 cm / 65 kg

↓手技の略語は下記のものを使用してください。
主管(主),側管(側),中心静脈から点滴静注(CV),末梢静脈から点滴静注(DIV),一回静注(IV),筋注(IM),皮下注(SC),髄注(IT),動注(IA)

診療科	内　科
保険医氏名	山田　純一 ㊞

手技 (主,側),(CV,DIVなど)	薬品名	1回投与量	回数	投与時間・速度
DIV　主管	ソリタ-T3号輸液(500mL/瓶) ガスター注射液 20mg/2mL/管	1本 1A	1	8：00〜20：00
DIV　主管	大塚生食(500mL/瓶) ガスター注射液 20mg/2mL/管 アスパラカリウム注 10mEq/10mL/管	1本 1A 2A	1	20：00〜8：00
IV　側管	大塚糖液 5%(100mL/瓶) フェジン静注 40mg/2mL/管	1本 1A	1	10：00〜10：30

調剤者	監査者

注射薬処方箋には，患者氏名，年齢(生年月日)・性別，診療科(病棟名)，処方医師名，発行年月日，投与実施年月日，薬品名・分量(1回分)，投与方法・投与ルート・投与回数・投与速度・投与時点の記載が必要である。

⟳ 図1-3　注射薬処方箋の例

　　　の文字が記載されていなければならない(⟳図1-4-b)。また，ほかのものと区別して保管しなければならない。

普通薬●　毒薬・劇薬以外の医薬品を**普通薬**という。比較的安全性が高く，表示・保管に特定の取り決めはない。

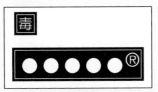

a. 毒薬
黒地に白枠・白字で「毒」と品名を記載する。

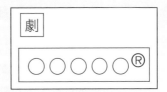

b. 劇薬
白地に赤枠・赤字で「劇」と品名を記載する。

⇨ 図1-4　毒薬・劇薬の表示

処方箋医薬品● 　薬局開設者，医薬品の販売業者が，医師・歯科医師・獣医師の処方箋なしでは販売・授与してはならない医薬品を**処方箋医薬品**という。麻薬，向精神薬，覚醒剤，覚醒剤原料，特定生物由来製品，注射剤，放射性医薬品などが，処方箋医薬品の指定を受けている。これらの医薬品は，医師などの処方箋に基づく使用に限定され，どのような事情であっても薬局などで処方箋なしの販売は禁止される。違反した場合は罰則規定が適用される。

③ 日本薬局方

　医薬品医療機器等法に基づいて定められたもので，現在わが国で使用されているおもな医薬品の有効性・安全性，製剤の純度・規格・用量などを明示した規格書である。厚生労働省が告示し，法的な拘束力をもつ。5年ごとに改定される。薬局法ではなく，薬局方であることに注意する。

Column

ジェネリック医薬品

　医薬品のうち，新薬（先発医薬品）の特許期間（出願から20〜25年）および再審査期間（6〜10年）の満了後に，開発製薬企業とは別の製薬企業が製造販売する後発医薬品のことを，一般名 generic name を用いることからジェネリック医薬品という。先発医薬品と同じ有効成分で，価格が安いため，医療費全体が安くなり，患者の自己負担も少なくてすむことなどから，医療費抑制策としても普及が進められている。

　医薬品の成分は特定の化学物質であり，製造法も公開されているため，後発品でも同等の品質のものを製造でき，原則として同じ有効性が期待できる。

　成分分析と溶解度試験のデータから同一成分とみなされ，「規格及び試験方法」「安定性試験」「生物学的同等性試験」の項目で審査され，新薬と同等であることを示すことで，厚生労働大臣から承認を受ける。

　なお，抗体医薬品の場合は後発医薬品ではなくバイオ後続品（バイオシミラー）が製造販売されるが，バイオシミラーは先行品と同等の品質・安定性・有効性があることを証明するために臨床試験が必要とされる。

④ 麻薬及び向精神薬取締法

麻薬・向精神薬の多くは医療上欠くことのできない薬物である。しかし，麻薬・向精神薬の濫用や中毒は，個人の保健衛生上の危害のみならず，社会的にも大きな弊害をもたらすため，麻薬及び向精神薬取締法により，輸出入・製造・製剤・譲渡・譲受・施用・保管などが規制されている。

麻薬● 麻薬は，「⑭」の表示をして，ほかの医薬品とは区別して鍵をかけた堅固な設備に保管を要する。麻薬取扱者は，都道府県知事より麻薬施用者免許（医師・歯科医師・獣医師），麻薬管理者免許（医師・歯科医師・獣医師・薬剤師）を受ける。看護師はこの免許資格をもたない。

向精神薬● 向精神薬は，第1種から第3種までに分類される。「⑭」の表示をして，鍵のかかる部屋に保管し，第1種と第2種の薬物は譲受の記録を2年間保管しなければならない。

⑤ 覚醒剤取締法

覚醒剤● 覚醒剤（アンフェタミン，メタンフェタミンなど）も，麻薬と同様に濫用の危険性が大きいので規制されている。覚醒剤を医療上に用いることはほとんどないが，医薬品としてはメタンフェタミン（ヒロポン®）のみが販売されている。覚醒剤の原料となるエフェドリン，メチルエフェドリン（10%以下の含用剤を除く）もこの法律の対象となる。取り扱いには，都道府県知事より覚醒剤施用機関の指定を受けなければならない。

⑥ 大麻取締法

大麻● 大麻（マリファナ）は，施用不可の薬物であり，都道府県知事より免許を受けた大麻栽培者，大麻研究者以外は所持できない。

B 薬物の作用

薬理作用● 薬理作用とは，薬物が生体に及ぼす作用をいい，その機能面，時間経過，部位などによって分類される。

① 薬理作用の分類

①**興奮作用と抑制作用** 薬物が細胞・組織・器官の各レベルにおいて，その機能を促進させる作用を**興奮作用**，逆に機能を低下ないし停止させる作用を**抑制作用**という。

②**直接作用と間接作用** 薬物が標的器官の機能を変化させる作用を**直接作用**（一次作用），直接作用の結果，ほかの器官の機能を二次的に変化させる作用を**間接作用**（二次作用）という。

③**一般作用と選択作用**　細胞・組織・器官の種類を問わず発現する作用を**一般作用**という。薬物が吸収されたのち，特定の組織・器官で強く作用を発現したり，比較的限られた種類の薬理作用のみを発現したりする薬物を**選択性が高い**という。

④**主作用と副作用**　治療目的に利用できる作用を**主作用**といい，それ以外の作用あるいは治療上不必要な作用や妨げとなる作用を**副作用**という。一般には，副作用とは医薬品による有害な作用をさす。

⑤**速効性と遅効性**　薬物投与後，作用発現までの時間が短い場合を**速効性**，長い場合を**遅効性**という。一般には，経口で 1 時間程度，注射薬で数分〜30 分程度の間に作用があらわれる場合を速効性という。

⑥**局所作用と全身作用**　薬物の投与部位に限局して作用があらわれる場合を**局所作用**という。多くの外用薬や局所麻酔薬の作用がこの例である。これに対し，薬物が適用部位から吸収され，循環系を介して全身を循環する間に作用部位へ到達して作用があらわれる場合を**全身作用**という。

2 薬物の用量と作用

①**用量**　人または動物に投与する薬物の量のことをいい，1 回量や 1 日量で示す。

②**用量−反応曲線**　横軸に用量，縦軸に反応をとり，用量と反応の関係を図示したもので，S 字状の曲線が得られる（○図 1-5）。一般に，薬物の用量が増すと反応も大きくなる。

③**最小有効量**　薬物が作用を発現する最小の用量をいう。

④**最大有効量**　薬物が作用を発現する最大の用量をいう。

⑤**無効量**　薬理作用を発現しない用量をいう。

⑥**中毒量**　中毒症状が発現する用量をいう。

⑦**50％有効量（ED$_{50}$）**　一群の動物にいくつかの用量を投与して，一定の基準とした効果が発現するか否かを測定し，用量と反応率（効果発現率）との関係を示したものをいう。ED$_{50}$ は，薬物を投与した一群の動物の 50％に効果があらわれる用量で，効力の強さを示す指標である。

⑧**50％致死量（LD$_{50}$）**　薬物を投与した一群の動物の 50％を死亡させると

Column

副作用と有害事象

　副作用とは，広義には医薬品の使用に伴い生じた治療目的以外の作用全般をさすが，狭義には，医薬品の使用に伴い生じた好ましくない反応のうち，当該医薬品との因果関係が否定できないものをさす。これに対し，有害事象は，因果関係の有無を問わず医薬品の使用に伴い生じた有害な事象をさす。

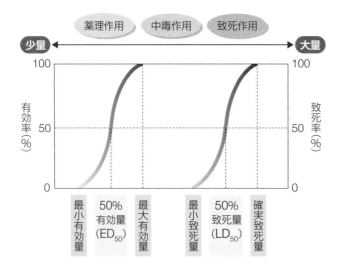

薬理作用　中毒作用　致死作用

少量 ⟷ 大量

有効率（%）

致死率（%）

最小有効量　50%有効量（ED$_{50}$）　最大有効量　最小致死量　50%致死量（LD$_{50}$）　確実致死量

$$安全域 = \frac{LD_{50}}{ED_{50}}$$

薬物 A の ED$_{50}$ が 1 mg，LD$_{50}$ が 10 mg の場合，安全域（LD$_{50}$/ED$_{50}$）は 10 となる。一方，薬物 B の ED$_{50}$ が 10 mg，LD$_{50}$ が 1,000 mg の場合，安全域は 100 となる。薬物 A は少量で効果をあらわし，効力が強いが，薬物 B のほうが安全域は大きく安全性が高い。

⟳ 図 1-5　用量-反応曲線

推定される用量で，単回投与毒性（急性毒性）の強さを示す指標である。動物の全数が死亡する用量を確実致死量（LD$_{100}$）という。

　⑨**安全域**　LD$_{50}$ と ED$_{50}$ の比（LD$_{50}$/ED$_{50}$）のことで，治療に薬物を用いる場合，この比が大きいほど安全といえる。

3 薬物に影響する因子

1 高齢者

　高齢者は慢性疾患を有する場合が多く，さまざまな薬物が用いられる。一般に高齢者は薬物の効果が強くあらわれる傾向にあり，また薬物の有害反応（副作用）の発現頻度も若年者に比べて高い。高齢者にはさまざまな変化（生体構成成分，タンパク結合率，循環・腎・肝機能など）がみられるので注意する。

2 小児

　小児は成人より感受性が高く，とくに中枢神経作用薬に対して感受性が高い。小児薬用量の算出方法として，年齢から求めるアウグスバーガーⅡの式や，体表面積に基づいた**ハルナックの表**などがある（⟳ 図 1-6）。
　新生児（生後 4 週間未満）の薬用量は，1 回投与量として成人の 1/7〜1/8 程度で，蓄積が問題となる場合は 1/10〜1/20 程度が望ましい。

3 性差

　女性と男性ではさまざまな点で違いがあるが，とくに身体面では，性周期

a. アウグスバーガー Augsberger Ⅱ の式
小児薬用量＝成人薬用量 ×（年齢 ×4＋20）÷100
【参考】Ⅰの式：小児薬用量＝成人薬用量 ×（体重〔kg〕×1.5＋10）÷100

b. ハルナック von Harnack の表

年齢（歳）	1/4	1/2	1	3	7.5	12	成人
小児薬用量（成人量に対する比）	1/6	1/5	1/4	1/3	1/2	2/3	1

⇨ 図1-6　小児薬用量の計算方法

との関係，妊娠による胎児への影響，母乳への薬物の移行などの女性特有の
注意点がある。たとえば，吸入麻酔は，脂肪に溶解するため皮下脂肪が多い
と麻酔からさめるのが遅くなることがある。皮下脂肪は，一般には女性のほ
うが男性より発達している。また，閉経前と後，生理中か否かも影響がある。
女性は男性に比べてクレアチニン-クリアランス値が低い傾向にある。全体
として，女性のほうが男性より薬物への感受性が高いといわれている。

④ 人種差

人種によって薬物の効果に影響がある。薬物代謝酵素は人種や個体によっ
て差があることが知られている。たとえば，日本人は西洋人に比べ，アルコー
ルを代謝する酵素であるアルデヒドデヒドロゲナーゼ（アルデヒド脱水素酵
素）の活性が著しく低く，二日酔いなどをおこしやすい。

⑤ 疾病

薬物排泄に影響する臓器として，肝臓と腎臓がある。これらの臓器に障害
があると，薬物が通常より長く体内に停滞したり，薬物代謝に影響が出て，
薬効コントロールに影響が出る。

④ 薬理作用のメカニズム

薬物が結合して作用発現の引きがねとなる部位を，**作用部位**または**作用点**

Column

プラセボ効果

薬物による治療効果は，患者の心理的要因により大きく影響されることがある。実
薬と同じ形状はしているが有効成分を含まない偽薬（**プラセボ** placebo）を投与しても
効果や副作用がみられることがある。これは心理的要因のあらわれであり，プラセボ
効果という。

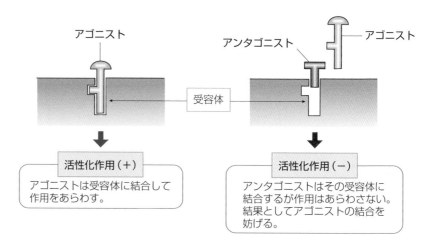

アゴニスト

アンタゴニスト　アゴニスト

受容体

活性化作用（＋）

アゴニストは受容体に結合して作用をあらわす。

活性化作用（－）

アンタゴニストはその受容体に結合するが作用はあらわさない。結果としてアゴニストの結合を妨げる。

⚪図1-7　アゴニストとアンタゴニストの概念図

という。作用部位において限られた薬物とだけ結合して薬理作用を示すものを**薬物受容体（レセプター）**という。そのほか，イオンが通る開閉可能な小さな孔（チャネル）に作用するものや，生体物質の輸送系（トランスポーター）に作用するもの，生体物質の合成または分解に関与する酵素を阻害するもの，浸透圧や酸化還元などの物理化学的作用によるものなどがある。

多くの薬物は生体内の特定のレセプターに結合して薬理作用をあらわす。あるレセプターに結合して，固有の生理反応を引きおこす物質を**作用薬（アゴニスト）**という。一方，あるレセプターには結合するが，本来の情報伝達による生理反応を引きおこすことを妨げる薬物を**拮抗薬（アンタゴニスト）**または**遮断薬（ブロッカー）**という。アンタゴニストは，アゴニストと化学構造が類似したものが多く，レセプターとの結合に対する親和性が高いが，活性化作用を示さないため，その後の反応をひきおこさない（⚪図1-7）。

また，酵素やトランスポーターなどの機能を阻害する薬物を**阻害薬（インヒビター）**という。

5 薬物の反復効果

1 耐性

薬物を長期間使用していると，しだいに薬物の効果が低下し，初期と同じ効果を得るためには用量を増やす必要が生じることを**耐性**という。この現象は，麻薬性鎮痛薬，バルビツール酸誘導体，アルコール，覚醒剤などにみられる。耐性のおこる機序として，①薬物動態の変化，②生体側の感受性の変化，③交差耐性などがあげられる。

①**薬物動態の変化**　薬物の連用により肝臓の薬物代謝が亢進し，血中濃度

が初期よりも低下するものである。これは薬物代謝酵素の誘導をおこすためであり，バルビツール酸誘導体のフェノバルビタールなどがこれにあたる。

②**生体側の感受性の変化**　作用点での薬物感受性が低下する場合で，受容体の脱感作という。β受容体は脱感作がおこりやすく，β受容体作動薬のイソプレナリンなどで感受性の低下がみられる。

③**交差耐性**　生体が薬物に対して耐性を生じると，類似の化学構造をもつ薬物や同一の薬理作用をもつ薬物群に対しても耐性を示すことをいう。アルコールに耐性が生じたとき，全身麻酔薬や中枢神経系抑制薬にも耐性を示すことなどがこれにあたる。

2 習慣性

薬物の連用によって，その薬物への欲求（精神的依存）はおこるが，抑えられないほどではなく，薬物の使用を中止しても禁断症状（身体的依存）のない状態を**習慣**という。

3 薬物依存

薬物を連用することで強い欲求が出現する状態を**薬物依存**という。薬物依存には，①精神的依存と②身体的依存がある。

①**精神的依存**　精神的依存とは，ある薬物を摂取したいという強い欲求をもち，「その薬なしではいられない」という精神的に薬物に頼っている状態である。精神的依存は薬物側だけの条件で成立するものではなく，薬物を使用するときの環境条件との組み合わせで成立する。薬物の使用体験が同じでも，

Column

コンプライアンスとアドヒアランス

コンプライアンスは，（服薬）遵守と訳され，医療者の言うとおりに患者が治療方針に従って薬物を服用しているか，また患者にその義務を負わせるという医療者目線の用語だといわれる。

これに対して**アドヒアランス**は，患者が積極的に治療方針の決定に参加し，その決定に従って治療を受けることを意味する。このアドヒアランスを規定するものは，治療内容，患者側因子，医療者側因子，患者・医療者の相互関係という点でコンプライアンスとは大きく異なる。服薬アドヒアランスを良好に維持するためには，その治療法は患者にとって実行可能か，服薬を妨げる因子があるとすればそれはなにか，それを解決するためにはなにが必要かなどを医療者が患者とともに考え，相談のうえ決定していく必要がある。

さらにイギリスでは，疾病について十分な知識をもった患者が疾病管理にパートナーとして参加し，医療者と患者が合意した治療を共同作業として行う過程を意味するコンコーダンス医療を目ざしている。

薬物依存になる人とならない人がいる。また，同じ人でもそのときの精神状態により，依存になる場合とならない場合がある。

②身体的依存　身体的依存とは，薬物を摂取し，生体が薬物の作用に影響を受けている状況下で，その薬物の摂取を中止し，体内から急激に消失すると，発汗や，鳥肌，血圧変化，振戦などの退薬症状（離脱症状，禁断症状）があらわれる状態である。痛みのない状態のヒトにモルヒネなどの麻薬やペチジンなどの合成麻薬を投与すると，身体的依存は著明に形成される。また，フェノバルビタールなどのバルビツール酸誘導体やアルコールなどの中枢神経を抑制する薬物にも身体的依存がみられる。

6 薬物の併用効果

1 薬力学的相互作用

複数の薬物が同時に投与された場合，薬物の作用が強められたり（**協力作用**），弱められたり（**拮抗作用**）することがある。

協力作用●　協力作用には，複数の薬物の効果が加算されたようにはたらく**相加作用**と，複数の薬物の効果が合わさった以上にはたらく**相乗作用**がある（➡図1-8）。

拮抗作用●　拮抗作用には，複数の薬物が化学的に結合して効果が減弱する**化学的拮抗**と，同じ受容体に親和性がある複数の薬物が受容体を奪い合う**競合的拮抗**，拮抗薬が受容体と結合してしまうと作用薬を大量に与えても効果が出なくなる**非競合的拮抗**がある。

2 薬物動態学的相互作用

生体内へ投与された薬物が，吸収・分布・代謝・排泄の各過程（➡133ページ）で互いに影響し合うことがある。

①吸収における相互作用　胃内通過時間，消化管運動，消化管血流量，キ

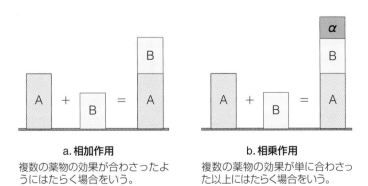

a.相加作用
複数の薬物の効果が合わさったようにはたらく場合をいう。

b.相乗作用
複数の薬物の効果が単に合わさった以上にはたらく場合をいう。

➡ 図1-8　協力作用（相加作用と相乗作用の違い）

レート形成（金属イオンなどとの結合）などが薬物の吸収に影響する。たとえば，消化管運動調整薬は吸収速度を増加させ，イオン交換樹脂は薬物を吸着するため，ほかの薬物の吸収阻害をおこす。

②**分布における相互作用**　薬物が吸収されて血液中に移行すると，その一部はアルブミンなどの血漿タンパク質と結合する。薬理作用をあらわすのは血漿タンパク質と結合していない遊離した薬物である。血漿タンパク質に結合した薬物は，さらに血漿タンパク質との親和性が高い併用薬物によって血漿タンパク質結合部位から追い出され，非結合型薬物の血中濃度は一過性に高くなる。

③**薬物代謝酵素と相互作用**　併用薬物によって薬物代謝酵素の活性が増加する現象を酵素誘導といい，逆に併用薬物が薬物代謝酵素を阻害する現象を酵素阻害という。臓器移植に用いる免疫抑制薬のシクロスポリン（ネオーラル®）と抗菌薬のエリスロマイシン（エリスロシン®）との併用はシクロスポリンの血中濃度を上昇させるので禁忌である。一方，フェニトイン（アレビアチン®），フェノバルビタール（フェノバール®）などは酵素誘導をおこす薬物として知られ，カルシウム拮抗薬などと併用すると降圧効果が減弱する。

④**腎排泄における相互作用**　糸球体からの濾過，尿細管への分泌，尿細管からの再吸収の３つの過程の総和として尿中に薬物が排泄される。腎排泄過程における薬物相互作用の代表的な例として，キニジン（抗不整脈薬）によりジゴキシン（強心薬）の尿細管分泌が抑制され，体内にジゴキシンが残り，ジゴキシンの作用が増強され，ジギタリス中毒をおこすことがある。

⑤**食物と相互作用**　グレープフルーツジュースとカルシウム拮抗薬（降圧薬）を同時期に服用すると，ジュース中のフラボノイド類がカルシウム拮抗薬の吸収を高めるため，血圧降下作用が急激にあらわれる。また，納豆を食

Column

剤形

　医薬品を使用しやすいように適切な性状に加工した形態のことを剤形という。おもに投与経路（経口投与，注射による投与など），投与部位（口腔内，気管支・肺，目，直腸など）別に分類し，さらに製剤の形状（錠剤・カプセル剤・散剤・液剤・軟膏など），機能（口腔内崩壊錠など），特性（徐放性などの放出調節製剤など）から細分類する。

　科学や技術の発展に伴い非常に多様な剤形が開発され，大きな便益をもたらすすぐれた製剤が登場した。一方で製剤・剤形は複雑になっており，それぞれの製剤の特性を理解して使用しないと，期待した効能・効果が得られないばかりか，思わぬ有害事象も引きおこしうる。たとえば，経口内服薬においては，放出調節製剤や口腔内速溶性錠剤など，外観のみでは特徴を把握しにくい製剤も多種類市販されているが，放出調節製剤を安易に粉砕してしまうと，薬の成分が一気に吸収されて効果が強く出すぎてしまうこともある。

べると納豆菌が腸内でビタミン K を産生するため，抗凝固作用薬であるワルファリン（ワーファリン）の作用は減弱する。

C 薬物の適用

1 適用の方法

薬物の生体への投与は，投与経路により大きく経口投与と非経口投与に分けられる。また，薬物が作用する部位により，その作用が全身に及ぶ投与を**全身投与**，局所に限定される投与を**局所投与**という。

1 経口投与

経口投与 per os (p.o.) は，安全性と簡便性からみて，臨床上，最も多く用いられる投与方法である。内服した薬物は，消化管から吸収され，門脈を経てから肝臓に入る。小腸・肝臓では，初回通過効果（後述）を受け，一部代謝されるが，代謝されなかったものは，循環血液中に入り，作用部位に到達してから薬理作用を発揮する（◎図 1-9）。

経口投与される薬物には，錠剤，カプセル剤，散剤，液剤などさまざまな剤形がある。また，胃酸に不安定なことから腸で溶解するようにした腸溶錠や，薬物の放出を制御することにより作用時間を持続させた徐放錠などのように特別に加工された製剤もある。

経口投与は，安全性と簡便性にすぐれているが，効果の発現までに時間がかかるという欠点がある（◎図 1-10）。また，消化酵素により分解されるインスリンやアドレナリン，肝臓で代謝されやすいニトログリセリンなどのように経口投与が適さない薬物もある。

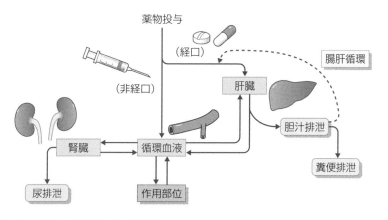

◎ 図 1-9　薬物の適用と体内動態

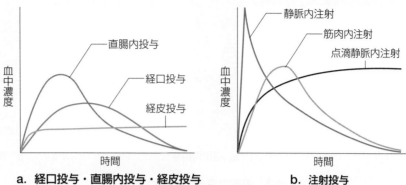

図 1-10　投与経路別の血中濃度曲線

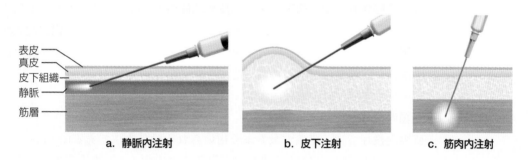

図 1-11　注射投与

初回通過効果●　経口投与された薬物は，体内分布する前に小腸や肝臓に存在する薬物代謝酵素によって代謝を受けることにより，循環血液中に入る前に薬効が一部消失することになる。この現象を**初回通過効果** first-pass effect といい，消化管からの吸収という過程を経る経口投与に特徴的な現象である。

❷ 非経口投与

■1 注射投与

　注射には，**静脈内注射** intravenous injection (i.v.)，**筋肉内注射** intramuscular injection (i.m.)，**皮下注射** subcutaneous injection (s.c.) などのほか，目的により多くの投与方法があるが，注射によらなければならない状況において用いられるべき投与方法である（◐図 1-11）。

　静脈内注射は，直接，血管内に薬物を投与することから，急速に血中濃度を上げることができるため，速効性および効果の強さにすぐれている。反面，発現する副作用も急激となる。また，輸液療法で用いる大量の薬液は，点滴静脈内注射により少量ずつ静脈内に注入する。投与する薬液の量を調節したり，持続投与することへの対応も可能である。

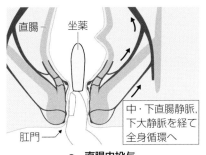

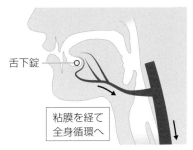

a. 直腸内投与　　　　　　　　　　b. 舌下投与

◯ 図1-12　直腸内投与・舌下投与

　筋肉内注射は，薬液を筋層内に注入する。筋肉に分布している毛細血管に薬物が吸収され，全身循環に入る。投与部位からの吸収があるために静脈内注射よりも血中濃度の上昇はゆるやかであるが，薬液を皮下組織内に注入する**皮下注射**に比べて薬物の吸収は速い。筋肉には感覚神経の分布が少ないため，油性や懸濁性の薬液の投与に適する。

　その他，皮内注射，動脈内注射，脊髄腔内注射などがある。

2 直腸内投与

　直腸内投与では，坐薬が最もよく用いられる投与方法である（◯図1-12-a）。直腸の中部や下部で溶解した薬物は，肝臓を経由することなく直接血中に入ることから，肝臓での初回通過効果を受けない。嘔吐をとめる薬物や，内服がむずかしい乳幼児の解熱や熱性痙攣をとめる薬物，消化器障害が強い薬物などが坐薬として用いられている。

3 舌下投与

　舌下の口腔粘膜から吸収された薬物は，肝臓を通過することなく頸静脈から心臓に入るため，初回通過効果を受けることなく，経口投与より効果の発現が速い（◯図1-12-b）。代表的な薬剤として，狭心症発作に用いられるニトログリセリン舌下錠がある。

4 経皮投与

　皮膚から吸収された薬物は，毛細血管に入り全身を循環して薬理作用を発揮する。肝臓を通過する前に全身循環に入ることから，初回通過効果を受けない。貼付剤や軟膏があるが，貼付剤ではゆるやかに薬物を吸収させることにより，効果を長時間持続させることができる。狭心症に用いる亜硝酸製剤やがんの痛みの治療に用いる医療用麻薬製剤などがある。なお，湿疹などの皮膚疾患の治療のために患部に塗布する軟膏などは，局所投与である。

5 吸入

　気体，または揮発性の薬物を吸入すると，おもに肺胞から吸収される。肺胞は，全表面積がきわめて広いことから，吸入された薬物は，すみやかに血

中に入るため効果の発現が速い。手術時の全身麻酔に用いる吸入麻酔薬のほか，気管支喘息治療の局所投与として，吸入して気管支粘膜に直接作用させる吸入ステロイド薬，気管支平滑筋を弛緩させる吸入β₂受容体刺激薬などがある。

② 薬物の体内動態

薬物は，投与部位において吸収されてから体内を移行し，作用部位に到達（分布）することにより，はじめて薬理作用を発揮する。静脈内注射のように吸収過程を経ることなく，ただちに分布する場合もある。体内での有効濃度の維持には，薬理作用が消滅することになる代謝と薬物の体外排出の過程も関与する。

以上のように，薬物治療で重要となる，作用部位において有効濃度を必要な時間維持できるかどうかは，**吸収** absorption，**分布** distribution，**代謝** metabolism，**排泄** excretion といった生体内における**体内動態**（各過程の頭文字をとって ADME：アドメとよぶ）によって決定される。薬物の体内動態（➡130 ページ，図 1-9）は，薬物間で違いがあり，しかも各過程ごとに個人差がある。

① 生体膜透過機構

投与された薬物が作用部位において薬理作用を発揮するためには，投与部位から作用部位に到達することが必要である。そのためには，関門となる各種の生体膜を通過しなければならない。生体膜は，脂質二重層を骨格としている。生体膜を薬物が透過する機序には，主として**受動拡散**と**担体輸送**がある（➡図 1-13）。

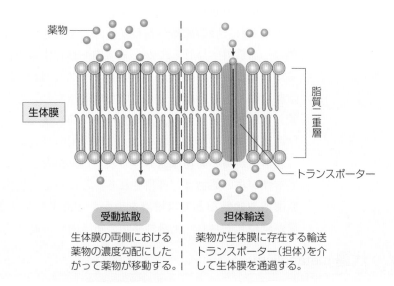

薬物 →

生体膜

脂質二重層

トランスポーター

受動拡散
生体膜の両側における薬物の濃度勾配にしたがって薬物が移動する。

担体輸送
薬物が生体膜に存在する輸送トランスポーター（担体）を介して生体膜を通過する。

➡図 1-13　おもな生体膜通過機構

受動拡散● 　受動拡散は，生体膜の両側における薬物の濃度勾配^{こうばい}にしたがって薬物が移動する。透過する薬物は，脂溶性のものに限られ，非脂溶性のものは透過しにくい。

担体輸送● 　担体輸送では，薬物が生体膜に存在するトランスポーター(輸送担体)を介して生体膜を透過する。担体輸送には，濃度勾配に逆らいエネルギーを必要とする**能動輸送**と，濃度勾配に逆らわずエネルギーを必要としない**促進拡散**がある。担体輸送では，薬物の生体膜透過性は，脂溶性であるか否かではなく，構造上適合するトランスポーターがあるか否かによって決定される。トランスポーターの薬物に対する特異性は低く，1つのトランスポーターがいくつもの薬物の輸送を担っている。

② 吸収 absorption

　薬物が投与部位から血管内に移行することを**吸収**という。生体の吸収部位には，口腔，胃・腸，皮膚，肺，鼻などがあり，薬物は，それぞれの吸収部位に適応した剤形と投与方法により投与されてから，粘膜や皮膚の細胞を透過して血管内に入る。注射投与の筋肉内注射や皮下注射も注射部位から血管内への薬物の移行であり，吸収過程を経るものとしてとらえる。

バイオアベイラ● 　バイオアベイラビリティ bioavailability (**生体利用度**)とは，投与された薬物
ビリティ　　　が生体においてどれくらい利用されるかをあらわす指標であり，通常，薬物の投与量に対する循環血液中に達した薬物量の比率を意味する。静注した薬物では100％が循環血液中に入るが，経口投与した薬物では胃腸からの吸収率だけではなく，初回通過効果(◯131ページ)による薬効消失も関係する。

③ 分布 distribution

　血液中に直接投与もしくは移行した薬物が，血液循環により体内の諸臓器に運搬され，臓器組織へ移行することを**分布**という。作用部位に到達した薬物は，血管外へ移行してから細胞内へ移行することにより薬理作用を発揮する。循環血液中の薬物は，血漿タンパク質(おもにアルブミン)と結合している結合型，あるいは結合していない遊離型として存在している。このうち血管外に移行できるのは，遊離型薬物のみである(◯図1-14)。したがって，薬物の血漿タンパク質結合率は，薬理作用の発現に大きく影響することになる。

　脂溶性が高い薬物は組織への取り込みが大きくなる。とくに脂肪組織には，脂溶性が高い薬物ほど蓄積されることになる。生体の重要な関門である血液脳関門や胎盤^{たいばん}などでは排泄をつかさどるトランスポーターのP糖タンパク質が発現しており，脂溶性薬物の組織内への取り込みを制御している。

④ 代謝 metabolism

　体内に分布して薬理作用を発揮した薬物は，いつまでも体内にとどまるの

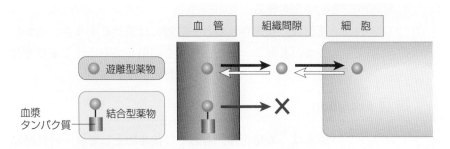

◯ 図1-14　薬物の分布に影響する血漿タンパク質の結合

ではなく体外に排泄されなければならない。薬物によっては，そのまま排泄されるものもある。しかしながら，脂溶性が高い薬物は，水溶性物質に変換されないと，腎臓において尿細管から再吸収されて，再度循環血液中に入ってしまい，尿を介して体外に排泄されなくなる。このような薬物を体外に排泄させるためには，水溶性に変換する化学反応が必要であり，この化学反応を**薬物代謝**という。薬物代謝をつかさどる主要部位は肝臓であり，薬物代謝は，大きく第1相反応と第2相反応に分かれる。

第1相反応●　第1相反応は，酸化，還元，加水分解の反応である。酸化反応は，主として肝小胞体(ミクロソーム)に多く存在する薬物代謝酵素シトクロム P450 (CYP)によって行われる。

第2相反応●　第2相反応は，薬物と生体成分が結合して抱合体をつくる抱合反応であり，薬物がグルクロン酸抱合や，アセチル抱合，硫酸抱合，グルタチオン抱合，アミノ酸抱合を受け，さらに親水性を増すことになる。

　　薬物の代謝がおもに第1相反応もしくは第2相反応であるかは，薬物の種類により異なるが，第1相反応は，第2相反応を受けやすくするための反応

Column

P糖タンパク質

　がんが抗悪性腫瘍薬に対して多剤耐性になるメカニズムの研究において，がん細胞が細胞内に入ってきた抗悪性腫瘍薬を，細胞内に発現している糖タンパク質によって細胞外に排出することがわかった。この糖タンパク質は，透過性を意味するpermeability のPをとり，P糖タンパク質と名づけられた。

　P糖タンパク質は，がん細胞だけではなく，小腸，腎臓の近位尿細管などの上皮細胞，血液脳関門，胎盤などにも発現しており，受動拡散により容易に関門を通過しようとする脂溶性物質を細胞内から管腔側へ排出することにより，脂溶性物質の吸収を調節している。P糖タンパク質は，脳や胎児を脂溶性物質から保護するトランスポーターでもある。

としてとらえる。

　薬物は，代謝されると一般的には薬効を失うが，なかには代謝物が薬効を
もつものもある。また，代謝を利用して不活性な薬物を体内で活性化させる
薬物（プロドラッグ）の投与も行われている。

5 排泄 excretion

　薬物は，未変化体，もしくは代謝物として種々の経路により，体外に**排泄**
される。主要な排泄経路は，腎臓（尿），肝臓（胆汁）であり，そのほか，肺（呼
気），皮膚（汗），唾液腺（唾液），乳腺（乳汁）からも排泄される。

腎臓における● 排泄　腎臓では，①糸球体における濾過，②尿細管における分泌，③尿細管にお
ける再吸収の３つの機構により薬物の排泄量が決定される（○図1-15）。

　腎機能の指標としては，**糸球体濾過量** glomerular filtration rate（GFR）を測定
するが，通常，臨床では，クレアチニン–クリアランス（Ccr）値で代用する
ことが多い。クレアチニン（Cr）は，腎臓から排泄される窒素含有老廃物の１
つであり，血中尿素窒素（BUN）や尿酸（UA）と異なって尿細管から再吸収さ
れないことから，腎臓の排泄能力をみるのに適した物質である。また，Ccr
値は実測することが望ましいが，血清クレアチニン濃度（Scr）より求めた値
で代用することがある。腎臓からおもに排泄される薬物では，腎機能の低下
により血液中からの消失が遅れ，その結果，血中濃度の上昇をみることにな
るので，Ccr 値に応じた投与量や投与間隔の調節が必要となる。

肝臓における● 排泄　肝臓では，未変化体もしくは肝臓で代謝された代謝物が胆汁中へ排泄され
る。胆汁に排泄された薬物が脂溶性である場合は，小腸に排出されてから再
度吸収され，肝臓に移行することになる。これを**腸肝循環**という。

生物学的半減期●　**生物学的半減期** biological half-life（$T_{1/2}$）とは，血液中の薬物濃度が半分に減
少する時間であり，薬物の作用時間や蓄積性などを検討する場合などに必要
となる薬物動態パラメータの１つである（そのほか，Cmax，Tmax，AUC
などがある，○156 ページ）。一般に，腎臓から排泄される薬物を腎機能が低
下している患者に投与した場合は，$T_{1/2}$ が延長することになる。

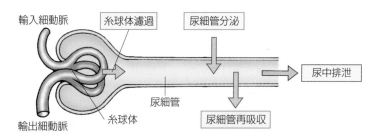

○ 図 1-15　腎臓における薬物の排泄

⇨ 表 1-1　TDM が行われているおもな薬物

- 抗てんかん薬(バルプロ酸，カルバマゼピン，フェニトイン，フェノバルビタール)
- 抗生物質(バンコマイシン，テイコプラニン，アルベカシン)
- 喘息治療薬(テオフィリン)
- ジギタリス製剤(ジゴキシン)
- 抗不整脈薬(ジソピラミド，アプリンジン，リドカイン)
- 免疫抑制薬(シクロスポリン，タクロリムス)
- 気分安定薬(炭酸リチウム)

⑥ 高齢者・小児・妊婦における薬物の体内動態

高齢者・小児・妊婦では，若年成人に比べて薬物の体内動態に影響を与える生理学的要因の変化がみられる。

高齢者●　高齢者では，糸球体濾過量と腎血流量の低下による排泄能の低下や，肝臓における薬物代謝能とタンパク質生成能の低下による代謝の低下や遊離型薬物の増加によって，副作用の発現率が高くなる。

小児●　小児では，腎機能と肝臓における薬物代謝能などの生理機能が未熟な新生児において，副作用の発現に結びつく薬物の体内動態への影響がでる。

妊婦●　一方，妊婦では，母体の腎機能と肝機能は，非妊娠時より高まるが，薬物の胎児への影響や，新生児における薬物の残存，授乳婦においては，母乳移行性などに注意しなければならない。

⑦ 薬物血中濃度モニタリング(TDM)

薬物の体内動態は，薬物間での違いに加え，投与する患者個人ごとに各過程(ADME)での個人差がある。とくに，治療効果および副作用・中毒症状の発現が血液中の濃度とよく相関する薬物であり，しかも血液中の有効濃度の範囲(治療域)が狭くて中毒症状の発現濃度範囲(中毒域)に入りやすい薬物や，体内動態の個人差が顕著な薬物，投与量と血液中濃度の関係が直線関係にならない(非線形)薬物などでは，薬物治療を的確に遂行していくために，薬物治療の個別化をはかる必要性がある。このために行うのが**薬物血中濃度モニタリング** therapeutic drug monitoring (**TDM**)であり，患者に投与されている薬物の血液中の濃度を測定し，その測定値を薬物動態的に解析することにより，患者個々の投与計画をたてる手段である。

臨床では，これらの薬物について，治療効果の確認，投与量の調節，発現している症状が副作用・中毒による症状であるかどうかの確認，患者の服薬状況の確認などの目的で TDM が行われている(⇨ 表 1-1)。

- 薬理学には，生体における薬物処理の過程(吸収・分布・代謝・排泄)を研究する薬物動態学と，作用部位における薬理作用の発現の過程を研究する薬力学がある。
- 薬物は，「医薬品医療機器等法」「麻薬及び向精神薬取締法」「覚醒剤取締法」「大麻取締法」などによる規制を受ける。
- 処方箋には，必要な医薬品とその分量，用法・用量，使用期間などが記載される。
- 薬物の作用は，年齢や性別，人種，基礎疾患の影響を受ける。
- 複数の薬物を投与すると，それらの間で協力作用や拮抗作用がみられることがある。
- 投与経路によって，薬物の吸収速度などが異なる。

復習問題

❶ 〔　〕内の正しい語に○をつけなさい。

①毒薬には〔黒地に白枠，白字・白地に赤枠，赤字〕で品名と「毒」の字を示す。

②看護師は麻薬管理者免許を〔受けられる・受けられない〕。

③メタンフェタミンは〔覚せい剤取締法・大麻取締法〕の規制を受ける。

❷ 次の①〜⑤と反対の意味を示す用語を答えなさい

①興奮作用（　　　　　）

②直接作用（　　　　　）

③主作用　（　　　　　）

④速効性　（　　　　　）

⑤局所作用（　　　　　）

❸ 〔　〕内の正しい語に○をつけなさい。

①薬物を投与した群の50％が死亡する用量を〔LD_{50}・ED_{50}〕という。

②あるレセプターに結合して，本来の反応を妨げるものを〔アンタゴニスト・アゴニスト〕という。

③複数の薬物の効果が単純に合わさった以上にはたらくことを〔相加作用・相乗作

用〕という。

④舌下錠は初回通過効果を〔受ける・受けない〕。

⑤薬物が投与部位から血液中に移行することを〔吸収・分布〕という。

⑥薬物代謝がおもに行われるのは〔肝臓・膵臓〕である。

⑦ $1\mu g$ は $1g$ の〔千分の一・百万分の一〕である。

❹ 次の①〜⑥が示す用語を答えなさい。

①医薬品医療機器等法に基づき，おもな医薬品の有効性・安全性，製剤の純度・規格・用量などを示した規格書（　　　）

②医師の処方を文書にしたもの（　　　）

③ LD_{50} と ED_{50} の比（　　　）

④薬物を長期使用すると次第に効果が低下し，同様の効果を得るために必要な用量が増えること（　　　）

⑤投与された薬物が生体においてどれだけ利用されるのかをあらわす指標（　　　）

⑥血液中の薬物濃度が半分になるのに必要な時間（　　　）

第2章 医薬品に関する医療事故対策と看護の役割

　医療事故の防止は，医療現場の最重要課題である。報道された医療事故をみても，看護師が関与した医薬品の医療事故は，多数を占めている。医療用医薬品は，現在約2万品目あるが，医療機関によっては，そのうちの1割をこえる種類の医薬品を使用していることもある。したがって，医薬品の医療事故はいつでもおこりうる可能性があり，その発生においてはさまざまな要因が考えられる。

　たとえば，医薬品側の要因としては，同一成分の医薬品で複数の規格があること，薬品名が類似している医薬品があることなどがあげられる。また，バッグ型キット製剤のように取り扱うときに注意しなければならない製剤上の要因もある。

　看護師側の要因はうっかりミスとしてとらえられやすいが，背景に医薬品および関連事項に対する知識や情報の不足が存在することも多い。あるいは，看護師個人の責任に帰するよりも，組織の管理体制の改善によって再発を抑制できる事故も存在する。

　このように，医療事故は「人(医療従事者)」，「物(医薬品・医療機器・情報)」，「組織(医療機関の安全体制)」に起因するさまざまな要因が複雑に関連することで発生する。

　本章では，医療事故・医療過誤について概説したのち，とくに看護師と医薬品のかかわる医療事故とその対策について，要因別に説明する。

A 医療事故

1 医療事故と医療過誤

　医療法上，**医療事故**は「当該病院等に勤務する医療従事者が提供した医療に起因し，または起因するものと疑われる死亡または死産であって，当該管理者が当該死亡または死産を予期しなかったもの」とされている。

　一方で，厚生労働省の「リスクマネジメントスタンダードマニュアル作成指針」では，医療事故を「医療に関わる場所で，医療の全過程において発生す

るすべての人身事故」であり，「医療従事者の過誤，過失の有無を問わない」としており，以下を含むものとされる。

ア）死亡，生命の危険，病状の悪化等の身体的被害及び苦痛，不安等の精神的被害が生じた場合

イ）患者が廊下で転倒し，負傷した事例のように，医療行為とは直接関係しない場合

ウ）患者についてだけでなく，注射針の誤刺のように，医療従事者に被害が生じた場合

また，**医療過誤**は，「医療事故の一類型であって，医療従事者が，医療の遂行において，医療的準則に違反して患者に被害を発生させた行為」とされている。

一般的に医療現場では，前者の死亡・死産に限られた定義ではなく，後者の定義も含めた広義の意味で医療事故という用語が用いられている。本章でも，この広義の意味における「医薬品に関する医療事故」について説明する。

② 医療事故の分類

アクシデントと インシデント● 医療事故は，**アクシデント**と**インシデント**に大別される。

アクシデントは，実際に患者に損失を与えた事故である。

一方，インシデントは，ある医療行為が，①患者には実施されなかったが，仮に実施されたとすれば，なんらかの被害が予測される場合や，②患者には実施されたが，結果的に被害がなく，またその後の観察も不要であった場合などである。インシデント事例は，患者に被害を及ぼすことはなかったが，日常診療の現場で，「ヒヤリ」としたり，「ハッ」とした経験を有する事例であることから，**ヒヤリ・ハット事例**ともいわれる。

ハインリッヒの 法則● アクシデントとインシデントとの関係性について，一般的に医療事故を含む事故には**ハインリッヒの法則**がなりたつとされている。ハインリッヒの法則とは，1件の重大事故（アクシデント）の背景には，重大事故にいたらなかった29件の軽微な事故が隠れており，さらにその背後には事故寸前だった300件の異常，いわゆるインシデントが隠れているという事故発生の経験則であり，1：29：300の法則ともよばれる。

そのため，医療機関においてアクシデントを防止するためには，インシデントの事例をきちんと収集して，分析することが重要となる。インシデント・アクシデントの報告を充実させるためには，過誤や事故を個人の責任にせず，個人をせめないという考え方も重要となる。

③ 医薬品に関連した医療事故の実例

■過量投与・急速投与

医療事故が社会問題化した契機の1つに1999年1月にある大学病院にお

いて発生した患者取り違え手術事故がある。医薬品関連では，2001 年にお
きた抗がん薬の過量投与事故が有名である。これは，がん治療を目的として
ビンクリスチン 2 mg を週 1 回，12 週間にわたって投与されるべきところ，
1 週間連続で投与され，患者が多臓器不全で死亡にいたった事例であった。
そのほかにも抗がん薬関連では，10 倍量が投与されて死亡にいたった事例
や，休薬せずに連続投与にいたった事例が複数報告されている。

　カリウム製剤は，急速静脈内注射をすると重篤な不整脈や心停止にいたる
ことがあるため，通常，輸液に添加して点滴静脈内注射として使用する。し
かし，誤って急速静脈内注射した事故事例（死亡例を含む）が，複数報告され
ている。

　免疫抑制薬のメトトレキサートは抗リウマチ薬として用いられており，1
週間のうちで決まった曜日に服用する医薬品である（通常は週に 1〜2 日服
用）。しかし，患者が誤って連日服用してしまい，過量投与に伴う骨髄抑制
をみとめた事例や，入院後に医師が誤って連日の指示で処方し，連日服用し
て過量投与に伴う骨髄抑制をみとめた事例が複数報告されている。

　インスリン製剤は，医療事故報告の多い医薬品である。その背景には超速
効型製剤から遅効型製剤まで多くの種類があること，バイアル製剤の単位と
投与量を間違いやすいことなどがある。インスリンのバイアル製剤は「100
単位／mL」であるが，4 単位投与すべきところを誤って 4mL（400 単位）投与
してしまうというような事例は複数報告されており，死亡にいたった事例や，
重篤な低血糖にいたった事例も報告されている。

② 薬品の取り違え

　サクシン®（一般名：スキサメトニウム）とサクシゾン®（一般名：ヒドロコ
ルチゾン）は名称が類似しており，本来，ステロイド薬であるサクシゾンが
投与されるべきところ，筋弛緩薬であるサクシンが誤って投与されたことで，
死亡事故にいたった事例が報告されている。なお，現在では両者ともにこの
名称では販売されていない。

③ 不適切な患者への使用

　プロポフォールは，集中治療における人工呼吸中の鎮静においては，海外
において死亡事例が報告されていることや，安全性が確立されていないこと
から，小児への投与は禁忌となっている。しかし，小児に成人鎮静用の最大
投与量の 2.7 倍が投与され，死亡にいたった事例が報告されている。

　ピルシカイニドは腎臓から排泄される抗不整脈薬であるが，腎機能低下患
者，透析患者に通常用量が投与された事例（死亡事例を含む）が複数報告され
ている。

④ アナフィラキシー

　造影剤や，抗菌薬，筋弛緩薬などは，アナフィラキシーショックによる死
亡事例が複数報告されている。

5 投与部位・投与方法の誤り

このほかに，医療事故情報収集等事業「医療安全情報」には，投与部位・投与方法を誤った代表的な事例として，フェノバルビタール（フェノバール®注）を筋注すべきところ，静脈内投与をした事例，ボトルに「禁注射」と記載されているにもかかわらず経口トロンビン液を静脈内注射してしまった事例，リスパダール®内用液を皮下注射した事例，メプチン®吸入液ユニットを点眼してしまった事例などが掲載されている。

このように医薬品に関連した医療事故は，名称類似，過量投与（用法用量の間違えを含む），希釈方法の間違え，投与速度の間違え，投与部位の間違え，禁忌薬の投与，重篤な副作用などが要因となっていることが大部分である。

B 医薬品側の要因と対策

1 同一成分医薬品の複数規格

医薬品は，患者の個人差あるいは疾患の種類や重症度により投与量をかえることがあり，それに対応して同一成分であっても複数の規格の製剤が臨床に提供されているのが現状である（◯表2-1）。したがって，規格が複数ある医薬品では，取り違えのリスクが高まる。実際にこれまで取り違えによる死亡事故の報告もある。

看護師は，院内で採用されている医薬品について，複数規格があるものを把握すること，および使用時には，自身が手にした医薬品の商品名の前後についている濃度または含有量の確認をつねに徹底することが必要である。

2 薬品名が類似している医薬品

約2万品目ある医薬品では，商品名が類似している医薬品の組み合わせが多くある（◯表2-2）。類似を原因とする取り違いミスが，重大な医療事故をまねくことになる。看護師は，取り扱う医薬品のなかで商品名が類似している組み合わせを把握しておくことと，取り扱い時には，指示された医薬品と自身が手にした医薬品の商品名の確認を徹底することが必要である。

◯ 表2-1 規格が複数ある医薬品の例

カルシウム拮抗薬	ニトログリセリン注射液	顆粒球コロニー刺激因子（G-CSF）
● ヘルベッサー®注射用 10	● ミリスロール®注 1 mg/2 mL	● ノイトロジン注® 50 μg
● ヘルベッサー®注射用 50	● ミリスロール®注 5 mg/10 mL	● ノイトロジン注® 100 μg
● ヘルベッサー®注射用 250	● ミリスロール®注 25 mg/50 mL	● ノイトロジン注® 250 μg

◆ 表2-2　商品名が類似している医薬品の例

商品名	一般名	分類
タキソール®	パクリタキセル	抗悪性腫瘍薬
タキソテール®	ドセタキセル	抗悪性腫瘍薬
アレロック®	オロパタジン	抗アレルギー薬
アテレック®	シルニジピン	降圧薬
ノルバスク®	アムロジピン	降圧薬
ノルバデックス®	タモキシフェン	抗悪性腫瘍薬

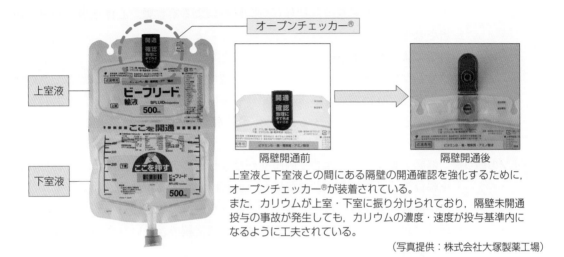

上室液と下室液との間にある隔壁の開通確認を強化するために，オープンチェッカー®が装着されている。
また，カリウムが上室・下室に振り分けられており，隔壁未開通投与の事故が発生しても，カリウムの濃度・速度が投与基準内になるように工夫されている。

（写真提供：株式会社大塚製薬工場）

◆ 図2-1　バッグ型キット製剤の例

❸ バッグ型キット製剤

　　バッグ型キット製剤は，上室液と下室液とに分かれており，使用時にその間の隔壁を開通して薬物を混合して用いる。これは混注業務や薬剤投与を簡略化する目的から開発された製剤である。反面，隔壁を開通しないまま片方の薬物だけを投与してしまう取り扱い上のミスが多くみられる製剤でもある。

　　隔壁未開通のままでの投与により，ナトリウム・カリウムなどの電解質が不適正に投与されたり，溶解液のみが投与されて抗菌薬などの薬効を期待する薬剤が投与されないなど，薬物治療上の問題が生じる。このため，投与する際には隔壁が開通したことを確認する必要がある。最近では，隔壁未開通のままの投与を防ぐために工夫をこらした製剤が開発されている（◆図2-1）。

❹ 誤接続を防ぐ工夫

カリウム製剤●　　カリウム製剤は，低カリウム血症の治療などの電解質の補正に用いる医薬品である。カリウムは電気的活動を通じた心筋の収縮・弛緩に必要な物質で

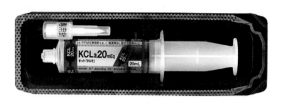

（写真提供：テルモ株式会社）

⊙ 図 2-2　カリウム製剤（プレフィルドシリンジ）

あり，濃度が高すぎても低すぎても不整脈が誘発される。そのため，前述のようなカリウム製剤の誤投与（急速静注）による不整脈，心停止事例が複数報告されている。

　このような医療事故を防止する方法として，カリウム製剤のプレフィルドシリンジは，先端部分を三方活栓に接続できない構造とすることで，急速静注を防ぐようになっている。また，静脈内プレフィルドシリンジ専用針しか接続できないしくみとすることで，急速静注を防ぐように工夫されている（⊙図 2-2）。

ラインの誤り●　経腸栄養ラインを通じて内服薬が投与されるべきところ，誤ってシリンジを輸液ラインのコネクタに接続し，血管内に医薬品が注入されてしまうという医療事故も報告されている。このような医療事故への対策として，近年は経管栄養ラインと輸液ラインが物理的に誤接続できないコネクタも導入されつつある。

C 看護師側の要因と対策

1 薬剤の準備時・投与直前の 6 つの Right

　6 つの Right（6R）とは，医薬品を患者に投与する際に，①正しい患者，②正しい医薬品，③正しい時間，④正しい目的，⑤正しい用量，⑥正しい方法を確認することである。6R を徹底することにより，患者誤認や誤薬といった医療事故を防止することができる。

　①正しい患者（Right patient）　同姓同名の患者や，似たような名前の患者を間違えないように確認する。リストバンドによる照合や，患者自身にフルネームで名のってもらう確認方法が有用である。

　②正しい薬（Right drug）　類似名称や類似剤形に注意する。同一名称でも濃度の異なる医薬品や，複数規格がある医薬品にはとくに注意する。必ず，ダブルチェックで医薬品名とともに規格を確認する。

　③正しい目的（Right purpose）　指示された医薬品がどのような目的で当該患者に使用されるかを確認・理解する。そうすることで，不要な投与に気

づくこともできる。

④**正しい用量（Right dose）**　医薬品の単位や量が指示されたものと同様かどうかを確認する。アンプルやバイアル，錠数などの確認のみではなく，単位（g, mg, μg, mL, mEq, U, IU など）も確認する。

⑤**正しい方法（Right route）**　投与経路や投与方法をきちんと確認する。

⑥**正しい時間（Right time）**　指示どおりの日時・曜日かどうかを確認する。24 時間表記とすることで，事故の予防につながる。

② 取り扱う医薬品のラベルなどからの情報確認

　医薬品のラベルや包装には，商品名のほか，剤形，投与方法，含量などが簡潔に記載されている。とくに，取り扱い上のミスにより死亡事故が報告された医薬品や医療ミスや事故が多発している製剤では，取り扱い上の注意や使用方法が記載されている。看護師は，手にした医薬品のラベルなどから情報を入手し，それを理解したうえで使用しなければならない。

剤形●　「錠」「カプセル」「散」「坐剤」「注射液」「点眼液」「軟膏」「テープ」などと記載されている。

用法●　注射剤で投与方法が特定されている場合に「静注用」「点滴静注用」「動注用」「筋注用」「皮下注用」などと記載されている。

　液剤では，「うがい用」「内用」「外用」などと記載されている。外用する錠剤・カプセル剤では，経口剤でないことがわかるように「腟用」「吸入用」などと記載されている。

　とくに医療事故が多発している高カリウム製剤，抗不整脈薬，液剤などでは，取り扱い上の注意をよく確認する。臨床で使われている医薬品のラベルに記載されている取り扱い上の注意や使用方法について，例を● 図 2-3 に

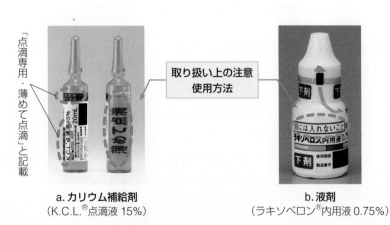

「点滴専用・薄めて点滴」と記載

取り扱い上の注意
使用方法

a. カリウム補給剤
（K.C.L.®点滴液 15%）

b. 液剤
（ラキソベロン®内用液 0.75%）

（写真提供：〔a〕丸石製薬株式会社，〔b〕帝人ファーマ株式会社）

● 図 2-3　医薬品ラベルからの情報確認の例

あげる。

含量● 有効成分含量または濃度(w/v%，w/w%)が記載されているので使用時によく確認する。

③ 単位と有効成分含量および濃度計算の知識

医薬品を取り扱ううえでは，濃度や薬用量に用いられる基本的な単位について理解していなければならない。

重量(質量)● 1 g(グラム)＝1,000 mg(ミリグラム)＝1,000,000μg(マイクログラム)である。

容量(体積)● 1 L(リットル)＝1,000 mL(ミリリットル)＝1,000,000μL(マイクロリットル)である。

質量百分率（%，w/w%）● 薬用量が少ない散剤の医薬品では，計量，分包などの調剤上の取り扱いを容易にするために，デンプンまたはラクトース(乳糖)などの賦形薬[1]により，ある濃度(質量百分率：100 g 中に含まれる g 数)まで薄められている。質量百分率から薬剤全体に含まれている有効成分の量を計算できる。

例：セルシン®散1%の1 gには，有効成分であるジアゼパムが10 mg含まれている。
〔計算方法〕1(g)÷100(g)×1(g)＝0.01 g＝10 mg

質量対容量百分率(w/v%)● 注射剤などの溶液の濃度をあらわすのに用いられる。100 mLの溶液中に有効成分が何 g 含まれているかを%であらわしたものである。質量対容量百分率(w/v%)から溶液全体に含まれている有効成分の量(g)が計算できる。

例：生理食塩液(0.9%食塩液)100 mLには，食塩(NaCl)が0.9g含まれている。
〔計算方法〕 0.9%液は，100 mL 中に0.9 g とけていることを意味する。
0.9(g)÷100(mL)×100(mL)＝0.9(g)

容量百分率(v/v%)● 溶質が液体(原液)の場合などに用いられる。100 mLの溶液中に有効成分(原液)が何 mL 含まれるかをあらわしている。

例：80v/v%のエタノール消毒液200 mLにはエタノールが160 mL含まれている。
〔計算方法〕80v/v%は，100 mL 中に80 mL 含まれることを意味する。
80(mL)÷100(mL)×200(mL)＝160(mL)

---

1) 賦形薬：与薬または服用に便利なように薬物に媒体として加える薬効のない物質。必要なかたちを整えたり，薬物の量が少ないときに一定の容量を保つために用いられる。

容量モル濃度●
（M，mol/L）
　容量モル濃度は，溶液 1 L 中に含まれる溶質のモル（mol）数で表す。高カロリー輸液の成分である亜鉛（Zn），リン（P）などの元素量をあらわす単位として用いられる。
　モル（mol）とは，物質の粒子の数をあらわす単位であり，1 モルの重さは，物質の原子量もしくは分子量のグラム数である。たとえば，原子量が 23 であるナトリウム（Na）の 1 モルの重さは，23 g となる。分子量が 58.5 である食塩（NaCl）の 1 モルの重さは，58.5 g となる。

　容量モル濃度（mol/L）＝1 L 中に溶解している溶質量÷1 mol の重さ
　1 mol/L＝1,000 mmol/L＝1,000,000 μmol/L

ミリ当量●
（mEq/L）
　輸液の電解質のイオン濃度をあらわす単位として用いられる。mEq/L はメックと呼称することもある。

　例：生理食塩液 100 mL 中の Na^+ と Cl^- の濃度は，それぞれ 154 mEq/L（154 メック）である。
　〔計算方法〕　生理食塩液は，0.9% NaCl であるから，100 mL 中には，NaCl が 0.9 g 溶解している。したがって 1 L には，9 g 溶解していることになり，NaCl の分子量が 58.5 であることから容量モル濃度は，9（g）÷58.5＝0.154 mol/L となる。
　当量：Eq/L＝容量モル濃度×イオンの価数
　ミリ当量：mEq/L＝当量×1,000 であるから，Na^+ と Cl^- はそれぞれ次のように計算できる。
　Na^+：0.154（mol/L）×1（イオンの価数）×1,000＝154 mEq/L
　Cl^-：0.154（mol/L）×1（イオンの価数）×1,000＝154 mEq/L

④ 看護師に危険が及ぶ事例の理解

■抗がん薬の曝露対策

　近年，がん化学療法は目ざましい進歩をつづけており，医療従事者が取り扱う抗がん薬の種類や量も増加している。抗がん薬は取り扱う医療従事者の健康にも影響を及ぼす可能性があるため，取り扱い，曝露には十分に注意する必要がある。
　抗がん薬の職業性曝露には，長期的な影響もあり，催奇形性，発がん性が報告されている抗がん薬も多くある。また，抗がん薬を取り扱う医療従事者の染色体異常や流産発生率の増加なども報告されている。
　抗がん薬の調製は，薬剤師が安全キャビネット内で行うことが多くなっているため，調製時の危険性は以前よりも減少しているが，看護師が抗がん薬

を運搬・与薬する際や，患者の体液やリネン類を扱う際にも十分に注意する必要がある。抗がん薬の取り扱いの基本は防護であり，曝露を防ぐために，手袋やマスク，ガウン，ゴーグル，キャップなどの個人防護具を適切に使用することが重要となる。また，投与時は曝露防止のために，閉鎖式接続器具（抗がん薬の漏出，気化，針刺しの防止を目的とした器具）を活用することも重要である。

2 針刺し事故

血液・体液曝露事故とは，血液や体液に曝露されることであり，このうち針刺し事故とは，医療従事者が他者の血液などで汚染された器具で受傷することである。このような事故が生じると，血液や体液などを介した感染が大きな問題となる。血液・体液などを介して感染する代表的な疾患には，B型肝炎，C型肝炎，ヒト免疫不全ウイルス（HIV）感染症，梅毒などがある。

針刺し事故の予防には，すべての血液には感染のおそれがあると認識して対策をたて，日常業務を行うことが重要である。たとえば，リキャップをしないこと，安全な器材を使用すること，血液や体液で汚染された針などの確実な処分などが重要である。また，B型肝炎などではあらかじめワクチン接種を行うことも重要である。

発生時の対応● もし，針刺し事故が発生した場合は，ただちに責任者に報告するとともに，傷口から血液を押し出し流水で十分に洗浄して，消毒用エタノールで消毒を行う（傷口がない場合にも同様）。感染源となった患者が特定できる場合には，患者の感染症の有無を確認する。併せて，受傷者の血液検査も行い，HBs抗原[1]・HBs抗体・HCV抗体や，肝機能値などを検査する。

B型肝炎は最も感染力が高いとされているため，患者がHBs抗原陽性の場合で，医療従事者がワクチン未接種，またはHBs抗体が10 mIU/L未満の場合には，ただちに抗HBs人免疫グロブリンを接種する。併せて，B型肝炎ワクチン接種の接種を行っていく。

感染源がC型肝炎患者の場合には，受傷者の肝機能やHCV抗体を継続的に確認する。もし，陽性の場合には，経口抗ウイルス薬で治療を開始する。

感染源がHIV感染症患者の場合には，抗HIV薬を予防的に投与する。

なお，血液による針刺し事故を介した感染率はB型肝炎で10〜40%，C型肝炎で約2%，HIVで約0.3%といわれている。

5 アナフィラキシーに関する理解

アナフィラキシーとは，「アレルゲン等の侵入により，複数臓器に全身性にアレルギー症状が惹起され，生命に危機を与え得る過敏反応」であり，ア

1）HBs抗原：B型肝炎ウイルスのウイルス粒子表面のタンパク質。B型肝炎ウイルスの検査には，このほかHBc抗原，HBe抗原なども用いられる。

ナフィラキシーショックは「アナフィラキシーに血圧低下や意識障害を伴う場合」と定義されている（日本アレルギー学会「アナフィラキシーガイドライン」による）。原因には，ハチ毒や，食物，薬物などがある。

　アナフィラキシーの頻度が高い医薬品は，造影剤，抗菌薬（とくにペニシリン系抗菌薬），筋弛緩薬などである。アナフィラキシーによる死亡事例では，心停止もしくは呼吸停止にいたるまでの時間（中央値）は医薬品で 5 分程度と言われているため，早期の対応が必要となる。アナフィラキシーの診断基準は，以下の 3 項目のうちいずれかに該当することである。

(1) 皮膚症状または粘膜症状のいずれかが存在し，急速に発現する症状で，かつ呼吸器症状，循環器症状の少なくとも 1 つを伴う。

(2) 一般的にアレルゲンとなりうるものへの曝露の後，急速に発現する皮膚・粘膜症状，呼吸器症状，循環器症状，持続する消化器症状のうち，2 つ以上を伴う。

(3) 当該患者におけるアレルゲンへの曝露後の急速な血圧低下。

　このような症状をみとめた患者や，医薬品の投与後に皮膚症状に限らず容態が変化した患者の場合は，確定診断を待たずにただちに原因と思われる薬剤を中止し，アドレナリン筋肉内注射 0.3 mg（成人）を準備することが重要である。

D 医薬品情報

1 医薬品添付文書

　医薬品が適正に使用されるためには，医薬品に関する広範囲な情報が必要であり，ときとしてその情報は迅速に提供されなければならない。このような条件を満たすものが**医薬品添付文書**であり，医療現場では手軽に入手できる実用的な医薬品情報といえる。医薬品添付文書は，医薬品医療機器等法に基づいて製薬会社に作成が義務づけられている公的文書である。通常は医薬品包装箱の中に入っているが，販売している製薬企業に所属している医薬情報担当者（MR）への依頼や製薬企業，および独立行政法人医薬品医療機器総合機構（PMDA）のホームページからも入手できる。

　おもな記載項目を⮕ 表 2-3 に示す。医薬品を取り扱う医療従事者は，医薬品添付文書の記載項目と記載内容を把握しておくことが必要であり，それにより，求める情報を医薬品添付文書から的確に入手することができる。おもな医薬品添付文書の使い方を⮕ 表 2-4 にあげる。

2 薬剤情報提供書・お薬手帳

　薬剤情報提供書とお薬手帳は，患者と医療従事者の間でやり取りが行われ

⊙ 表2-3　医薬品添付文書のおもな記載項目

- 添付文書作成または改訂年月
- 規制区分
- 薬効分類名
- 販売名
- 貯法(保存方法)

1. 警告	9. 特定の背景を有する患者に関する注意	10. 相互作用	16. 薬物動態
2. 禁忌(次の患者には投与しないこと)	9.1 合併症・既往歴等のある患者	10.1 併用禁忌(併用しないこと)	17. 臨床成績
3. 組成・性状	9.2 腎機能障害患者	10.2 併用注意(併用に注意すること)	18. 薬効薬理
4. 効能又は効果	9.3 肝機能障害患者	11. 副作用	19. 有効成分に関する理化学的知見
5. 効能又は効果に関連する注意	9.4 生殖能を有する者	11.1 重大な副作用	20. 取扱い上の注意
6. 用法及び用量	9.5 妊婦	11.2 その他の副作用	21. 承認条件
7. 用法及び用量に関連する注意	9.6 授乳婦	12. 臨床検査結果に及ぼす影響	22. 包装
8. 重要な基本的注意	9.7 小児等	13. 過量投与	23. 主要文献
	9.8 高齢者	14. 適用上の注意	24. 文献請求先及び問い合わせ先
		15. その他の注意	25. 保険給付上の注意
			26. 製造販売業者等

⊙ 表2-4　医薬品添付文書の使い方

知りたい情報	添付文書記載項目
一般名, 略号	有効成分に関する理化学的知見
識別コード	性状
使用量	用法・用量
催奇形性	特定の背景を有する患者に関する注意(妊婦)・その他の注意
母乳への移行	特定の背景を有する患者に関する注意(授乳婦)・薬物動態(分布)
半減期, 組織移行性	薬物動態(血中濃度)(分布)

る医薬品情報であり,現在,ほとんどの医療機関において,薬剤交付時に薬物とともに患者に交付されている。両者とも医薬品が適正に使用されるためには,欠かすことができない情報である。

薬剤情報提供書●　**薬剤情報提供書**は,患者が在宅において処方された医薬品を適正に使用するために交付される。在宅では,医療従事者の管理下にない状況で医薬品が使用されることになるので,処方薬の用法・用量,効能・効果,注意事項などの情報が記載されている薬剤情報提供書が必要である。

　また,患者個々で服薬に対する理解度に違いがあることや疾患が薬剤の使用に影響を及ぼす場合があることから,これらを補うために,患者個々の状態に応じた**指導書**を交付している医療機関もある(⊙図2-4)。指導書には,薬物の使用方法・スケジュールなどが詳細に記載されている。

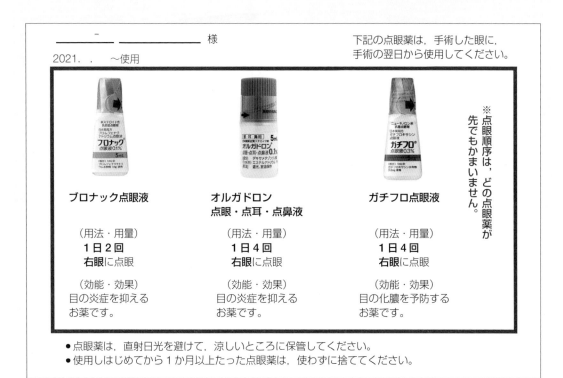

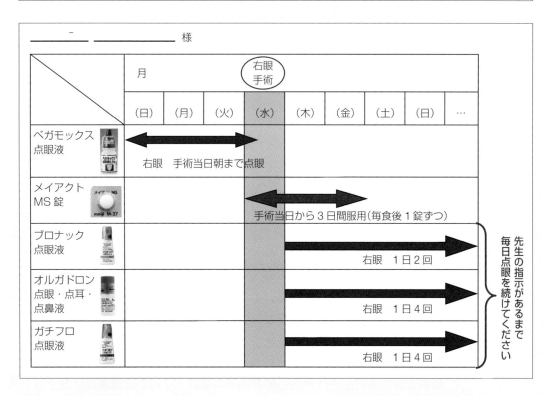

◯ 図 2-4　指導書の例（白内障手術患者）

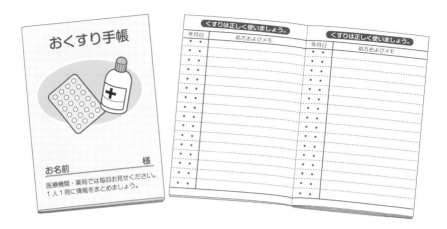

○ 図 2-5　お薬手帳の例

お薬手帳●　お薬手帳には，現在にいたるまでの処方された医薬品について，薬品名，用法・用量，効能・効果のほか，既往歴，アレルギー，副作用歴など，薬歴が記入されている（○ 図 2-5）。患者が医療機関に受診あるいは入院するときにお薬手帳を提示することで，医療従事者はこれまでの薬歴を即座に判断し，これからの処方に反映できる。また，ほかの医療機関において処方された医薬品との重複や不都合な相互作用も避けることができる。

 ## 組織側の要因と対策

処方・指示の●　医薬品がかかわる医師からの指示は，口頭ではなく，処方箋や注射指示箋
しくみづくり　などの記録に残るかたちで行うことが望ましい。

　　また，特殊な服用方法である内服薬は服用時間や服用日についても指示を記載することが望ましい。たとえば，前述のメトトレキサートは，1週間のうち服用する日をきちんと処方箋に記載することで，医療事故を防ぐことができる。注射薬については，投与量，投与部位，投与時間，投与速度，調整用の溶媒（注射用水など）まで，きちんと指示をするしくみをつくることが望ましい。

　　また，電子カルテ上で最大量をこえる指示ができないように制限をする，配合不可の輸液は指示できないようにする，カリウム製剤名に「点滴専用」や「要希釈」などと記載する，なども重要である。

薬の管理●　さらに，類似名称薬や複数規格ある医薬品は，一規格しか病棟在庫としないようにすることや，カリウム製剤のような医薬品は各部署に配置せずに[1]，原則として薬剤部門で準備して各部署に届け，その際に急速静注禁止などの

1）手術室や集中治療室など，緊急を要するような部署は配置されることもある。

案内をつけた注意喚起を行うことも重要となる。

組織のありかた ●　加えて，組織としては「人は誰でもあやまちをおかすものである」との認識のもとに，あやまちがおきにくく，おきても重大な結果を招きにくい医療環境を整備することが重要である。

医療事故の要因の 1 つにコミュニケーション不足がある。疑問に感じたことや不安なことを医療従事者間で気軽に聞ける環境づくりや，十分なコミュニケーションをはかるといった対応，医療従事者間のみならず，患者も参画できるような組織づくりが重要となる。

あわせて，患者，医療従事者，医薬品を実施前に確認する 3 点認証システムなど，医療事故を防止するためのシステムを積極的に導入することも必要となる。

それでも医療事故はおこりうるため，発生した際には，その要因を分析して，組織全体に共有するシステムも重要である。

まとめ

- 人（医療従事者），物（医薬品・医療機器・情報），組織（医療機関の安全体制）に起因するさまざまな要因が複雑に関連することで発生する。
- 医薬品の投与に際しては，6R を徹底することで，医療事故の防止に繋がる。
- 医薬品の類似した名称，混在する規格，わかりにくい使用方法などが事故の要因となりうる。
- 看護師は正しい知識を身につけ，注意深くラベルなどの情報を確認して，事故防止に努めなければならない。

復習問題

❶〔　〕内の正しい語に〇をつけなさい。

① 1 μg は 1 g の〔千分の一・百万分の一〕である。

②〔医薬品添付文書・お薬手帳〕は，医薬品医療機器等法に基づき，製薬会社に作成が義務づけられた文書である。

❷ 6 つの Right（6R）をすべてあげなさい。

〔　　　　　〕〔　　　　　　　〕

〔　　　　　〕〔　　　　　　　〕

〔　　　　　〕〔　　　　　　　〕

第 3 章

抗感染症薬

学習目的 ● 抗菌薬・抗真菌薬の種類と特性，および各薬剤の特徴的な副作用について学ぶ。
- ウイルス感染のしくみを理解し，抗ウイルス薬の種類を学ぶ。
- おもな原虫・寄生虫感染症の治療薬を学ぶ。

　感染症は，細菌・真菌・ウイルス・原虫などの病原微生物が，生体に侵入し，体内に寄生（定着）して増殖することにより発症する病気である。
　抗感染症薬（抗微生物薬）は，感染症の治療に用いる薬物であり，作用する病原微生物の種類により，抗菌薬（抗生物質・合成抗菌薬），抗真菌薬，抗ウイルス薬，抗原虫薬，抗蠕 虫 薬に分類される。

A 抗菌薬（抗生物質・合成抗菌薬）

　抗菌薬は，抗生物質と合成抗菌薬からなる。**抗生物質**は，微生物によって産生され，ほかの微生物の発育を抑える物質である。**合成抗菌薬**は，微生物の産生物質ではなく，化学的に合成されたものである。

1 抗菌薬の作用機序

　細菌は，細胞に核がなく，DNA が核膜で包まれずに細胞質に存在している原核生物である。また，細胞膜の外側にヒトの細胞にはない細胞壁を備えており，ヒトの細胞とは構造の異なるリボソームを有している。
　抗菌薬は，ヒトの細胞と構造上の違いを有する細菌の細胞に対して，いくつかの作用点においてはたらく（● 図 3-1）。細菌を死滅させる**殺菌作用**を示すタイプと，細菌の分裂を抑制する**静菌作用**を示すタイプに分かれる。

細胞壁合成阻害● 　細菌が細胞壁を合成するのを妨げる。細菌は細胞壁を合成できなくなるので，細胞質内部の高い圧力により，細胞が破裂し，死滅する。したがって，この作用機序を示す抗菌薬は，細菌に対して殺菌的に作用する。また，細胞壁は，ヒトの細胞にはない細菌の細胞に特有なものであることから，この作用機序を示す抗菌薬は，選択毒性が高い抗菌薬といえる。

細胞膜障害● 　細胞膜障害の作用機序を示す抗菌薬には，細胞壁の内側にある細胞膜に直

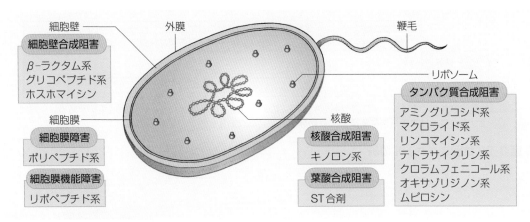

細胞壁 ── 外膜 ── 鞭毛

細胞壁合成阻害
β-ラクタム系
グリコペプチド系
ホスホマイシン

リボソーム

タンパク質合成阻害
アミノグリコシド系
マクロライド系
リンコマイシン系
テトラサイクリン系
クロラムフェニコール系
オキサゾリジノン系
ムピロシン

細胞膜

細胞膜障害
ポリペプチド系

細胞膜機能障害
リポペプチド系

核酸

核酸合成阻害
キノロン系

葉酸合成阻害
ST合剤

○ 図3-1　抗菌薬の作用機序

接作用(リン脂質に結合)して障害するポリペプチド系抗生物質と，細胞膜を
こわすことなくその機能を障害するリポペプチド系抗生物質がある。いずれ
の抗菌薬も殺菌的に作用する。

タンパク質 ● 　細菌の細胞内に入り，リボソームに結合することで，タンパク質の合成を
合成阻害　 阻害する。この作用機序を示す抗菌薬は多くあり，一般に静菌的に作用する
が，アミノグリコシド系抗生物質だけは，殺菌的に作用する。また，ムピロ
シンとオキサゾリジノン系合成抗菌薬は，ほかのタンパク質合成阻害薬とは
異なる作用機序により，タンパク質合成を阻害する。

核酸合成阻害 ● 　DNA合成酵素を阻害することで直接的にDNAの合成を阻害し，細菌を
死滅させる。この作用機序を示す抗菌薬は，細菌に対して殺菌的に作用する。

葉酸合成阻害 ● 　細菌の細胞が増殖するために必要な葉酸の合成を阻害することによって，
間接的に核酸合成を阻害し，その結果，細菌の増殖を抑制する。この作用機
序を示す抗菌薬は，細菌に対して静菌的に作用する。

❷ 抗菌スペクトル

　　抗菌スペクトルとは，抗菌薬が作用を及ぼす細菌の種類の範囲(有効範囲)
である。抗菌薬ごとに，この範囲に差がみられる(○図3-2)。

　　抗菌スペクトルの決定は，細菌の発育を阻止するのに必要な抗菌薬の最小
濃度である**最小発育阻止濃度** minimum inhibitory concentration(**MIC**)に基づく。
MICには，抗菌薬の作用機序や細菌の表面構造，寄生の仕方の違いが関与
する。MICは，細菌に対する抗菌力の強さの程度をあらわし，MICの値が
小さいほど抗菌力が強いことになる。ただし，MICは，試験管内で求めら
れた値であるため，生体内において同様の効果が得られるとは限らない。

　　一般に，抗菌スペクトルが，グラム陽性菌あるいはグラム陰性菌のいずれ
かのみに限定される抗菌薬を狭域性抗菌薬，グラム陽性菌からグラム陰性菌
にまで及ぶ抗菌薬を広域性抗菌薬に分類する。

	グラム陽性		グラム陰性		スピロ ヘータ	マイコ プラズマ	クラミ ジア	リケッ チア	抗酸菌
	球菌	桿菌	球菌	桿菌					
イソニアジド									▨
テトラサイクリン			▨	▨	▨	▨	▨	▨	

図は簡易的なものである。イソニアジドは抗酸菌にのみ有効な，抗菌スペクトルの狭い抗菌薬である。一方，テトラサイクリンはさまざまな病原菌に有効な，抗菌スペクトルの広い抗菌薬である。

● 図 3-2　抗菌スペクトルの例

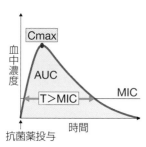

a. 抗菌薬の投与時間と血中濃度
　Cmax：最高血中濃度
　AUC：血中濃度曲線下面積
　MIC：最小発育阻止濃度
T>MIC：血中濃度がMICを
　　　　こえている時間

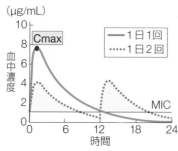

b. 濃度依存性の抗菌薬
抗菌薬の血中濃度が高いほど効果が高い。1日投与量を2分割よりも1回で投与したほうが，抗菌薬の濃度が高い。

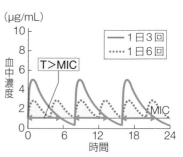

c. 時間依存性の抗菌薬
抗菌薬の血中濃度がMICよりも高い時間（T>MIC）が長いほど効果が高い。1日投与量を3分割よりも6分割で投与したほうがMICよりも高い時間が長い。

● 図 3-3　濃度依存性の抗菌薬と時間依存性の抗菌薬

 ## 抗菌薬の薬物動態（PK）−薬力学（PD）からみた投与方法

感染症の薬物治療では，使用する抗菌薬の効果が最大限に発揮され，しかも，副作用の発現や耐性菌の出現を抑制した使用方法が必要である。近年，抗菌薬の薬物動態 pharmacokinetics（PK）[1]−薬力学 pharmacodynamics（PD）[2] からみた使用方法が確立されてきた。

濃度依存性と　抗菌薬は，細菌と接触する抗菌薬の濃度が高いほど効果が増強する**濃度依**
時間依存性　**存性**の抗菌薬と，細菌と接触する抗菌薬の接触時間が長いほど効果が増強する**時間依存性**の抗菌薬に分けられる（● 図3-3）。濃度依存性を示す抗菌薬には，ニューキノロン系合成抗菌薬，アミノグリコシド系抗生物質があり，時間依存性を示す抗菌薬には，β-ラクタム系抗生物質がある。

濃度依存性の抗菌薬では，使用量が重要であり，血中濃度曲線下面積 area

1）PK：薬物投与後の経過時間と血中薬物濃度の関係。
2）PD：血中薬物濃度と薬物効果の関係。

under the curve（AUC），最高血中濃度 maximum concentration（Cmax）と MIC の比（AUC/MIC, Cmax/MIC）が効果と相関する（◎ 図3-3-b）。

　一方，時間依存性の抗菌薬では，1日の使用回数と点滴時間などの投与時間が重要であり，血中濃度が MIC をこえている時間 Time above MIC（T＞MIC）が効果と相関する（◎ 図3-3-c）。

④ 抗菌薬の薬剤耐性

　抗菌薬は，感受性をもつ細菌を原因微生物とする感染症に対して十分な効果を発揮するが，使用頻度が増大するにつれて，感受性を示した細菌がその抗菌薬に対して抵抗性を示し，抗菌薬がしだいにきかなくなることがある。この現象を抗菌薬における**薬剤耐性**という。

　臨床では，さらに，ほかの抗菌薬が選択されることになるために，薬剤耐性は，拡大していく可能性がある。したがって，抗菌薬の使用にあたっては，耐性化に注意した薬剤の選択と使用方法が重要である。

　また，ある抗菌薬に対して耐性を獲得した細菌が，同時にほかの化学構造の類似した抗菌薬に対しても耐性を示すことがある。これを**交差耐性**という。

⑤ 抗菌薬の種類と特性

① β-ラクタム系抗生物質

　化学構造に β-ラクタム環という共通した構造をもつ抗生物質のグループである。臨床的には，①ペニシリン系，②セフェム系，③ペネム系，④カルバペネム系，⑤モノバクタム系，⑥β-ラクタマーゼ阻害薬に分類するのが一般的である。

　作用機序は，細菌の細胞の細胞壁の合成阻害で，作用は殺菌的である。作用点がヒトの細胞にない細胞壁であることから，選択毒性が高い抗菌薬のグループである。

Column

細菌の分類

　細菌は，細菌を選択的に染め出す染色法であるグラム染色により，紫色に染まるグラム陽性菌と赤色に染まるグラム陰性菌の2つのグループに大きく分かれる。さらに，これらの細菌は，形状により，球菌，桿菌，らせん菌に分類される。グラム染色による分類以外にも，一般的な細菌とは異なる性質をもつ細菌のグループとして，スピロヘータ，結核菌などの抗酸菌，リケッチア，クラミジア，マイコプラズマなどがある。

1 ペニシリン系抗生物質

ペニシリンGは，抗感染症薬として歴史上最初に発見・開発された抗生物質である。レンサ球菌・肺炎球菌などのグラム陽性球菌に対してすぐれた抗菌力を有しているが，大腸菌・インフルエンザ菌などのグラム陰性桿菌には，抗菌力をもたない。

アンピシリン（ビクシリン®），アモキシシリン（サワシリン®）では，抗菌スペクトルがグラム陽性球菌から大腸菌などのグラム陰性桿菌にまで拡大しており，ピペラシリン（ペントシリン®）では，抗菌スペクトルが，さらに緑膿菌まで拡大している。一方で，近年，大腸菌の耐性率が上昇傾向である。

取り扱い・看護のポイント

ペニシリン系抗生物質
● ペニシリン系抗生物質のおもな副作用は，重篤なアナフィラキシーショックや発疹などの過敏反応である。
● アナフィラキシーショックの発生防止のために，問診を十分に行う。
● とくに注射使用では，使用開始直後のアナフィラキシー前駆症状（不快感，口内異常，喘鳴など）の有無を確認する。

2 セフェム系抗生物質

セフェム系抗生物質は，抗菌スペクトルにより4世代に分類される。

①**第1世代** セファレキシン（ケフレックス®），セファクロル（ケフラール®），セファゾリン（セファメジン®）などがある。グラム陽性球菌，大腸菌，肺炎桿菌などのグラム陰性桿菌に対して抗菌力を有するが，近年，大腸菌の耐性率が上昇傾向である。

②**第2世代** 第1世代よりもグラム陰性菌に対する抗菌スペクトルが拡大している。セフォチアム（パンスポリン®），セフメタゾール（セフメタゾン®），オキサセフェム系のフロモキセフ（フルマリン®）などがある。セファマイシン系に属するセフメタゾールとオキサセフェム系のフロモキセフは，

Column

MRSA（メチシリン耐性黄色ブドウ球菌）

MRSAは，ペニシリン耐性ブドウ球菌用に開発された抗生物質のメチシリンを含む多くの抗菌薬に耐性を示す黄色ブドウ球菌である。染色体上に *mecA*（メックA）とよばれる遺伝子を保有することによって，抗菌薬が結合しにくい細胞壁を合成する酵素を産生する。その結果，多くの抗菌薬が作用できなくなり，無効となる。

グラム陽性球菌に対して抗菌力が低下した第3世代セフェム系抗生物質の汎用とともにMRSAの感染が拡大してきたことから，両者に関連があることは間違いない。

MRSAの治療には，バンコマイシン，テイコプラニン，アルベカシン，リネゾリド，テジゾリド，ダプトマイシンなどが用いられる。

嫌気性菌に対しても抗菌力を有している。

　③**第3世代**　グラム陰性菌に対して抗菌力が強化され，緑膿菌に対して抗菌力を有する薬物もみられる。反面，グラム陽性球菌に対しての抗菌力は低下した。セフカペン ピボキシル（フロモックス®），セフジトレンピボキシル（メイアクト®），半減期が長いセフトリアキソン（ロセフィン®），緑膿菌に対して抗菌力を強化したセフタジジムなどがある。

　④**第4世代**　緑膿菌に対して抗菌力を有し，さらに第3世代で低下していたグラム陽性球菌に対する抗菌力が回復している。セフェピム（マキシピーム®），セフォゾプラン（ファーストシン®）がある。

セフェム系抗生物質

●副作用は，ペニシリン系抗生物質と同様であるが，過敏反応の発現率はセフェム系抗生物質のほうが少ない。また，ペニシリン系抗生物質で過敏反応のある患者では，10％程度の交差反応をおこすため，注意する必要がある。

●第2世代・第3世代のセフェム系抗生物質のなかには，出血傾向やアルコールとの相互作用によりジスルフィラム様作用（顔面紅潮，心悸亢進，頭痛，吐きけ・嘔吐など）が出現するものがある。

❸ペネム系抗生物質

　ペネム系抗生物質には，ファロペネム（ファロム®）がある。グラム陽性菌と嫌気性菌に対してすぐれた抗菌力を有する。おもな副作用には下痢があり，とくに高齢者では注意する。

❹カルバペネム系抗生物質

　カルバペネム系抗生物質には，イミペネム・シラスタチン（チエナム®），パニペネム・ベタミプロン（カルベニン®），メロペネム（メロペン®），ビアペネム（オメガシン®），ドリペネム（フィニバックス®）がある。グラム陽性菌からグラム陰性菌，嫌気性菌にいたる広い抗菌スペクトルと強い抗菌力を有する。緑膿菌に対しても強い抗菌力を有する。おもな副作用には，過敏反応，痙攣がある。

❺モノバクタム系抗生物質

　モノバクタム系抗生物質には，アズトレオナム（アザクタム®）がある。緑膿菌を含むグラム陰性菌にすぐれた抗菌力を有するが，グラム陽性菌に対しては無効である。

❻β-ラクタマーゼ阻害薬

　β-ラクタマーゼ阻害薬には，クラブラン酸，スルバクタム，タゾバクタムがある。これらは，細菌がβ-ラクタム系抗生物質を不活化するために産生する酵素のβ-ラクタマーゼを阻害する薬物である。β-ラクタム系抗生物質との配合剤では，β-ラクタム系抗生物質がβ-ラクタマーゼによって分解されることなく抗菌力を発揮することができる。

② アミノグリコシド系抗生物質

　ゲンタマイシン(ゲンタシン®),アミカシンなどのアミノグリコシド系抗生物質は,細菌のリボソームに結合してタンパク質の合成を阻害する。ほかのタンパク質の合成を阻害する抗生物質が静菌的に作用するのに対して,アミノグリコシド系抗生物質は,殺菌的に作用する。

　抗菌スペクトルは,グラム陽性菌からグラム陰性菌までと幅広く,緑膿菌やMRSAに抗菌力をもつ薬物もある。しかし,グラム陰性菌に比べてグラム陽性菌に対しては抗菌力が弱い。

　ストレプトマイシンとカナマイシンは,抗結核菌作用があり,抗結核薬として用いられる(◎163ページ)。アルベカシン(ハベカシン®)は,抗MRSA薬としてMRSA感染症にのみ用いられる。スペクチノマイシン(トロビシン®)は,ペニシリン耐性淋菌の感染に用いられる。

取り扱い・
看護のポイント

アミノグリコシド系抗生物質
●アミノグリコシド系抗生物質は,消化管からほとんど吸収されないため,肝性昏睡の補助療法としてカナマイシンを経口使用する以外は,非経口的に投与する。
●おもな副作用には,めまい,難聴などの聴器毒性(第Ⅷ脳神経障害)と腎毒性がある。

③ マクロライド系抗生物質

　マクロライド系抗生物質は,細菌のリボソームに作用して,タンパク質の合成を阻害することにより,静菌的に作用する。グラム陽性菌と一部のグラム陰性菌に抗菌力を有し,β-ラクタム系薬が無効なマイコプラズマやクラミジアなどの細菌に対しても抗菌力を有するという特徴がある。

　胃酸に対して不安定であるために吸収性に難点があったエリスロマイシン(エリスロシン®)に比べて,クラリスロマイシン(クラリス®)は吸収性が改善されている。また,近年開発されたアジスロマイシン(ジスロマック®)は,それまでのマクロライド系抗生物質よりもインフルエンザ菌に対しての抗菌力が強化された。しかも,半減期が長く,3日間または1回のみの内服で7日間効果が持続するというめずらしい特徴を有している。

　副作用としては,エリスロマイシンの注射使用において,注射速度を速めると心室頻拍の危険性がある。エリスロマイシンとクラリスロマイシンは,薬物代謝酵素(シトクロムP450)を阻害することから,併用薬には注意する。

④ リンコマイシン系抗生物質

　リンコマイシン系抗生物質には,リンコマイシン(リンコシン®),クリンダマイシン(ダラシン®)がある。細菌のリボソームに作用して,タンパク質の合成を阻害することにより,静菌的に作用する。グラム陽性菌と嫌気性菌

にすぐれた抗菌力を有する。マクロライド系抗生物質との間に交差耐性がみとめられる。

副作用としては，リンコマイシンとクリンダマイシンの注射使用において，注射速度を速めると心停止の危険性がある。

⑤ キノロン系合成抗菌薬

キノロン系抗菌薬は，DNA の複製に関与する酵素を阻害することにより，DNA 合成を阻害する。作用は殺菌的である。グラム陰性菌にのみすぐれた抗菌力を示すオールドキノロンと，グラム陰性菌だけではなくグラム陽性菌に対しても抗菌力を示すニューキノロンに分類される。ニューキノロンは，すぐれた抗菌力と広い抗菌スペクトルから臨床で汎用されている。

オールドキノロンには，ピペミド酸などがあった。ニューキノロンには，ノルフロキサシン（バクシダール®），シプロフロキサシン（シプロキサン®），レボフロキサシン（クラビット®），パズフロキサシン（パシル®），シタフロキサシン（グレースビット®）などが属する。

ニューキノロン系抗菌薬はβラクタム系抗生物質が無効なマイコプラズマ，レジオネラ，クラミジアにも抗菌活性を示し，モキシフロキサシン（アベロックス®），ガレノキサシン（ジェニナック®），シタフロキサシン（グレースビット®），ラスクフロキサシン（ラスビック®）は嫌気性菌にも作用を有する。

ニューキノロン系抗菌薬はおもに呼吸器感染症，尿路感染症などに使用されるが，近年では大腸菌の耐性率が上昇しており，深刻な問題となっている。

取り扱い・看護のポイント
キノロン系抗菌薬
- ニューキノロン系抗菌薬の注意すべき重大な副作用には，低血糖，QT 延長，痙攣，アキレス腱炎，腱断裂などがある。
- キノロン系抗菌薬は結核菌に対しても抗菌活性を有するため，高齢者で使用する場合には結核の既往を確認することが望ましい。

⑥ テトラサイクリン系抗生物質

テトラサイクリン系抗生物質には，ドキシサイクリン（ビブラマイシン®），ミノサイクリン（ミノマイシン®）などがある。細菌のリボソームに作用して，タンパク質の合成を阻害することで，静菌的に作用する。

抗菌スペクトルは，グラム陽性菌から陰性菌まで幅広い。β-ラクタム系抗生物質がきかないマイコプラズマ，クラミジア，リケッチアに対しても抗菌力を有しており，それらの感染症に対しては第一選択薬である。

取り扱い・看護のポイント
テトラサイクリン系抗生物質
- 経口した薬物が食道にとどまると食道潰瘍の危険性がある。

●胎児・乳幼児に使用した場合に，骨の発育不全，歯牙の着色，エナメル質の形成不全障害などをおこすことがある。
●胃腸障害，光線過敏症などがある。
●相互作用として，鉄剤やカルシウム・マグネシウム・アルミニウムイオンを含む制酸剤や乳製品と併用すると，テトラサイクリン系抗生物質の吸収は抑制される。

⑦ クロラムフェニコール系抗生物質

　　クロラムフェニコール系抗生物質は，細菌のリボソームに作用して，タンパク質の合成を阻害することにより，細菌に対して静菌的に作用する。抗菌スペクトルは，グラム陽性菌からグラム陰性菌までと幅広く，リケッチア・クラミジアなどにも抗菌力を有する。

　　副作用として重篤な造血器障害(再生不良性貧血)があるため，現在ではサルモネラ感染症などの一部の感染症に限って使用される。

　　薬物としては，クロラムフェニコール(クロロマイセチン®)などがある。

取り扱い・看護のポイント

クロラムフェニコール系抗生物質
●副作用では，再生不良性貧血のほか，未熟児・新生児に対しての過剰投与による循環不全のグレイ症候群が知られている。

⑧ オキサゾリジノン系合成抗菌薬

　　リネゾリド(ザイボックス®)は，バンコマイシン耐性腸球菌感染症のほか，MRSA感染症に用いる。テジゾリド(シベクトロ®)は，MRSAによる皮膚軟部組織感染症に用いる。

⑨ ポリペプチド系抗生物質

　　ポリペプチド系抗生物質には，ポリミキシンBがある。細胞膜障害作用により殺菌的に作用し，緑膿菌や大腸菌などのグラム陰性桿菌にすぐれた抗菌作用を示す。しかし，作用点がヒトの細胞にも存在する細胞膜であることから，全身投与では，腎障害などの副作用の発現率が高く，わが国では，経口投与のみが承認されている。経口投与では，ほとんど吸収されないことから，副作用の発現性も低く，白血病治療時の腸内殺菌に用いられている。

⑩ グリコペプチド系抗生物質

　　バンコマイシンとテイコプラニン(タゴシッド®)がある。細菌の細胞壁の合成を阻害することにより，殺菌的に作用する。

　　MRSAをはじめ，グラム陽性球菌に対してすぐれた抗菌力を有するが，

グラム陰性菌に対しては抗菌力をもたない。

　とくに，腎機能障害者，高齢者，小児，アミノグリコシド系抗生物質などの薬剤を使用中の患者に対しては，使用時に薬物血中濃度モニタリング（TDM）を実施することがすすめられている（⊃137ページ）。副作用発現を防ぐため，点滴の速度に注意する。

⑪ リポペプチド系抗生物質

　ダプトマイシン（キュビシン®）は，細菌の細胞膜と結合してその機能を障害することにより DNA，RNA，タンパク質の合成が阻害され，殺菌的に作用する。MRSA などのグラム陽性球菌にすぐれた抗菌作用を示し，グリコペプチドやリネゾリドに耐性のある MRSA に対しても抗菌力を有する。

⑫ その他の抗菌薬

　①ホスホマイシン　化学構造が単純であり，ショックなどの過敏反応の発現率が低く，安全性の高い抗生物質である。細菌の細胞壁の合成を阻害することにより，殺菌的に作用する。

　②ムピロシン（バクトロバン®）　細菌のタンパク質の合成を阻害する。MRSA に対して抗菌力を有する。生体内ではすみやかに加水分解されて不活性化されるため，局所使用の鼻腔用軟膏として，院内感染の予防を目的に鼻腔内 MRSA の除菌に用いる。

　③ST 合剤（バクトラミン®）　サルファ剤のスルファメトキサゾールと合成抗菌薬のトリメトプリムの合剤である。サルファ剤の葉酸合成阻害とトリメトプリムの葉酸活性化阻害により，相乗的な抗菌作用を示し，作用は殺菌的である。グラム陽性・陰性菌，一部の真菌・原虫にも効力を有する。注射薬は，エイズ（AIDS）などでみられるニューモシスチス肺炎の第一選択薬として位置づけられている。血液障害・ショック・高カリウム血症などの重篤な副作用の出現に注意する。

⑥ 抗結核薬

　抗結核薬は，結核の治療に用いる抗菌薬である。十分な効果を得るために，また耐性化を防ぐために，以下の薬物を併用することになる。

抗結核薬の●　イソニアジド（INH：イスコチン®）は，結核菌の細胞壁の合成を阻害し，
作用機序　抗結核薬のなかで最も強力な殺菌作用を示す。

　リファンピシン（RFP：リファジン®）は，RNA 合成を阻害し，結核菌に対して殺菌的に作用するが，結核菌以外にもグラム陽性菌からグラム陰性菌まで抗菌スペクトルは幅広く，一部のウイルスに対しても活性を示す。

　ピラジナミド（PZA：ピラマイド®）は，代謝物のピラジン酸が結核菌に対して毒性をもつ。INH と RFP との併用でとくに治療初期に効果を示すが，

164 ● 薬理

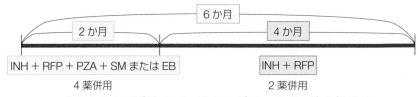

➡ 図 3-4　標準的な結核治療法

詳細な作用機序は明らかではない。

　このほか，アミノグリコシド系抗生物質のストレプトマイシン(SM)，結核菌の細胞壁の合成に作用するエタンブトール(EB：エサンブトール®)，RFP に比べて薬物代謝酵素(シトクロム P450)の誘導が弱いリファブチン(RBT：ミコブティン®)も用いられる。

標準的な治療法●　標準的な結核治療では，INH・RFP・PZA の 3 薬物に SM もしくは EB を加えた 4 薬を初期 2 か月間併用し，その後 INH と RFP の 2 薬を 4 薬併用療法開始から 6 か月を経過するまでの間使用する(➡図3-4)。

取り扱い・看護のポイント

抗結核薬
●耐性菌を発現させないように服用を管理する直接監視下短期化学療法(DOTS)を行うことが望ましい。
●副作用としては，イソニアジドの末梢神経炎，エタンブトールの視力障害，ストレプトマイシンの第Ⅷ脳神経障害(聴器毒性)，リファンピシン，ピラジナミドによる肝障害などが知られている。
●相互作用では，リファンピシンが薬物代謝酵素(シトクロム P450)を誘導することから併用薬の作用の減弱に注意する。
●リファンピシン服用中は，尿・唾液・汗などの体液がオレンジ色になることがあることを説明しておく。
●リファブチンは，リファンピシンが使用できない場合に代替薬として使用する。
●2 週間の服用で感染性はなくなるとされているが，職業感染を避けるためにマスクなどを着用する。

B　抗真菌薬

　抗真菌薬は，真菌感染症に用いられる薬物である。真菌感染症は，感染した病巣が生体のどの部分にあるかによって，**表在性真菌症**(皮膚・毛髪・爪など)，**深部皮膚真菌症**(真皮・皮下組織)，**深在性真菌症**(深部組織・臓器)に分類される。

　最も発生率が高い真菌症は,白癬[はくせん]であり,抗真菌薬をおもに局所的(外皮用)に用いる。一方,発生率は低いが,重篤な真菌症である深在性真菌症では,抗真菌薬を全身的に用いる。

　皮膚真菌症などの表在性真菌症に対して用いる抗真菌薬には,ケトコナゾールやテルビナフィンなど,多くの抗真菌薬がある。深在性真菌症に対して全身的に用いる抗真菌薬には,アムホテリシンB,リポソーム化アムホテリシンB,フルコナゾール,ホスフルコナゾール,イトラコナゾール,ボリコナゾール,ミカファンギンなどがある。

❶ ポリエンマクロライド系抗真菌薬

　ポリエンマクロライド系抗真菌薬には,アムホテリシンB(ファンギゾン®),リポソーム化アムホテリシンB(アムビゾーム®)がある。真菌の細胞膜に直接的に結合して障害することにより,殺菌的に作用する(◐図3-5)。抗真菌スペクトルは幅広く,アスペルギルス属,カンジダ属,クリプトコッカス属などの真菌に対して強い抗真菌活性を示す。

　作用点がヒト細胞にも存在する細胞膜への直接的障害であることから,腎障害などの副作用が強い。リポソーム化アムホテリシンBは,アムホテリシンBをリポソーム(脂質二重層)に組み込んだ製剤であり,毒性が軽減されている。両薬とも注射薬は毒薬に指定されている。

❷ フルオロピリミジン系抗真菌薬

　フルオロピリミジン系抗真菌薬には,フルシトシン(アンコチル®)がある。DNA・タンパク質の合成を阻害する(◐図3-5)。カンジダ属,クリプトコッカス属などに対して抗真菌活性を示すが,アスペルギルス属には,活性を示さない。

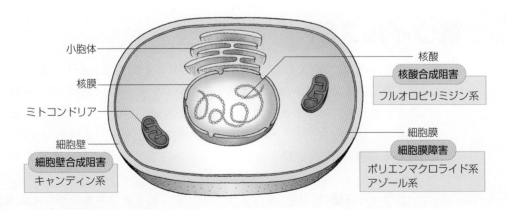

◐ 図3-5　抗真菌薬の作用機序

③ アゾール系抗真菌薬

アゾール系抗真菌薬は，吸収性にすぐれた抗真菌薬である。ポリエンマクロライド系より抗真菌スペクトルは劣るが，間接的に真菌細胞膜を障害するため，副作用は弱い(⊙図3-5)。

フルコナゾール(ジフルカン®)，ホスフルコナゾール(プロジフ®)は，カンジダ属，クリプトコッカス属に対して抗真菌活性を示すが，アスペルギルス属には，抗真菌活性がない。イトラコナゾール(イトリゾール®)，ボリコナゾール(ブイフェンド®)，ポサコナゾール(ノクサフィル®)はアスペルギルス属にも抗真菌活性を示す。

④ キャンディン系抗真菌薬

キャンディン系抗真菌薬には，ミカファンギン(ファンガード®)，カスポファンギン(カンサイダス®)がある。作用機序がヒトの細胞にない細胞壁の合成阻害(⊙図3-5)であることから，ほかの抗真菌薬に比べて選択毒性が高く，安全性が高い薬物である。カンジダ属やアスペルギルス属に対して強い抗真菌活性を示す。

取り扱い・看護のポイント

抗真菌薬
● 真菌症は長期にわたって治療する必要があることを理解してもらう。
● アムホテリシンBは溶解方法・溶液量に注意が必要な薬物である。投与初期に投与時反応(発熱，悪寒，吐きけ・嘔吐，背部痛など)をみとめることがあるため注意する。また，腎障害(急性腎不全)などの副作用が強いため，定期的に腎機能，血清電解質(とくにカリウムとマグネシウム)の検査を行い，異常がみられた場合は減量・休薬などの適切な処置を行う。
● アゾール系抗真菌薬は，薬物代謝酵素(シトクロムP450)の阻害作用があることから，併用薬には注意する。

Ⓒ 抗ウイルス薬

ウイルスは，DNAもしくはRNAのどちらかの核酸しかもたない最小の微生物である。光学顕微鏡では見ることができず，電子顕微鏡でのみ観察できる。ウイルスは，生きた細胞の中でしか増殖できない。ウイルスは細胞に吸着し，侵入したあと，侵入した細胞の代謝系を利用してウイルスのDNAもしくはRNA，およびタンパク質を複製・転写・合成し，増殖する(⊙図3-6)。

抗ウイルス薬は，抗ヘルペスウイルス薬，抗インフルエンザウイルス薬，抗B型肝炎ウイルス(HBV)薬，抗C型肝炎ウイルス(HCV)薬，抗ヒト免疫

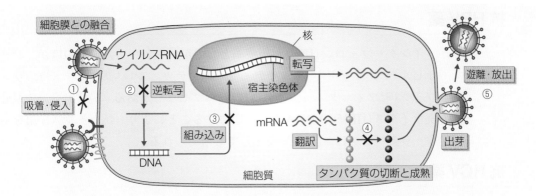

①侵入阻害薬　②逆転写阻害薬　③インテグラーゼ阻害薬　④プロテアーゼ阻害薬　⑤遊離阻害薬
例）　アマンタジン　ジドブジン　ラルテグラビル　リトナビル　ザナミビル
　　（アマンタジン，ザナミビルは抗インフルエンザ薬，ほかは抗HIV薬である）

⊙ 図3-6　抗ウイルス薬の作用点

不全ウイルス（HIV）薬などに分類される。

❶ 抗ヘルペスウイルス薬

　単純ヘルペスウイルスや水痘-帯状疱疹ウイルスの感染症に用いるアシクロビル（ゾビラックス®），バラシクロビル（バルトレックス®），ファムシクロビル（ファムビル®），アメナメビル（アメナリーフ®）などがある。これらは，感染細胞内ウイルスのDNA合成を阻害することにより，抗ウイルス作用を示す。非感染細胞に影響を与えないことから，かつての抗ウイルス薬に比べて細胞毒性が低く，選択毒性が高い。

　そのほかの抗ヘルペスウイルス薬では，サイトメガロウイルス（CMV）感染症に用いるガンシクロビル（デノシン®），ホスカルネット（ホスカビル®）がある。いずれも感染細胞内ウイルスのDNA合成を阻害するが，細胞毒性が強い。副作用として，ガンシクロビルによる重篤な骨髄抑制，ホスカルネットによる重篤な腎機能障害が発現することがある。

❷ 抗インフルエンザウイルス薬

　アマンタジン（シンメトレル®）は，A型インフルエンザウイルスの細胞内への侵入を阻止する。

　ザナミビル（リレンザ®），オセルタミビル（タミフル®），ラニナミビル（イナビル®），ペラミビル（ラピアクタ®）は，A型・B型インフルエンザウイルスの細胞外への放出を抑制することにより，抗インフルエンザ作用を示す。

　バロキサビル（ゾフルーザ®）はA型・B型インフルエンザウイルスのmRNA合成を阻害することで，抗インフルエンザ作用を示す。

③ 抗HBV薬

インターフェロン(IFN)が治療薬として用いられてきた。そのほか，テノホビル(テノゼット®，ベムリディ®)，エンテカビル(バラクルード®)，ラミブジン(ゼフィックス®)，アデホビル(ヘプセラ®)がある。いずれも，B型肝炎ウイルス(HBV)のDNA合成を阻害することにより，抗ウイルス作用を示す。ラミブジンは，抗HIV薬としても用いられる。

④ 抗HCV薬

従来は，インターフェロン(IFN)を用いる治療やIFNにリバビリン(レベトール®)と経口の直接作用型抗ウイルス薬(DAA)の併用療法が主流であったが，近年では，IFNを用いず，経口のDAAによる治療でも高い著効率が得られている。

代表的なDAAには，レジパスビル・ソホスブビル配合剤(ハーボニー®)，グレカプレビル・ピブレンタスビル(マヴィレット®)，ソホスブビル(ソバルディ®)，リバビリン(レベトール®，コペガス®)，ソホスブビル・ベルパタ

Column

COVID-19治療薬

新型コロナウイルス感染症(COVID-19)は，当初は2019年12月に中国湖北省武漢市で発生した原因不明の肺炎として確認された。その後，SARS-CoV-2が原因であると判明し，世界的な拡大がみられている。

感染経路はおもに飛沫感染，接触感染であり，エアロゾル感染を示唆する報告もある。潜伏期間は1～14日であり，5日目までに発症することが多く，感染性は発症の2日前からある。おもな症状は発熱，咳，痰，倦怠感，呼吸困難，味覚・嗅覚障害などである。多くの患者は軽症のまま1週間程度で軽快するが，約20%で呼吸困難，咳，痰を伴う肺炎をみとめ(中等症)，約5%で人工呼吸器管理などの集中治療を必要とする(重症)。65歳以上の高齢者や基礎疾患を有する患者で重症化しやすいといわれている。

治療薬として，軽症例から中等症Ⅰ(呼吸不全なし，93%＜SpO_2＜96%)ではカシリビマブ・イムデビマブ(ロナプリーブ®)，ソトロビマブ(ゼビュディ®)という抗SARS-CoV-2モノクローナル抗体を用いる。中等症Ⅱ(呼吸不全あり，SpO_2≦96%)以上では，レムデシビル(ベクルリー®)と副腎皮質ホルモン薬であるデキサメタゾン(デカドロン®)の併用療法が推奨されている。

レムデシビルはSARS-CoV-2のウイルス複製におけるRNA鎖の伸長反応を遅延，停止させることで，抗ウイルス作用を発揮する。注意すべき副作用には，肝機能障害，腎機能障害，皮疹，下痢などがある。

デキサメタゾンはCOVID-19関連肺炎に対して抗炎症作用を示すと考えられている。注意すべき副作用には，血糖値の上昇，消化性潰瘍などがある。

○ 表 3-1　抗 HIV 薬

作用機序	おもな薬物
逆転写酵素阻害薬	ジドブジン，ラミブジン，テノホビル，エムトリシタビン，エファビレンツ
プロテアーゼ阻害薬	リトナビル，アタザナビル，ホスアンプレナビル，ダルナビル
インテグラーゼ阻害薬	ラルテグラビル
ケモカインレセプター 5 阻害薬	マラビロク

スビル配合錠(エプクルーサ®)などがある。

　これらの薬物は，HCV の RNA 増殖を抑制することで，抗ウイルス作用を示す。

⑤ 抗 HIV 薬

　抗 HIV 薬は，ヒト免疫不全ウイルス(HIV)の侵入から複製過程のなかで重要なはたらきをする逆転写酵素，プロテアーゼ，インテグラーゼ，ケモカインレセプター 5(CCR5)のいずれかを阻害することにより，抗 HIV 作用を示す(○ 表 3-1)。

　抗 HIV 療法は，これらの抗 HIV 薬を組み合わせた多剤併用療法により，血中 HIV 量を低く抑え，低下しているリンパ球数を増加させ，その状態を持続させることを基本としている。

取り扱い・看護のポイント

抗ウイルス薬
- 抗インフルエンザウイルス薬は，インフルエンザ様症状発現から 48 時間以内に使用する。
- 抗 HCV 薬のリバビリンは，強い催奇形性があるので，奇形発生に注意した使用法が求められる。
- 抗 HIV 薬，抗 HCV 薬は薬物相互作用が多いため，併用薬には注意する。

D 抗寄生虫薬(抗原虫薬・抗蠕虫薬)

　抗原虫薬は，マラリア原虫，赤痢アメーバ，トキソプラズマ，ニューモシスチス・イロベチー，腟トリコモナスなどの単細胞の原虫の感染による原虫症に用いる薬物である。抗蠕虫薬は，多細胞の蠕虫のうち人体に寄生する線虫類・吸虫類・条虫類の感染による寄生虫症に用いる薬物である(○ 表 3-2)。

　いずれも，感染生物に対する有効性および副作用を考慮した適切な薬物の選択が求められる。とくに，蠕虫は原虫よりも高等な後生動物であり，しか

⊙ 表3-2　おもな原虫症・蠕虫症と治療薬

疾患名		治療薬
原虫症	マラリア	クロロキン*，キニーネ，メフロキン，アトバコン・プログアニル(マラロン®)，プリマキン，アルテメテル・ルメファントリン(リアメット®)
	アメーバ赤痢	メトロニダゾール，デヒドロエメチン*
	トキソプラズマ症	ピリメタミン*，サルファ剤，スピラマイシン(アセチルスピラマイシン®)
	ニューモシスチス肺炎	ST合剤(バクトラミン®)，ペンタミジン(ベナンバックス®)
	腟トリコモナス症	メトロニダゾール，チニダゾール
蠕虫症	回虫症，鉤虫症，蟯虫症	ピランテル(コンバントリン®)
	鞭虫症	メベンダゾール
	糞線虫症	イベルメクチン
	肝吸虫症，肺吸虫症，横川吸虫症	プラジカンテル
	エキノコックス症(包虫症)	アルベンダゾール

＊国内未承認薬

　も，代謝系がヒトと類似性が高いことから，治療では正確な診断に基づいた適切な抗蠕虫薬が選択されなければならない。

まとめ

- 抗菌薬は，細菌とヒトの細胞の構造上の違いをおもな作用点としてはたらく。
- 抗菌薬には殺菌作用のものと静菌作用のものがある。
- 濃度依存性の抗菌薬と，時間依存性の抗菌薬がある。
- 抗菌薬には，β-ラクタム系，アミノグリコシド系，マクロライド系，リンコマイシン系，キノロン系，テトラサイクリン系，クロラムフェニコール系，オキサゾリジノン系，ポリペプチド系，グリコペプチド系，リポペプチド系などがある。
- 抗真菌薬には，ポリエンマクロライド系，フルオロピリミジン系，アゾール系，キャンディン系などがある。
- 抗ウイルス薬には，抗ヘルペスウイルス薬，抗インフルエンザウイルス薬，抗HBV薬，抗HCV薬，抗HIV薬などがある。
- 抗原虫薬・抗蠕虫薬には未承認薬を含めさまざまなものがある。

復習問題

❶〔　　〕内の正しい語に○をつけなさい。

①β-ラクタム系の抗菌薬は〔細胞膜・細胞壁〕の合成を阻害する。

②アミノグリコシド系の抗菌薬は〔DNA・タンパク質〕の合成を阻害する。

③濃度依存性の抗菌薬は，〔AUC/MIC・Time above MIC〕と効果が相関する。

④抗菌薬が有効な細菌の範囲を〔抗菌スペクトル・最小発育阻止濃度〕という。

⑤MRSA には〔メチシリン・バンコマイシン〕が有効である。

⑥ノルフロキサシンは〔オールド・ニュー〕キノロン系の抗菌薬である。

⑦クロロキンやキニーネは〔トリコモナス・マラリア〕に有効である。

❷次の①〜⑥にあてはまる抗菌薬を枠内から選びなさい。

①β-ラクタム系（　　　　）

②アミノグリコシド系（　　　　）

③マクロライド系（　　　　）

④オキサゾリジノン系（　　　　）

⑤グリコペプチド系（　　　　）

⑥抗結核薬（　　　　）

Ⓐリネゾリド　Ⓑエリスロマイシン
Ⓒイソニアジド　Ⓓバンコマイシン
Ⓔアンピシリン　Ⓕゲンタマイシン

❸次の①〜④にあてはまる抗真菌薬を枠内から選びなさい。

①ポリエンマクロライド系（　　　　）

②フルオロピリミジン系（　　　　）

③アゾール系（　　　　）

④キャンディン系（　　　　）

Ⓐフルコナゾール　Ⓑミカファンギン
Ⓒフルシトシン　ⒹアムホテリシンB

❹次の①〜⑤にあてはまる抗ウイルス薬を枠内から選びなさい。

①抗ヘルペスウイルス薬（　　　　）

②抗インフルエンザウイルス薬（　　　　）

③抗HBV薬（　　　　）

④抗HCV薬（　　　　）

⑤抗HIV薬（　　　　）

Ⓐマラビロク　Ⓑエンテカビル
Ⓒアシクロビル　Ⓓソホスブビル
Ⓔオセルタミビル

第4章

抗悪性腫瘍薬

学習目的
- 抗悪性腫瘍薬の種類と特性（薬理作用と特徴的な副作用）を学ぶ。
- 抗悪性腫瘍薬に共通した代表的な副作用とその対処法を学ぶ。

　抗悪性腫瘍薬（抗がん薬）の起源は 1946 年に発表されたナイトロジェンマスタードである。これまでの研究によってさまざまな抗悪性腫瘍薬が開発され，領域や選択肢も広がっている。

　抗悪性腫瘍薬には，がん細胞の分裂・増殖周期に作用する薬物，ホルモンの作用や免疫機構を通じて作用する薬物，がん細胞に特異的な分子やがん細胞の増殖過程で特異的な分子を標的として作用する薬物などがある。

　多くの抗悪性腫瘍薬は，細胞の分裂周期（**細胞周期**）のいずれかの段階を作用点にしている。細胞周期は，DNA を合成するための準備期間である G_1 期，DNA を合成する S 期，タンパク質および RNA 合成が活発化する G_2 期，細胞が分裂をおこす M 期に大別される（M 期のあとは再び G_1 期に入る）。

　一般的にがん化学療法は，がんの種類に応じて作用機序の異なる抗悪性腫瘍薬を組み合わせて行う。また，多くの薬物は，休薬期間を設けて用いる。

A　おもな抗悪性腫瘍薬

1　アルキル化薬

　アルキル化薬はおもに DNA の塩基をアルキル化する（炭化水素基を結合させる）ことで，DNA 合成を阻害する（● 図3-1）。アルキル化薬は濃度依存的に抗腫瘍効果を示すが，正常細胞にも作用するため，細胞分裂の盛んな骨髄細胞も強く抑制する。また，細胞周期に影響を受けずに作用する。

　①**シクロホスファミド**（CPM，CPA：エンドキサン®）　アルキル化薬のなかで最も使用頻度の高い薬物であり，悪性リンパ腫や多発性骨髄腫など，多くのがん領域で用いられている。シクロホスファミドに特異的な副作用には，出血性膀胱炎がある。

　②**ニムスチン**（ACNU：ニドラン®），**ラニムスチン**（MCNU：サイメリン®）

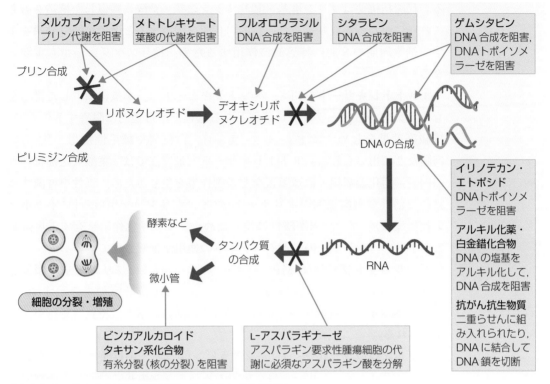

◯ 図 3-1　おもな抗悪性腫瘍薬の作用点と作用機序

投与後すぐに血液脳関門を通過するという特徴があり，脳腫瘍を中心に用いられる。

2　代謝拮抗薬

　　DNA を構成する塩基は，プリン塩基とピリミジン塩基に分類される。これらの塩基は，葉酸が代謝されて生じるテトラヒドロ葉酸によって生成され

Column

がん化学療法のレジメン

　がん化学療法では，がん種に応じて使用する抗悪性腫瘍薬・輸液・支持療法（制吐薬投与などの副作用を予防する療法）などが異なり，患者の体表面積や検査値（腎機能，肝機能，白血球数，ヘモグロビン，血小板数など）によっても投与量は異なるため，医療事故につながる危険性がある。そのため，がん化学療法で投与されるすべての薬剤は，投与日，投与時間，投与量，溶解液，溶解量，投与速度などを時系列であらわした治療計画に基づいて投与される。この治療計画をレジメンという。レジメンは，臨床試験において確認されたがん種ごとの最も効果的な治療計画であるため，がん化学療法では，がん種に応じたレジメンに基づいて治療が行われる。

る。代謝拮抗薬はプリン塩基・ピリミジン塩基・葉酸に類似した構造をもち，これらにかわって取り込まれ，核酸の代謝を阻害することで抗腫瘍効果を示す。細胞周期のS期に特異的に作用するため，投与スケジュールも重要となる。

①**メトトレキサート**（MTX，メソトレキセート®）　葉酸に類似した構造をもち，葉酸からテトラヒドロ葉酸となる過程を不可逆的に阻害することで，抗腫瘍効果をしめす（◐173ページ，**図3-1**）。白血病や絨毛性疾患，乳がん，肉腫などに用いられる。メトトレキサート大量療法では，葉酸欠乏症に伴う口内炎，消化器症状・血球障害などの副作用を生じるため，毒性を軽減する目的で活性型葉酸製剤のホリナート（ロイコボリン®）を用いる（ロイコボリン救援療法）。また，尿が酸性に傾くため，アルカリ化作用を有する炭酸水素ナトリウムや利尿薬のアセタゾラミドの使用が推奨されている。

②**メルカプトプリン**（6-MP，ロイケリン®）　核酸のプリン塩基に類似した構造をもち，プリン代謝経路を阻害することで抗腫瘍効果を示す（◐173ページ，**図3-1**）。急性白血病・慢性骨髄性白血病の寛解導入や寛解維持療法で用いられる。

③**フルオロウラシル**（5-FU），**シタラビン**（Ara-C，キロサイド®），**ゲムシタビン**（GEM，ジェムザール®）　核酸のピリミジン塩基に類似した薬物であり，ピリミジン代謝経路を阻害することで，抗腫瘍効果を示す（◐173ページ，**図3-1**）。

5-FUは体内で分解されやすいため，インフューザーポンプを用いた持続点滴を行うことが多い。レボホリナート（アイソボリン®）やホリナートと併用することで，作用増強効果がある。また，持続性などを高めるために，以下のような前駆体や合剤も用いられる。使用されるがん種は薬物ごとに異なるが，おもに胃がん，直腸・結腸がん，乳がん，膵がんなどである。

(1)テガフール：肝臓で代謝されて5-FUとなる。

(2)テガフール・ウラシル製剤（ユーエフティ®）：テガフールに，5-FUの分解を抑制するウラシルを配合したもの。

(3)テガフール・ギメラシル・オテラシル製剤（ティーエスワン®）：テガフールに，5-FUの分解を抑制するギメラシルと，5-FUによる消化器障害を軽減するオテラシルを配合したもの。

(4)カペシタビン（ゼローダ®）：段階的に肝臓で代謝されて5-FUとなる。

(5)トリフルリジン・チピラシル（ロンサーフ®）：直接DNAに取り込まれて抗腫瘍効果を示すトリフルリジンと，トリフルリジンの分解酵素を特異的に阻害することでトリフルリジンの作用を高めるチピラシルの配合薬である。

3 アルカロイド系薬

アルカロイド系薬はがん細胞の有糸分裂(核の分裂)で重要な役割を担っている微小管のはたらきを阻害して，細胞分裂の M 期を停止させることで抗腫瘍効果を示す(⊃ 173 ページ，図 3-1)。

①ビンカアルカロイド　ビンクリスチン(VCR：オンコビン®)は急性リンパ性白血病，悪性リンパ腫，小細胞肺がん，小児がんなどに用いられる。特徴的な副作用には，末梢神経障害(知覚異常，指先のしびれ，神経痛)があり，総投与量が影響するといわれている。ビンブラスチン(VBL，VLB：エクザール®)は悪性リンパ腫，絨毛性疾患，胚細胞腫瘍，尿路上皮がんなどに用いられる。

②タキサン系化合物　パクリタキセル(PTX：タキソール®)は卵巣がん，非小細胞肺がん，乳がん，胃がん，子宮体がんなどに用いられる。ドセタキセル(DTX：タキソテール®)は乳がん，非小細胞肺がん，胃がん，頭頸部がん，卵巣がん，子宮体がん，前立腺がんなどに用いられる。カバジタキセル(ジェブタナ®)は前立腺がんに使用される。タキサン系化合物の特異的な副作用としては，末梢神経障害があり，ビンクリスチンと同様に総投与量が影響するといわれている。

4 抗生物質抗がん薬

抗生物質抗がん薬とは，微生物が産生した抗がん薬の総称である。

①ドキソルビシン(DXR：アドリアシン®)，ダウノルビシン(DNR：ダウノマイシン®)　アントラサイクリン系薬に分類され，トポイソメラーゼ阻害作用によって抗腫瘍効果を示す。ドキソルビシンは悪性リンパ腫，さまざまな固形がんに用いられ，ダウノルビシンは急性白血病の主要な抗悪性腫瘍薬である。アントラサイクリン系薬の特異的な副作用には心毒性があり，用量依存的であるため，総投与量に注意する。

②マイトマイシン C(MMC：マイトマイシン®)　DNA をアルキル化することで抗腫瘍効果を示す。慢性白血病や各種固形がんに用いられるが，強い骨髄抑制作用がある。

③ブレオマイシン(BLM：ブレオ®)　活性酸素を産生して，DNA を切断することで，抗腫瘍効果を示す。おもに皮膚がん・頭頸部がん・肺がん(とくに扁平上皮がん)に用いられる。特異的な副作用に肺線維症がある。

5 トポイソメラーゼ阻害薬

DNA トポイソメラーゼは 2 本鎖の DNA の一方または両方をいったん切断してから再結合させる酵素であり，複製・転写(RNA 合成)・組換えをスムーズに進める役割を担っている。トポイソメラーゼ阻害薬は，この DNA

トポイソメラーゼを阻害することで，抗腫瘍効果を示す（➡173ページ，**図3-1**）。

①**エトポシド**（VP-16：ラステット®）　細胞周期のS期後期とG₂期で作用を示す。精巣がん，小細胞肺がん，絨毛性疾患，膀胱がんなどに用いる。

②**イリノテカン**（CPT-11：カンプト®）　細胞周期に関係なく作用を示す。大腸がんや，小細胞肺がん，非小細胞肺がん，卵巣がん，子宮頸がんなどに用いる。特徴的な副作用に高度な下痢があり，適宜，止痢薬などを用いる。

⑥ 白金製剤

白金製剤は化学構造に白金（Pt）を有し，DNAと結合して，DNA合成およびそれに続くがん細胞の分裂を阻害する（➡173ページ，**図3-1**）。細胞周期に関係なく作用する薬物であり，濃度依存的に作用する。

①**シスプラチン**（CDDP：ランダ®）　多くの固形がんで用いられる。強い腎毒性と消化器症状がある。腎毒性の予防のために，前日と当日には生理食塩液などの点滴を行い，尿量を確保する必要がある。

②**カルボプラチン**（CBDCA：パラプラチン®）　頭頸部がん，小細胞肺がん，非小細胞肺がん，卵巣がん，子宮頸がん，乳がん，悪性リンパ腫などに用いられる。

③**オキサリプラチン**（L-OHP：エルプラット®）　胃がん，小腸がん，大腸がん，膵がんなどに用いられる。ほかの白金製剤よりも末梢神経障害の発症率が高い。

④**ネダプラチン**（NDP：アクプラ®）　頭頸部がん，小細胞肺がん，非小細胞肺がん，食道がん，膀胱がん，精巣腫瘍，卵巣がん，子宮頸がんなどに用いられる。

②〜④は①よりも腎毒性・消化器症状の発現率は低い。

⑦ ホルモン製剤，ホルモン拮抗薬

ホルモン反応性の乳がん・前立腺がん・子宮体がんでは，ホルモン製剤またはホルモンの作用を直接的または間接的に拮抗する薬物を用いることで，がん細胞の増殖を抑制することができる。

■ホルモン製剤

クロルマジノン（プロスタール®）は黄体ホルモン製剤であり，抗アンドロゲン[1]作用（直接的抗前立腺作用）によって抗腫瘍効果を示す。

■ホルモン拮抗薬

抗エストロゲン薬●　タモキシフェン（ノルバデックス®），トレミフェン（フェアストン®）は乳がん治療薬であり，乳がん細胞のエストロゲン[2]受容体に作用して抗エストロ

1）アンドロゲン：男性ホルモンの総称。テストステロン，ジヒドロテストステロンなど。
2）エストロゲン：卵胞ホルモンの総称。エストラジオール，エストリオールなど。

ゲン作用を示すことで，抗腫瘍効果を発揮する。

　フルベストラント（フェソロデックス®）は，エストロゲン受容体の分解を促進することで，エストロゲンの受容体への結合を阻害して抗腫瘍効果を示す。ステロイド性の抗エストロゲン薬である。

抗アンドロゲン薬 ●　エンザルタミド（イクスタンジ®）は前立腺がん治療薬であり，アンドロゲンの受容体への結合を競合的に阻害するとともに，アンドロゲン受容体の核内移行や DNA との結合を妨げ，転写を阻害することで，腫瘍増殖抑制作用を示す。注意すべき副作用には，痙攣などの中枢系症状がある。

　アビラテロン（ザイティガ®），アパルタミド（アーリーダ®），ダロルタミド（ニュベクオ®）は，アンドロゲン合成酵素の活性を阻害することで抗腫瘍効果を示す。

　注意すべき副作用として，アビラテロンには心障害・劇症肝炎・低カリウム血症などが，アパルタミドには痙攣，心障害，重度の皮膚障害，間質性肺疾患などが，ダロルタミドには心障害などがある。

GnRH 作動薬・拮抗薬 ●　リュープロレリン（リュープリン®），ゴセレリン（ゾラデックス®）は性腺刺激ホルモン放出ホルモン（GnRH）誘導体であり，下垂体の GnRH 受容体に持続的に作用することで，精巣のテストステロン，卵巣のエストラジオールの産生を抑制し，前立腺がん・閉経前乳がんに対する抗腫瘍効果を示す。

　デガレリクス（ゴナックス®）は GnRH 拮抗薬である。下垂体 GnRH 受容体に可逆的に結合することで下垂体からの黄体形成ホルモンの放出を抑制し，精巣からのテストステロン分泌を抑制することで前立腺がんの増殖を抑制する。

アロマターゼ阻害薬 ●　アナストロゾール（アリミデックス®），レトロゾール（フェマーラ®）は，アンドロゲンをエストロゲンに変換する酵素（アロマターゼ）を阻害することでエストロゲンの生成を抑制し，エストロゲン受容体がある閉経後乳がんに対して作用を示す。

8 生体応答修飾物質

　生体応答修飾物質 biological response modifier（BRM）は，宿主の免疫機能に作用し，がん細胞に対する応答性を変化させることで，抗腫瘍効果を示す薬物の総称である。インターフェロンなどのサイトカイン（◎ 187 ページ，**Column**）や，溶血性レンサ球菌抽出物の OK-432（ピシバニール®），BCG などがある。

9 分子標的薬

　従来の抗がん薬はがん細胞だけでなく，正常な細胞まで傷害してしまうため，強い消化器症状，骨髄抑制などの副作用を伴っていた。これに対して，がんの研究の進展によりが開発された分子標的薬は，がん細胞と正常細胞の違いを標的にしている。分子標的薬はがん細胞に特異的に発現する遺伝子や

タンパク質に狙いを定めて作用するため，正常細胞への影響は少なくなっているが，固有の副作用も出現することに注意する必要がある。

分子標的治療薬は**低分子化合物**と**モノクローナル抗体**に大別できる。

一般的に分子標的薬を使用する際には，遺伝子パネル検査によって対象となる遺伝子変異の有無を確認したあとに治療を行う。

❶ 低分子化合物

分子標的薬の多くは，細胞内のシグナル伝達[1]にかかわる分子を標的としており，とくにタンパク質やペプチドの一部をリン酸化する酵素(キナーゼ)を標的とするもの(チロシンキナーゼ阻害薬やセリン・スレオニンキナーゼ阻害薬)が多い。

◼ EGFR 阻害薬

上皮成長因子受容体(EGFR)やヒト上皮細胞増殖因子受容体(HER)は，がん細胞のシグナル伝達に重要な役割を果たしている。これらの分子のチロシンキナーゼ活性を選択的に阻害することで，抗腫瘍効果が期待できる。

EGFR 阻害薬のゲフィチニブ(イレッサ®)は非小細胞肺がんに，エルロチニブ(タルセバ®)は非小細胞肺がん・膵がんに用いられる。また，オシメルチニブ(タグリッソ®)は，ゲフィチニブ，エルロチニブなどに耐性を示す遺伝子変異のある非小細胞肺がんに用いられる。

◼ Bcr-Abl 阻害薬

転座によって生じたフィラデルフィア染色体には *BCR-ABL* という変異遺伝子が存在し，その産物のタンパク質である Bcr-Abl は慢性骨髄性白血病の原因となる。そのため，Bcr-Abl を阻害することで慢性骨髄性白血病が治療できる。

イマチニブ(グリベック®)は Bcr-Abl および KIT[2]のチロシンキナーゼ活性を阻害することで抗腫瘍効果を示す。ニロチニブ(タシグナ®)はイマチニブよりも Bcr-Abl を選択的かつ強力に阻害し，イマチニブ抵抗性の腫瘍にも抗腫瘍効果を示す。ダサチニブ(スプリセル®)は Bcr-Abl および Src[3]のチロシンキナーゼ活性を阻害することで抗腫瘍効果を示す。ポナチニブ(アイクルシグ®)は，上記の薬剤に抵抗性を示す T315I 変異型に対しても抗腫瘍効果を示し，急性リンパ性白血病にも用いられる。

◼ マルチキナーゼ阻害薬

血管内皮増殖因子受容体(VEGFR)は，腫瘍の血管新生において重要になるチロシンキナーゼである。VEGFR やその他の受容体チロシンキナーゼを

---

1) シグナル伝達：細胞内，または細胞間で，特定の分子を介して行われる情報伝達のこと。
2) KIT：幹細胞増殖因子(SCF)の受容体。*c-kit* 遺伝子にコードされるチロシンキナーゼである。
3) Src：*src* 遺伝子にコードされる非受容体チロシンキナーゼ。

阻害する分子標的薬には，次のようなものがある。

　ソラフェニブ（ネクサバール®）は腎細胞がん，肝細胞がん，甲状腺がんに用いられる。レゴラフェニブ（スチバーガ®）は結腸・直腸がん，消化管間質腫瘍，肝細胞がんに用いられる。レンバチニブ（レンビマ®）は肝細胞がん，胸腺がん，甲状腺がんに用いられる。

4 ALK 阻害薬

　一部の非小細胞肺がんでは未分化リンパ腫キナーゼ（ALK）や ROS1[1]が正常とは異なる融合タンパク質を形成し，発がんにかかわっている。これらを阻害する薬剤には次のようなものがある。

　クリゾチニブ（ザーコリ®）は ALK・ROS1 阻害薬であり，非細胞肺がんに用いられる。アレクチニブ（アレセンサ®）は ALK 阻害薬であり，クリゾチニブ不応の非小細胞肺がんや，未分化大細胞リンパ腫に用いられる。ロルラチニブ（ローブレナ®）は ALK・ROS1 阻害薬であり，クリゾチニブ，アレクチニブに耐性の遺伝子変異を有する非小細胞肺がんにも有効である。

5 BRAF 阻害薬・MEK 阻害薬

　シグナル伝達経路の 1 つである Ras-Raf-MEK-ERK 経路は，がん細胞において高頻度に活性化されることが知られている。

　BRAF 阻害薬のダブラフェニブ（タフィンラー®）は悪性黒色腫などに用いられる。MEK 阻害薬のトラメチニブ（メキニスト®）は悪性黒色腫などに用いられる。

6 その他のおもな低分子化合物

　① BTK 阻害薬　B 細胞性腫瘍の発現，増殖に関与するブルトン型チロシンキナーゼ（BTK）を不可逆的に阻害することで，抗腫瘍効果を示す。

　イブルチニブ（イムブルビカ®）は慢性リンパ性白血病などに用いられる。

　② CDK4/6 阻害薬　パルボシクリブ（イブランス®），アベマシクリブ（ベージニオ®）は，サイクリン依存性キナーゼ（CDK）4, 6 の活性を阻害することで，細胞周期の進行を停止し，腫瘍の増殖を抑制する。両剤とも乳がんに用いられる。

　③ FLT3 阻害薬　急性骨髄性白血病の病因となる FLT3（FMS 様チロシンキナーゼ3）を阻害することで，急性骨髄性白血病を治療する薬剤である。

　ギルテリチニブ（ゾスパタ®）は FLT3 と AXL[2]を阻害する。

　④プロテアソーム阻害薬　腫瘍細胞のプロテアソームを阻害することにより，その増殖を抑制する。

　ボルテゾミブ（ベルケイド®）は多発性骨髄腫などに用いられる。イキサゾミブ（ニンラーロ®）は高い選択性を有し，多発性骨髄腫に用いられる。

1）ROS1：細胞増殖のシグナル伝達にかかわるチロシンキナーゼの一種。
2）AXL：受容体チロシンキナーゼの一種。一部のがんの生存にかかわっている。

⑤ **mTOR 阻害薬**　細胞の増殖・成長・生存・血管新生の調整因子である mTOR，HIF-1 を阻害することによる直接的な腫瘍増殖抑制効果と，血管内皮増殖因子(VEGF)を阻害することによる間接的な血管新生抑制によって，抗腫瘍効果を発揮する。

エベロリムス(アフィニトール®)は腎細胞がん，神経内分泌腫瘍，乳がんに用いられる。シロリムス(ラパリムス®)はリンパ脈管筋腫症に用いられる。テムシロリムス(トーリセル®)は腎細胞がんに用いられる。

⑥ **VEGF 阻害薬**　アフリベルセプト(ザルトラップ®)は VEGF-A，B および PlGF[1] と VEGFR との結合を阻害して，腫瘍における血管新生を阻害することで，腫瘍増殖抑制作用を示す。結腸・直腸がんに用いられる。

⑦ **PARP 阻害薬**　DNA の修復にかかわる酵素であるポリアデノシン 5′ 二リン酸リボースポリメラーゼ(PARP)を阻害し，抗腫瘍効果を示す。

オラパリブ(リムパーザ®)は卵巣がん，乳がんなどに用いられる。

⑧ **Bcl2 阻害薬**　ベネトクラクス(ベネクレクスタ®)は抗アポトーシス[2]作用を有する Bcl-2 に結合して作用を阻害することでアポトーシスを誘導し，抗腫瘍効果を示す。慢性リンパ性白血病，急性骨髄性白血病に用いられる。

❷ モノクローナル抗体

■シグナル伝達にかかわる分子を標的とした抗体

低分子化合物の項目でも解説した，EGFR や VEGFR などのシグナル伝達で重要な役割を果たす分子を標的とする抗体である。

１抗 EGFR 抗体

セツキシマブ(アービタックス®)は結腸・直腸がん，頭頸部がんに用いられる。パニツムマブ(ベクティビックス®)は結腸・直腸がんに用いられる。

セツキシマブ サロタロカンナトリウム(アキャルックス®)はセツキシマブと光感受性物質である色素 IR 700 を結合させた複合体であり，頭頸部がんに用いられる。

２抗 HER2 抗体

トラスツズマブ(ハーセプチン®)は HER2 陽性の乳がん，胃がんに用いられる。ペルツズマブ(パージェタ®)は HER2 陽性の乳がんに用いられる。

トラスツズマブ デルクステカン(エンハーツ®)　トラスツズマブと，トポイソメラーゼⅠ阻害作用を有するカンプトテシン誘導体を結合させた抗体薬物複合体である。HER2 を介した抗腫瘍効果に加え，HER2 に結合して細胞内に取り込まれたのちに遊離したカンプトテシン誘導体が DNA 傷害作用およびアポトーシス誘導作用を示すことで，抗腫瘍効果を示す。HER2 陽性の

１）PlGF：胎盤増殖因子。VEGF ファミリーに属する。
２）アポトーシス：細胞増殖の制御機構として管理・調節された，能動的な細胞死。

乳がんや胃がんに用いられる。

　トラスツズマブ エムタンシン(カドサイラ®)　トラスツズマブと，チューブリン重合阻害作用を有する DM1 を結合させた抗体薬物複合体である。HER2 を介した抗腫瘍効果に加えて，HER2 に結合して細胞内に取り込まれたのちに遊離した DM1 を含有した代謝物が G_2 期・M 期での細胞周期停止およびアポトーシスを誘導することで，抗腫瘍効果を示す。HER2 陽性の乳がんに用いられる。

❸ 抗 VEGF 抗体

　ベバシズマブ(アバスチン®)は，ヒト VEGF と特異的に結合することで，VEGF と血管内皮細胞上に発現している VEGF 受容体との結合を阻害する。また，VEGF の生物活性を阻止することで，腫瘍組織での血管新生を抑制し，腫瘍の増殖を阻害する。さらに，VEGF により亢進した血管透過性を低下させ，腫瘍組織で亢進した間質圧を低減させることで，抗腫瘍効果を示す。結腸・直腸がん，非小細胞肺がん，卵巣がん，子宮頸がんなどに用いられる。

❹ 抗 VEGFR2 抗体

　ラムシルマブ(サイラムザ®)はヒト VEGFR-2 に対する抗体であり，VEGFR-2 への結合を阻害することで，VEGFR-2 の活性化を阻害する。また，VEGFR-2 の活性化阻害によって内皮細胞の増殖，遊走，生存を阻害し，腫瘍血管新生を阻害する。胃がん，結腸・直腸がん，非小細胞肺がんなどに用いられる。

■ 白血球の表面抗原を標的とする抗体

　白血球の細胞表面には，CD 分類に用いられる抗原群などのさまざまな分子が発現している。これらの抗原を標的とする医薬品には，次のようなものがある。

❶ 抗 CD20 抗体

　B 細胞の表面に存在する CD20 抗原に特異的に結合することで，補体依存性細胞傷害作用および抗体依存性細胞介在性細胞傷害作用によって，B 細胞を傷害し，抗腫瘍効果を示す。

　リツキシマブ(リツキサン®)は CD20 陽性の B 細胞性非ホジキンリンパ腫，慢性リンパ性白血病，免疫抑制状態下の B 細胞性リンパ増殖性疾患，難治性のネフローゼ症候群，慢性特発性血小板減少性紫斑病などに用いられる。

　イブリツモマブ チウキセタン(ゼヴァリン® イットリウム ⁹⁰Y)は，イブリツモマブの抗 CD20 抗体としての作用に加えて，⁹⁰Y からのベータ線放出による細胞傷害作用も示す。

❷ CD19/CD3 二重特異性 T 細胞誘導抗体

　ブリナツモマブ(ビーリンサイト®)は，T 細胞の細胞膜上に発現する CD3 と B 細胞性腫瘍の細胞膜上に発現する CD19 に結合して架橋することで T

細胞を活性化し，CD19 陽性の腫瘍細胞を傷害する。B 細胞性急性リンパ性白血病に用いられる。

③ 抗 CD22 抗体

イノツズマブ オゾガマイシン（ベスポンサ®）は CD22 抗原を発現した白血病細胞に結合して細胞内に取り込まれたのち，加水分解を受けて活性体となり，DNA 二本鎖を切断することにより抗腫瘍効果を示す。急性リンパ性白血病に用いられる。

④ 抗 CD30 抗体

ブレンツキシマブ ベドチン（アドセトリス®）は CD30 発現細胞に結合して細胞内に取り込まれたのち，遊離したモノメチルアウリスタチン E（MMAE）が細胞周期の停止とアポトーシスを誘導することで抗腫瘍効果を示す。ホジキンリンパ腫，末梢性 T 細胞リンパ腫に用いられる。

⑤ 抗 CD33 抗体

ゲムツズマブ オゾガマイシン（マイロターグ®）は CD33 抗原を発現した白血病細胞に結合して細胞内に取り込まれたのちに，遊離したカリケアマイシン誘導体が殺細胞活性を発揮することで，抗腫瘍作用を示す。急性骨髄性白血病に用いられる。

⑥ 抗 CD38 抗体

ダラツムマブ（ダラザレックス®），イサツキシマブ（サークリサ®）はヒトCD38 に結合し，補体依存性細胞傷害活性，抗体依存性細胞傷害活性，抗体依存性細胞貪食活性などによって，腫瘍の増殖を抑制する。多発性骨髄腫に用いられる。

⑦ 抗 CD52 抗体

アレムツズマブ（マブキャンパス®）は慢性リンパ性白血病細胞の表面のCD52 抗原に結合し，抗体依存性細胞傷害活性と補体依存性細胞傷害活性を介して抗腫瘍効果を示す。慢性リンパ性白血病，同種造血幹細胞移植の前治療に用いられる。

⑧ 抗 CCR4 抗体

モガムリズマブ（ポテリジオ®）はおもに抗体依存性細胞傷害活性を介して，CCR4 陽性細胞を傷害する。CCR4 陽性の成人 T 細胞白血病リンパ腫，CCR4 陽性の末梢性 T 細胞リンパ腫，皮膚 T 細胞性リンパ腫に用いられる。

⑨ 抗 SLAMF 抗体

SLAMF7 はナチュラルキラー細胞に発現する活性型受容体であり，多発性骨髄腫細胞で高発現する。エロツズマブ（エムプリシティ®）は骨髄腫細胞膜上の SLAMF7 に結合し，ナチュラルキラー細胞との相互作用によって抗体依存性細胞傷害を誘導することで腫瘍増殖抑制作用を示す。また，ナチュラルキラー細胞を直接活性化する作用も有する。多発性骨髄腫に用いられる。

■免疫チェックポイント阻害薬

　　免疫チェックポイント分子は，免疫の恒常性を保つために自己の免疫応答および過剰な免疫反応を抑制する作用を有する。本来は T 細胞の過剰な活性化を抑制することで自己の細胞に対する過剰反応を抑制しているが，がん細胞では，免疫系を回避することで細胞増殖につながっている。

　　免疫チェックポイント分子は，CTLA-4 とそのリガンドの CD80・CD86 や PD-1 とそのリガンドの PD-L1・PD-L2 など，複数存在している。

　　免疫チェックポイント阻害薬は，がん細胞における，免疫チェックポイント分子の受容体またはリガンドに結合して，免疫応答を高めることで，抗腫瘍効果を示す。

■ 抗 CTLA-4 抗体

　　イピリムマブ(ヤーボイ®)は CTLA-4 とそのリガンドとの結合を阻害することで，腫瘍抗原特異的な T 細胞の増殖と活性化により腫瘍増殖を抑制する。また，制御性 T 細胞の機能低下および腫瘍組織における制御性 T 細胞数の減少による腫瘍免疫反応を亢進させ，抗腫瘍効果を示す。悪性黒色腫，腎細胞がん，結腸・直腸がん，非小細胞肺がんなどに用いられる。

■ 抗 PD1 抗体

　　PD-1 とそのリガンド(PD-L1，PD-L2)との結合を阻害することにより，腫瘍特異的な細胞傷害性 T 細胞を活性化させ，腫瘍増殖を抑制する。

　　ニボルマブ(オプジーボ®)は悪性黒色腫，非小細胞肺がん，腎細胞がん，ホジキンリンパ腫，頭頸部がん，胃がん，結腸・直腸がんなどに，ペムブロリズマブ(キイトルーダ®)は悪性黒色腫，非小細胞肺がん，ホジキンリンパ腫，尿路上皮がんなどに用いられる。

■ 抗 PD-L1 抗体

　　PD-L1 とその受容体である PD-1 との結合を阻害することで，がん抗原特異的な T 細胞の細胞傷害活性を増強し，腫瘍の増殖を抑制する。

　　アテゾリズマブ(テセントリク®)は非小細胞肺がん，小細胞肺がん，肝細胞がん，乳がんなどに用いられる。

⑩ その他

　　L-アスパラギナーゼ(ロイナーゼ®)は，アミノ酸であるアスパラギンを分解して，アスパラギン要求性腫瘍細胞を栄養欠乏状態にすることで，抗腫瘍効果を示す。おもに急性白血病・悪性リンパ腫に用いる。

B　抗悪性腫瘍薬の副作用

　　①血液毒性　骨髄は細胞分裂が盛んな組織であるため，血液毒性は最も頻度の高い副作用である。骨髄抑制に伴い，好中球減少症・貧血・血小板減少

症などを引きおこす。採血結果に基づいて，好中球を上昇させる顆粒球コロニー形成刺激因子(G-CSF)の使用や赤血球・血小板の輸血で対処する。好中球が減少している場合には，とくに感染のリスクが上昇するため注意する。

②**消化器毒性**　消化管への刺激から化学受容器引金帯 chemoreceptor trigger zone (CTZ)を介して嘔吐中枢が刺激され，吐きけ・嘔吐を伴う。吐きけ・嘔吐は患者にとって最も苦痛を感じる副作用であり，食欲低下は QOL を低下させる可能性がある。催吐リスクはレジメンによって異なるため，それぞれのレジメンに応じた適切な薬剤を使用して予防する。

抗悪性腫瘍薬による吐きけ・嘔吐は，①急性(投与後 24 時間以内に発現する)，②遅発性(投与後 24 時間以降～1 週間に発現する)，③突出性(制吐薬の予防的投与にもかかわらず発現する)，④予期性(過去の嘔吐経験から次回投与時に誘発される)に大別される。

制吐剤には，セロトニン 5-HT3 受容体拮抗薬，ニューロキニン(NK1)受容体拮抗薬，糖質コルチコイド薬，オランザピンなどがあり，催吐リスクに応じて組み合わせをかえながら予防を行う(⊃261 ページ)。

③**肝毒性**　肝毒性には，一時的または持続的に抗悪性腫瘍薬が直接肝毒性を示すことで肝機能異常を生じる場合と，免疫能の低下に伴ってウイルス性肝炎などの肝疾患が増悪する場合がある。前者ではアラニントランスフェラーゼなどの肝機能値の推移を適切にモニタリングすることで，後者では適切に抗ウイルス薬などを使用することで，重篤化を回避することができる。

④**腎毒性**　白金製剤やメトトレキサートなどの抗悪性腫瘍薬には腎毒性があるため，必要に応じて輸液負荷や尿量のモニタリングを行う必要がある。また，ベバシズマブやラムシルマブではタンパク尿をみとめることがあるため，投与前はタンパク尿の定性検査を行う必要がある。

⑤**脱毛**　毛包は細胞増殖の盛んな組織であるため，抗悪性腫瘍薬による増殖抑制作用で脱毛が生じる。患者には，脱毛は治療終了後に回復する可逆的なものであることを説明し，脱毛が気になる場合にはウィッグを推奨するなどして，患者の考えとライフスタイルを十分に確認しながら対応する。

⑥**手足症候群**　キナーゼ阻害薬や，ソラフェニブ，スニチニブ，レゴラフェニブなどの分子標的薬や，その他の抗悪性腫瘍薬(5-FU，カペシタビン，テガフール，シタラビン，ドセタキセル，ドキソルビシンなど)によって，手足の皮膚に障害がおこる副作用である。手足のしびれや痛みなどの感覚異常，皮膚の角化，皮むけ，びらん・潰瘍，発赤，腫脹などを生じ，重篤例では日常生活に支障をきたすこともある。明確な治療法はないため，予防が重要である。予防，対症療法として，保湿薬(尿素配合軟膏やヘパリン類似物質含有軟膏)や副腎皮質ステロイド外用薬などを使用する。びらん・潰瘍にはアズレン含有軟膏で保護する。ビタミン B_6 の内服が有効との報告もある。腫脹や痛みを伴う場合には，冷却することが有用である。

⑦**口内炎**　口腔内粘膜は，抗悪性腫瘍薬の影響を受けやすいため，がん化学療法時に口内炎を発症することが多い。症状がひどい場合は食事量の低下にもつながるため，予防ならびに治療は重要である。予防や治療にはアロプリノール含嗽液，エピシル® 口腔用液などを用いる。

⑧**急性輸液反応 infusion reaction**　リツキシマブやトラスツズマブなどの分子標的薬を点滴する際にみとめられる。投与後 24 時間以内に発症することが多いが，数日後に発症する場合もある。おもな症状は，発熱・寒け・頭痛・発疹・嘔吐・呼吸困難・血圧低下・アナフィラキシーショックである。原因としては，薬物の投与に伴ってサイトカインが放出され，一過性の炎症やアレルギー反応が引きおこされると考えられている。抗ヒスタミン薬や非ステロイド性抗炎症薬（NSAIDs）を前投与することで発症率は低下するが，分子標的薬の初回投与時は注意する必要がある。

⑨**腫瘍崩壊症候群**　腫瘍細胞の急速な崩壊によって，細胞内のタンパク質・リン・カリウムなどが血中へ大量に放出されることで引きおこされる代謝異常の総称である。高尿酸血症に起因する尿細管閉塞（急性腎障害），高カリウム血症を伴う不整脈の誘発，高リン血症による急性腎障害，低カルシウム血症による痙攣などの神経症状，などがある。

⑩**その他**　不整脈や心筋症などをまねく心毒性，肺線維症や間質性肺炎などをまねく肺毒性，末梢神経障害や中枢神経障害などをまねく神経毒性などもみられる。

取り扱い・看護のポイント

抗悪性腫瘍薬
- 抗悪性腫瘍薬は，投与量を誤ると患者の生命に直結するため，処方時・準備時・調整時・投与前に，複数人で薬の種類・投与量・溶解液・溶解濃度・投与経路・投与速度を確認する。
- 抗悪性腫瘍薬では，副作用を伴いながらの治療となること，各種がん化学療法の副作用について具体的に説明をする。
- 患者の観察中に副作用を発見した場合には，ただちに医師・薬剤師に相談して適切な対応をする。
- 抗悪性腫瘍薬の点滴静注では，血管外のもれが生じないように，定期的に刺入部を観察する。

まとめ

- 抗悪性腫瘍薬には，アルキル化薬・代謝拮抗薬・アルカロイド系薬・抗生物質抗がん薬・トポイソメラーゼ阻害薬・ホルモン療法薬・生体応答修飾物質・分子標的薬などがある。
- 抗がん薬の副作用には，血液毒性・消化器毒性・肝毒性・腎毒性・脱毛・手足症候群・口内炎・急性輸液反応・腫瘍崩壊症候群などがある。

1 次の①〜⑦にあてはまる抗悪性腫瘍薬を枠内から選びなさい。

①アルキル化薬（　　　）

②代謝拮抗薬（　　　）

③アルカロイド系薬（　　　）

④抗生物質抗がん薬（　　　）

⑤トポイソメラーゼ阻害薬（　　　）

⑥ホルモン拮抗薬（　　　）

⑦分子標的薬（　　　）

> Ⓐビンクリスチン　Ⓑシスプラチン
> Ⓒフルオロウラシル　Ⓓセツキシマブ
> Ⓔシクロホスファミド　Ⓕエトポシド
> Ⓖメトトレキサート　Ⓗソラフェニブ
> Ⓘエンザルタミド　Ⓙブレオマイシン

2 〔　〕内の正しい語に〇をつけなさい。

①シスプラチンには強い〔腎毒性・肝毒性〕がある。

②フルオロウラシルは〔プリン・ピリミジン〕塩基の代謝を阻害する。

③〔ニボルマブ・エベロリムス〕は免疫チェックポイント阻害薬である。

④ソラフェニブなどの副作用として，手足の皮膚に潰瘍や感覚異常がみられる〔手足口病・手足症候群〕がある。

⑤タモキシフェンは抗エストロゲン作用をもち，〔前立腺がん・乳がん〕の治療に用いられる。

⑥ドセタキセルは〔微小管・リボソーム〕を阻害し，がん細胞の分裂を妨げる。

第5章 免疫・炎症反応に関連する薬物

学習目的
● 免疫抑制薬・抗リウマチ薬の種類とその特性を学ぶ。
● アレルギー反応・炎症反応の機序とそれらを抑えるしくみを学ぶ

　免疫とは生体内で非自己（細菌やウイルスなど）に由来する物質や異常細胞（がん細胞など）を認識して破壊・排除する生体の自己防御機構である。免疫反応において最も重要な機能を担っている細胞は，白血球の一種の**リンパ球**であり，ナチュラルキラー細胞（**NK細胞**），**T細胞**，**B細胞**などがある。

　NK細胞は，ウイルス感染した細胞や腫瘍細胞などに対して非特異的に細胞傷害性を示す。

　B細胞は抗原に特異的な抗体を産生する細胞であり，抗原を記憶することで早期に抗体を産生する機能ももつ。

　T細胞には，ヘルパーT細胞，細胞傷害性T細胞（キラーT細胞）などがある。ヘルパーT細胞は，サイトカインを産生することで細胞傷害機能や抗体産生を活性化し，免疫応答を活性化する。一方，細胞傷害性T細胞は，宿主にとって異物となる細胞（移植細胞，ウイルス感染細胞，がん細胞など）を破壊する。

サイトカイン

　サイトカインは，おもに免疫系細胞から産生され，標的細胞に対してはたらく生理活性タンパク質の総称である。おのおのに特異的な受容体に結合して（標的細胞特異性），免疫，炎症，造血などに関与する。また，微量でもその効果を発揮するという特徴もある。代表的なサイトカインには，インターフェロン（IFN），腫瘍壊死因子（TNF），エリスロポエチン（EPO），インターロイキン（IL），顆粒球コロニー刺激因子（G-CSF）などがある。

免疫抑制薬

　免疫は，微生物などの病原体から身をまもるために重要であるが，免疫応答が亢進して自身の正常な細胞や組織にも過剰反応する自己免疫疾患や，臓器移植に伴う拒絶反応など，生体に障害を生じる要因にもなりうる。免疫抑制薬は，免疫反応に関与するリンパ球の分裂や増殖を抑制したり，T細胞が産生するサイトカインを阻害したりすることで，自己免疫疾患の治療や拒絶反応の予防に用いられる。

■特異的免疫抑制薬

　シクロスポリン（ネオーラル®），タクロリムス（プログラフ®）は，T細胞のタンパク質と複合体を形成することで，おもにヘルパーT細胞の活性化を特異的に抑制することで免疫抑制作用を発揮する。両薬の重大な副作用には，感染症，腎障害，肝障害，血栓性微小血管障害などがある。また，タクロリムスでは血糖値の上昇をみとめることもある。

　なお，シクロスポリンはグレープフルーツジュースによって作用が強まるため，服用中の摂取は避ける必要がある。

■副腎皮質ステロイド薬

　プレドニゾロン（プレドニン®），メチルプレドニゾロン（メドロール®）などの副腎皮質ステロイド薬は，T細胞およびB細胞の機能を抑制することで，非特異的な免疫抑制作用を発現すると考えられている。長期間使用した場合の注意すべき副作用には，感染症，満月様顔貌（ムーンフェイス），高血糖，骨粗鬆症などがある。

■細胞毒性薬

　アザチオプリン（アザニン®，イムラン®），ミゾリビン（ブレディニン®），ミコフェノール酸（セルセプト®）はリンパ球に作用して細胞内のプリン体合成を阻害することで，DNA合成を阻害してリンパ球の分裂と増殖を抑制し，免疫抑制作用を示す。このため，細胞分裂・増殖の盛んな骨髄にも影響し，重大な副作用である骨髄抑制（白血球，貧血，血小板減少）が出現する。その他の重大な副作用には，感染症，間質性肺炎，肝障害などがある。

■分子標的薬

　エベロリムス（サーティカン®）はmTOR阻害薬である。細胞の増殖・成長などにかかわるmTORという酵素に結合して作用を阻害することで，T細胞やB細胞の増殖を抑制する。心移植・腎移植・肝移植時の拒絶反応の抑制に用いられる。

　バシリキシマブ（シムレクト®）はT細胞の表面にあるインターロイキン2受容体に選択的に結合する抗体製剤であり，臓器移植における急性期の拒絶反応の予防に用いられる。

　　カナキヌマブ(イラリス®)はヒト IL-1 β モノクローナル抗体であり，IL-1 β の過剰産生が慢性的な炎症や進行性の組織傷害を引きおこすクリオピリン関連周期熱症候群に用いられる。

　　ベリムマブ(ベンリスタ®)は抗 BLyS モノクローナル抗体である。可溶性 B リンパ球刺激因子(BLyS)に選択的に結合することでその活性を阻害する。BLyS の過剰発現による B 細胞機能異常を伴う全身性エリテマトーデスに用いられる。

取り扱い・看護のポイント

免疫抑制薬
- 自己判断で減量，中止をしないように指導する。
- 骨髄抑制が出現することがあるため，発熱(白血球減少)，ふらつき，顔面蒼白(貧血)，出血傾向(血小板減少)に注意する。
- 易感染状態となっているため，感染症の発症や増悪には注意し，体調不良の場合には医療機関に連絡するように指導する。

B リウマチ治療薬

　　関節リウマチは自己免疫疾患の 1 つであり，関節の炎症と骨破壊が病態の特徴である。この病態は，おもにインターロイキン 6(IL-6)や腫瘍壊死因子 α(TNF-α)などの炎症性サイトカインによって引きおこされる。近年の関節リウマチの薬物治療は，これらのサイトカインを標的に行われており，関節リウマチ患者の生活の質は劇的に改善した。

分類●　関節リウマチの免疫異常を修飾することで活動性をコントロールする薬剤を総称して，疾患修飾性抗リウマチ薬(DMARD)といい，従来型合成抗リウマチ薬である csDMARD と，分子標的型合成抗リウマチ薬である tsDMARD，生物学的製剤[1]である bDMARD に分けられる。

副作用●　生物学的製剤などの抗リウマチ薬に共通する重大な副作用として，免疫の低下に伴う感染症の発症や，B 型肝炎や結核の再燃，帯状疱疹(とくに JAK 阻害薬)，投与初期の急性輸液反応，間質性肺炎などがある。

1 合成抗リウマチ薬(csDMARD，tsDMARD)

1 csDMARD

　　メトトレキサート(リウマトレックス®)はリウマチ治療の第一選択薬である。葉酸代謝に拮抗して核酸合成を阻害することで，好中球・T 細胞・B 細胞などの増殖を抑制する。その結果として，免疫抑制作用および抗炎症作用

----

1) 生物学的製剤：化学的に合成された物質ではなく，生物が産生した物質を使用した薬物。血液製剤やワクチンのほか，分子標的薬として用いられる抗体医薬なども生物学的製剤である。

を介して抗リウマチ作用を発揮していると考えられている。

　重大な副作用に，骨髄抑制，感染症（結核，B型肝炎の再燃を含む），間質性肺炎などがある。通常，週に1〜3回服用するが，患者が誤って連日服用したことで骨髄抑制を発症し，入院・死亡した例が報告されている。

　レフルノミド（アラバ®）はピリミジン代謝を抑制することでDNA合成を阻害してリンパ球の増殖を抑制し，免疫抑制作用を示す。

　イグラチモド（ケアラム®，コルベット®）はB細胞に直接作用して抗体の産生を抑制するとともに，単球やマクロファージにも作用して，TNFα，IL-6などの産生を抑制することで，抗リウマチ作用を示す。

2 tsDMARD

　トファシチニブ（ゼルヤンツ®），バリシチニブ（オルミエント®），ペフィシチニブ（スマイラフ®），フィルゴチニブ（ジセレカ®），ウパダシチニブ（リンヴォック®）は炎症性サイトカインであるILの伝達に必要な酵素であるヤヌスキナーゼ（JAK）を阻害し，関節リウマチによる腫脹や痛みを抑える（**JAK阻害薬**）。

② 生物学的製剤（bDMARD）

1 抗TNF-α抗体薬

　インフリキシマブ（レミケード®），アダリムマブ（ヒュミラ®），ゴリムマブ（シンポニー®），セルトリズマブ（シムジア®）は，TNF-αに対する抗体製剤である。おもにTNF-αに結合して炎症反応を抑制するとともに，TNF-α産生細胞に対する阻害作用も有する。また，TNF-αを受容体からはがすことで炎症反応を抑制する作用ももっている。

2 T細胞選択的共刺激調節薬

　アバタセプト（オレンシア®）は抗原提示細胞表面のCD80およびCD86に特異的に結合して，T細胞のCD28との共刺激シグナルを阻害し，T細胞の活性化と増殖を抑制することで，下流の炎症性サイトカインの産生を抑制する。

3 抗TNF-αおとり受容体

　エタネルセプト（エンブレル®）は，関節リウマチに伴って過剰に産生されたTNF-αにおとりの受容体として結合し，TNF-αの受容体との結合を阻害することで，抗リウマチ作用・抗炎症作用を発揮する。なお，本剤とTNF-αとの結合は可逆的である。

4 抗IL-6受容体抗体

　トシリズマブ（アクテムラ®），サリルマブ（ケブザラ®）は抗IL-6受容体抗体であり，IL-6の作用を抑制して免疫抑制効果を示すことで，抗リウマチ作用・抗炎症作用を発揮する。

取り扱い・看護のポイント

抗リウマチ薬

●メトトレキサートは指定の日時に服用するように指導する。

●自己判断で減量・中止をしないように指導する。

●感染症の症状が出現した場合には，医療機関に連絡するように指導する。

●免疫抑制に伴う結核および B 型肝炎の再燃が報告されているため，使用前に必ず IFN-γ 遊離試験や B 型肝炎スクリーニング検査を行う。

●分子標的薬使用中の生ワクチン接種は禁忌であり，不活化ワクチンも抗体価が上昇しづらいため，可能な限り使用前にワクチン接種を行う。

●間質性肺炎が報告されているため，乾性咳嗽・呼吸苦などには注意する。

●投与初期に急性輸液反応を生じることがあり，重篤な場合はアナフィラキシーショックも発症するため，投与初期は酸素飽和度・血圧などをモニタリングする。

C　抗ヒスタミン薬

　ヒスタミンはオータコイドという生理活性物質の一種で，ショック・アレルギー・炎症などがおきたときに肥満細胞より遊離され，毛細血管，気管支平滑筋（へいかつ），胃液の分泌細胞などに強く作用する。ヒスタミンには H_1 および H_2 受容体の2つがあり，アレルギー反応に関与するのは H_1 受容体で，胃酸分泌に関与するのは H_2 受容体である。通常，**抗ヒスタミン薬**といえば，**ヒスタミン H_1 受容体拮抗薬**（H_1 拮抗薬）をさす。

　H_1 拮抗薬は，①抗ヒスタミン作用のほかに，②中枢神経系に対する作用，③抗コリン作用，④局所麻酔作用などがある。おもな適応は，アトピー性皮膚炎・蕁麻疹（じんましん）といったアレルギー性皮膚疾患やアレルギー性鼻炎などである。また，抗ヒスタミン薬には第1世代と第2世代がある。

　①抗ヒスタミン作用　気管支平滑筋・腸管平滑筋などにおけるヒスタミン

Column

オータコイド autacoids

　オータコイドは，ギリシャ語の autos（自身）と akos（治療）に由来し，自分自身を調節する物質を意味する。生理活性物質の1つで，多くの組織で生成され，分泌した細胞の周囲にはたらく液性の伝達物質をいう。その部位で生理活性を示したり，なくしたりするので，局所ホルモンともいう。特定の器官で分泌され，体液で輸送されてほかの器官に作用するホルモンと，シナプスでの情報伝達にあたる神経伝達物質の中間的性質をもつといえる。①生理的あるいは病態時に出現する，②きわめて微量しか遊離されない，③強い薬理作用をもつ，④作用する範囲は比較的限定される，などの特徴を有する。

　ヒスタミン，セロトニン，ブラジキニン，プロスタグランジン，アンギオテンシンなどが代表的なオータコイドである。

の平滑筋収縮作用に拮抗し，ヒスタミンが関与するアレルギー・アナフィラキシー反応を抑制する。

　②**中枢神経系に対する作用**　ヒスタミンの神経伝達物質としての作用を抑制するため，眠けを引きおこす。また，乗り物酔いなどによる吐きけ・嘔吐にも有効である。

　③**抗コリン作用**　アトロピンがもつアセチルコリンの作用をある程度遮断し，口渇や気管支分泌液を抑制する。

　④**局所麻酔作用**　H_1 拮抗薬の局所麻酔作用は比較的強力である。神経や心筋の興奮伝導を抑制する作用もある。

■第 1 世代 H_1 拮抗薬

　第 1 世代はヒスタミン H_1 受容体と拮抗し，肥満細胞より遊離されたヒスタミンにより引きおこされるアレルギー症状を改善する。

　ジフェンヒドラミン（レスタミン®）は，抗ヒスタミン作用も強いが，抗コリン作用（口渇・鼻づまり・便秘），中枢神経抑制作用（眠け）も強い。蕁麻疹やアレルギー性鼻炎，皮膚のかゆみなどに用いられる。

　クロルフェニラミン（ポララミン®）は，抗ヒスタミン作用は強力で，中枢神経抑制作用（鎮静作用）は弱い。アレルギー性鼻炎・上気道炎に伴うくしゃみ，鼻汁などのアレルギー疾患に広く用いられる。

　プロメタジン（ピレチア®，ヒベルナ®）は，抗ヒスタミン作用は中等度であるが，中枢神経抑制作用・抗コリン作用が強い。パーキンソン症候群の治療やかゆみどめとして用いられる。

花粉症は即時型？　遅延型？

　空気・食物・薬物・金属・化粧品など，さまざまなかたちで体内に侵入した抗原にさらされると，生体は抗体を産生する。そこに再び抗原が侵入すると抗原抗体反応がおこり，細胞からさまざまな化学物質が遊離し，組織を傷害してアレルギー症状が発現する。アレルギー反応は，抗原に曝露されてから 1 時間以内に最大反応がおこる**即時型アレルギー反応**と，24～48 時間後に最大反応がおこる**遅延型アレルギー反応**に分けられる。

　即時型は，B 細胞により産生された免疫グロブリン（Ig）E が肥満細胞膜上に付着し，そこに再び侵入した抗原（アレルゲン）が結合することで抗原抗体反応がおこり，肥満細胞からヒスタミンやサイトカインが放出することで生じる。アナフィラキシー，気管支喘息，蕁麻疹，花粉症，アレルギー性鼻炎などはこのタイプに属する。

　遅延型は，侵入してきた抗原が T 細胞を刺激し活性化し，そこに再び抗原が侵入すると活性化された T 細胞と抗原が反応し，感作リンパ球として組織を傷害したり，サイトカインを放出して組織を傷害したりする。金属や化粧品による接触性皮膚炎，ツベルクリン反応，臓器移植時の拒絶反応などはこのタイプに属する。

❷第2世代H₁拮抗薬

　第2世代はヒスタミンをはじめとする化学伝達物質の生成・遊離を抑制する抗アレルギー薬のうち,抗ヒスタミン作用を有するものである。アレルギーの予防薬であり,急性効果を期待する発作治療薬ではない。非鎮痛性の薬剤は,血液脳関門を通過しにくいため,第1世代に比べてはるかに中枢神経系副作用(眠け)が少ない。なかでもフェキソフェナジンとロラタジンは最も鎮静性が低く,自動車を運転する患者などに適している。

D 抗アレルギー薬

　①**ケトチフェン**(ザジテン®),**アゼラスチン**(アゼプチン®),**エピナスチン**(アレジオン®)　第2世代H₁拮抗薬であり,気管支喘息,アレルギー性鼻炎,アトピー性皮膚炎に用いられる。

　②**フェキソフェナジン**(アレグラ®),**セチリジン**(ジルテック®),**オロパタジン**(アレロック®),**ロラタジン**(クラリチン®)　第2世代H₁拮抗薬であり,アレルギー性鼻炎,アトピー性皮膚炎に用いられる。

　③**セラトロダスト**(ブロニカ®)　IgE抗体産生抑制,好酸球浸潤抑制,化学伝達物質遊離抑制によって抗アレルギー作用を発揮する,トロンボキサンA₂阻害薬である。

　④**プランルカスト**(オノン®),**モンテルカスト**(シングレア®)　ロイコトリエンの受容体に拮抗し,抗炎症作用および気管支収縮作用を示すロイコトリエン拮抗薬である。

　⑤**クロモグリク酸ナトリウム**(インタール®)　ヒスタミンを含む化学伝達物質の遊離を抑制するケミカルメディエーター遊離抑制薬である。

点鼻薬の使用方法

　アレルギーによる鼻症状の改善などを目的に点鼻薬を用いることがある。通常,症状が改善するまでには数日かかり,毎日継続して使用することで効果が得られる。
①最初に使用するときは,よく振ったあとに薬液が完全に霧状になるまで数回(製品によって異なる)容器を押す(初回のみ)。
②使用前に鼻をかみ,鼻の通りをよくする。
③点鼻薬のキャップを外し,上下によく振る。
④少しうつむいて,鼻の穴に容器の先を立てた状態で,とまるところまで押し入れ,1回噴霧する。もう一方の鼻の穴にも同様に1回噴霧する。
⑤噴霧後,薬液を鼻の奥まで行きわたらせるため,数秒上を向き,鼻で息をする。このとき,鼻をかまないようにする。

**取り扱い・
看護のポイント**

抗ヒスタミン薬・抗アレルギー薬

●花粉症の治療では，抗アレルギー薬は花粉飛散初期から服薬するよう指導する。

●抗ヒスタミン薬やトロンボキサン A_2 阻害薬，ロイコトリエン拮抗薬は，投与後
早期(1～2日後)から効果が期待されるが，ケミカルメディエーター遊離抑制薬
は急性効果を期待する薬剤ではなく，効果発現まで通常2～4週間を要する。

●抗ヒスタミン薬全般の眠けや，セラトロダスト(ブロニカ®)による肝機能障害の
副作用について説明する。

●抗ヒスタミン薬は，緑内障や前立腺肥大などの下部尿路の閉塞性疾患には禁忌で
ある。

●アレルギー疾患の治療には，アレルゲンの除去・回避が基本であり，除去・回避
方法を指導する。

E 抗炎症薬・解熱鎮痛薬

1 炎症と抗炎症薬

　炎症とは，生体組織が外傷・感染などにより傷害を受け，破壊された細胞
や肥満細胞・好塩基球からプロスタグランジン・ロイコトリエン・ヒスタミ
ン・セロトニン・ブラジキニンなどが遊離し，発赤・腫脹・疼痛・発熱が
おきた状態である。

　炎症の際にみられる疼痛・発熱を抑えるためには，①細胞膜からのアラキ
ドン酸遊離の抑制，②アラキドン酸からのプロスタグランジン合成の抑制，
③ロイコトリエンへの転化の抑制が必要である。非ステロイド性抗炎症薬は，
②に作用するが③には作用しない。副腎皮質ステロイド薬は，①に作用する
ため間接的に②③にもはたらく(⏎図5-1)。

olumn

プロスタグランジンの臨床応用

　プロスタグランジン(PG)類には多くの種類があり，1つの細胞ですべてが産生さ
れるのではなく，細胞によって特定のプロスタグランジンが産生される。それらが臨
床応用され，プロスタグランジン類似薬とよばれ，次のものなどがあげられる。

・分娩誘発薬(ジノプロストンなど)：PGE_2・$PGF_{2\alpha}$

・抗血栓薬(アルプロスタジルなど)：PGE_1・PGI_2

・血管拡張薬(アルプロスタジル)：PGE_1

・腸管運動促進薬(ジノプロスト)：$PGF_{2\alpha}$

・抗潰瘍薬(ミソプロストール)：PGE_1・PGE_2 誘導体

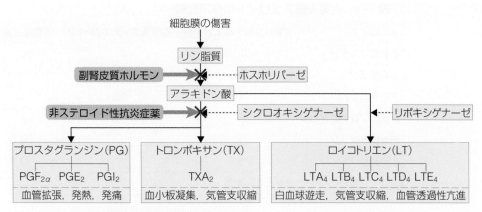

外傷・感染などによって細胞膜が傷害されると，ホスホリパーゼという酵素によって細胞膜成分のリン脂質からアラキドン酸という脂肪酸が遊離する。アラキドン酸にシクロオキシゲナーゼが作用して，プロスタグランジンが産生される。また，アラキドン酸にリポキシゲナーゼが作用すると，ロイコトリエンが産生される。副腎皮質ホルモンは，細胞膜からのアラキドン酸の遊離を抑制して効果をあらわす。非ステロイド性抗炎症薬は，シクロオキシゲナーゼを阻害することで，プロスタグランジンの生合成を抑制して効果をあらわす。

⊃ 図5-1　プロスタグランジン類の生合成に対する抗炎症薬の作用点

② ステロイド性抗炎症薬（副腎皮質ホルモン）

副腎皮質から分泌されるホルモンは，すべてステロイド化合物であり，代表例として水・電解質代謝に重要な役割を果たす**電解質コルチコイド**（鉱質コルチコイド）と，糖質代謝などに関与する**糖質コルチコイド**がある。

① 電解質コルチコイド

電解質コルチコイドは，副腎皮質で合成され，水・電解質代謝においてナトリウムと水を保持するのに欠かせないステロイドホルモンの総称である。代表的なものにアルドステロンがあり，腎臓の集合管のナトリウムイオンの再吸収により血圧を上昇させる。また，カリウムイオンの排泄を促す。

② 糖質コルチコイド

作用● **糖質コルチコイド**は，副腎皮質で合成され，おもな作用として，①糖新生の促進による血糖の上昇，②タンパク質の分解促進・合成阻害，③脂質の増加（脂肪の沈着），④抗炎症作用（血管透過性亢進の抑制，白血球の遊走抑制），⑤抗アレルギー作用（各種アレルギー反応の抑制，免疫抑制），⑥中枢神経興奮作用（気分の高揚）などがある。

種類● 糖質コルチコイドの抗炎症作用・抗アレルギー作用がおもに臨床応用され，薬物として利用されている。天然のステロイドホルモンであるコルチゾンやヒドロコルチゾンよりもすぐれた製剤も数多く合成されており，これらを合わせて**副腎皮質ステロイド**，あるいは単にステロイドとよばれている。デキ

○ 表 5-1　副腎皮質ステロイドの作用比較

ステロイド	糖質コルチコイド作用	電解質コルチコイド作用	等価投与量(mg)
ヒドロコルチゾン	1.0*	1	20
コルチゾン	0.8	0.8	25
プレドニゾロン	4	0.8	5
メチルプレドニゾロン	5	0.5	4
デキサメタゾン	30	0	0.75
ベタメタゾン	30	0	0.75

＊ヒドロコルチゾンの力価を 1.0 とする

サメタゾン，ベタメタゾンは，糖質コルチコイドとしての作用(消炎作用)がヒドロコルチゾンの約 30 倍である(○表5-1)。一方，電解質コルチコイドとしての作用(浮腫・高血圧をもたらす作用)はほとんどない。

適用●　副腎皮質ステロイドは，次のような各種の炎症性疾患，免疫関連性疾患などに対して用いられる。

(1) リウマチ疾患(リウマチ熱・リウマチ性関節炎)

(2) アレルギー疾患(気管支喘息・花粉症・血清病(けっせい)・蕁麻疹(じんましん))

(3) 炎症性皮膚疾患(湿疹・結節性紅斑(こうはん))

(4) 眼疾患(ぶどう膜炎・角膜炎・結膜炎)

(5) ネフローゼ

(6) 副腎皮質機能低下(アジソン病)

(7) 急性白血病

(8) 自己免疫疾患(全身性エリテマトーデス・ベーチェット病)

(9) 臓器移植後にみられる拒絶反応

副作用●　副腎皮質ステロイドの投与中は，生体の副腎皮質の活動が低下しているため，使用を急に中止すると，体内のホルモン産生機能が正常に作動せず，急性の副腎機能不全があらわれることがある。その他の副作用として，顔面の円形化(満月様顔貌)，肥満，浮腫，糖尿病，高血圧，感染の誘発，消化器潰瘍，骨粗鬆症，無菌性骨壊死，精神変調，緑内障などがある。長期連用には注意が必要である。

取り扱い・看護のポイント

ステロイド性抗炎症薬
- 胃腸障害への対策として食後に服用する。
- 自己判断で用量を変更しないように指導する。
- 急激な減量や中止により症状の再燃や血圧低下・ショックなどの離脱症候群をおこすため，自己判断で中止しないように指導する。
- 副作用が出現したときには医師にただちに報告するように指導する。

●長期連用例では易感染性が高まっているため，うがい・手洗いや皮膚などを清潔に保持させる。
●長期連用例では創傷治癒の遅延により褥瘡^{じょくそう}ができやすく，増悪しやすいので注意する。
●生ワクチンの投与ができない場合があることを説明する。
●長期間の服用では，骨粗鬆症や大腿骨頭壊死などの副作用に注意する。
●ムーンフェイス(満月様顔貌)などの副作用には，精神的なケアが必要になることもある。

③ 非ステロイド性抗炎症薬

　非ステロイド性抗炎症薬 non-steroidal anti-inflammatory drugs (**NSAIDs**)は，プロスタグランジンの生合成を抑制し，解熱・鎮痛・抗炎症・抗血小板凝集作用を示す(⊃195ページ，**図4-1**)。種類により効果が異なるので，抗炎症作用の特徴，効果の持続性，患者の副作用などを含めた既往歴を確認して薬剤を選択する。

　①**アスピリン**　抗炎症作用(リウマチ性炎症)，鎮痛作用(関節痛・頭痛・筋肉痛)，解熱作用(発熱時)，抗血小板凝集作用(心筋梗塞^{こうそく}の再発防止)を示す。アスピリンなどの非ステロイド性抗炎症薬(NSAIDs)は，プロスタグランジンの産生を抑制して抗炎症作用を示すが，胃粘膜の保護作用があるプロスタグランジンの合成も障害されるため，胃腸障害をきたしやすい。また，腎臓においては，プロスタグランジンの産生が抑制されると，塩類などが貯留し，浮腫や血圧上昇をおこす。

　なお，小児においては，アスピリンではライ症候群をおこす可能性があるため解熱薬としてアセトアミノフェンが用いられる。

　②**インドメタシン**(インダシン®)　抗炎症作用が強く，変形性関節症，腰痛，上気道炎など多くの症状の消炎・鎮痛・解熱に用いられる。また，白血球の遊走を抑えるため，痛風発作の治療にも用いられる(⊃285ページ)。内服による胃腸障害の副作用に注意が必要である。

　③**ジクロフェナク**(ボルタレン®)　関節リウマチや手術後の鎮痛・抗炎症薬として用いられる。

　④**メフェナム酸**(ポンタール®)　解熱・鎮痛・消炎作用や，血小板の凝集抑制はアスピリンと同程度であるが，副作用はアスピリンより強い。頭痛・歯痛・神経痛などに用いられる。

　⑤**ロキソプロフェン**(ロキソニン®)　生体内で代謝されて薬理作用があらわれるプロドラッグで，強力な抗炎症・鎮痛・解熱作用があり，胃腸障害などの副作用は少ない。

　⑥**イブプロフェン**(ブルフェン®)　インドメタシンと同等あるいはやや強

い解熱・鎮痛・抗炎症作用があり，副作用は少ない。関節リウマチ・変形性関節症などに用いられる。

　⑦**チアラミド**（ソランタール®）　塩基性抗炎症薬である。アスピリンを含めた上記6薬剤などの酸性抗炎症薬に比べると，抗炎症作用や鎮痛作用などが弱い。胃腸障害などの副作用も少ない。

　⑧**アセトアミノフェン**（カロナール®）　解熱作用と鎮痛作用は強いが抗炎症作用は弱いため，厳密には非ステロイド性抗炎症薬（NSAIDs）には属さない。アスピリンと比較して，解熱作用・鎮痛作用は同等であり，胃腸障害や腎機能障害などの副作用は少ない。

　⑨**スルピリン**　強い解熱作用があるが，ピリン系の薬物でピリン疹をおこすおそれがあることや，ほかのすぐれた抗炎症薬が開発されたため，現在はあまり使用されない。

取り扱い・看護のポイント

非ステロイド性抗炎症薬（NSAIDs）
- ●高齢者への投与では，血圧や体温低下などのバイタルサインや黒色便などの投与後の状態変化に注意する。
- ●十分量の水で内服する。
- ●長期連用により消化性潰瘍をはじめとする胃腸障害や腎障害を誘発することがある。胃腸障害への対策として食後に服用することが望ましい。
- ●アスピリン喘息にはほとんどすべての NSAIDs が禁忌となる。チアラミドなどの塩基性薬剤でも誘発されたという報告があるため注意する。

F ワクチン・抗毒素

1 ワクチン

　ワクチンとは，抗原性を失わないように，①病原微生物を弱毒化したり（生ワクチン），②不活化したり（不活化ワクチン），③病原微生物が産生する毒素や代謝産物を無毒化したり（トキソイド）して製造されたもので，摂取することで免疫を誘導し，感染症の予防などの効果が期待できる（予防接種）。

　①**生ワクチン**　結核，麻疹，風疹，水痘，流行性耳下腺炎（おたふくかぜ），ロタウイルス感染症などの生ワクチンがある。

　②**不活化ワクチン**　百日咳，急性灰白髄炎（ポリオ），日本脳炎，インフルエンザ，B型肝炎，Hib（インフルエンザ菌b型）感染症，肺炎球菌感染症，ヒトパピローマウイルス（HPV）感染症などの不活化ワクチンがある。

　③**トキソイド**　ジフテリア，破傷風，ヘビ毒などのトキソイドがある。

2 抗毒素（治療用血清）

　　抗毒素は，トキソイドまたは毒素，あるいはヘビ毒を用いて免疫した動物の血清または血漿から得た免疫グロブリンである。ジフテリア，破傷風，ガス壊疽，ボツリヌス，マムシやハブの抗毒素などがある。

まとめ

- 免疫抑制薬は，リンパ球に作用してその活性を抑えるものが多い。
- 抗リウマチ薬は，免疫機能やサイトカインの機能，およびそれらに関係する分子の作用を抑えることで，リウマチの症状を抑える。
- 抗ヒスタミン薬，とくに H_1 拮抗薬は，抗ヒスタミン作用のほかに中枢神経の抑制作用，抗コリン作用，局所麻酔作用を示す。
- 抗アレルギー薬は，各種のオータコイドの作用を阻害するものが多い。
- 抗炎症薬は，副腎皮質ステロイド薬と非ステロイド性抗炎症薬に大別される。

復習問題

❶ 〔　〕内の正しい語に〇をつけなさい。

①シクロスポリンは〔T 細胞・B 細胞〕の活性化を抑制する。

②抗ヒスタミン薬には，中枢神経〔興奮・抑制〕作用がある。

③フェキソフェナジンは，〔第 1・第 2〕世代抗ヒスタミン薬である。

④デキサメタゾンやベタメタゾンは，コルチゾンと比較して糖質コルチコイドとしての作用が〔弱い・強い〕。

❷ 次①～③にあてはまる薬物を枠内から選びなさい。

①免疫抑制薬（　　　　）

②抗リウマチ薬（　　　　）

③非ステロイド性抗炎症薬（　　　　）

Ⓐアスピリン　Ⓑレフルノミド
Ⓒトファシチニブ　Ⓓタクロリムス
Ⓔインドメタシン　Ⓕアザチオプリン

第6章 末梢神経系に作用する薬物

- 交感神経終末のシナプスと副交感神経終末のシナプスにおける化学伝達を理解し，作用する薬物について学ぶ。
- 自律神経節のシナプスにおける化学伝達を理解し，作用する薬物について学ぶ。
- 運動神経終末のシナプスにおける化学伝達を理解し，作用する薬物（末梢性筋弛緩薬）について学ぶ。
- 局所麻酔薬のおのおのの麻酔法における使用部位と局所麻酔薬の種類・特徴について学ぶ。

末梢神経系の分類 ● 末梢神経系は，機能的に皮膚や筋肉などを支配する**体性神経系**と，内臓や血管などを支配する**自律神経系**に分類される（◯図6-1）。それぞれの神経系は，中枢から末梢に指令を伝える遠心性神経と，末梢で受けた情報を中枢に伝える求心性神経をもつ。自律神経には，**交感神経**と**副交感神経**がある。

A 自律神経系の生理と機能

自律神経により支配されている臓器（**効果器**）は，交感神経と副交感神経により機能的に二重に支配を受けており，多くの場合，両神経の作用は互いに拮抗的である。たとえば，ある効果器に対して交感神経は促進的に作用し，副交感神経は抑制的に作用する。また，その逆もある。

1 自律神経接合部（シナプス）の化学伝達物質

交感神経と副交感神経は，どちらも2つの神経線維からできており，**神経**

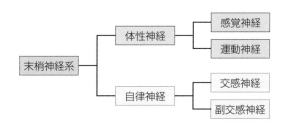

◯ 図6-1 末梢神経系

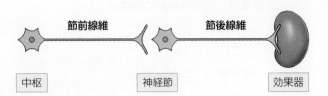

神経線維の接合部位（神経節）をはさんで中枢側を節前線維，効果器側を節後線維という。

◯ 図 6-2　自律神経線維

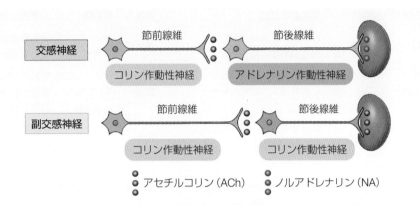

交感神経・副交感神経の節前線維，副交感神経の節後線維は，コリン作動性神経である。
交感神経の節後線維は，一部を除いてアドレナリン作動性神経である。

◯ 図 6-3　自律神経化学伝達物質

節とよばれる部位で接合している。神経節をはさんで中枢側を**節前線維**，効果器側を**節後線維**という（◯ 図6-2）。交感神経と副交感神経には，①節後線維が効果器に終わる部位と，②神経節とに 2 つの接合部位（**シナプス**）が存在する。中枢からのインパルスは，この 2 つの接合部位において化学伝達が行われることにより，効果器まで伝達される。

　中枢からのインパルスを伝える化学伝達物質は，**アセチルコリン**と**ノルアドレナリン**（ノルエピネフリン）である。化学伝達物質の種類によって，アセチルコリンを伝達物質とする神経線維を**コリン作動性神経**，ノルアドレナリンを伝達物質とする神経線維を**アドレナリン作動性神経**と分類する。

　交感神経ならびに副交感神経の節前線維，副交感神経の節後線維は，コリン作動性神経である。コリン作動性神経が支配する汗腺などの一部を除き，交感神経の節後線維は，アドレナリン作動性神経である（◯ 図6-3）。

② 自律神経系の受容体

　化学伝達物質のアセチルコリンとノルアドレナリンは，自律神経節および自律神経が支配する効果器の特異的な受容体に結合して，その作用を節後線維や効果器細胞に伝達する。

⊃ 表6-1 自律神経系の受容体

自律神経＼存在部位	神経節	神経終末	支配効果器
交感神経	ニコチン受容体	アドレナリン受容体 α_2	アドレナリン受容体 $\alpha(\alpha_1,\ \alpha_2),\ \beta(\beta_1,\ \beta_2,\ \beta_3)$
副交感神経	ニコチン受容体	—	ムスカリン受容体

▨ ⇒アセチルコリン(ACh)が結合　　▨ ⇒ノルアドレナリン(NA)が結合

⊃ 表6-2 自律神経受容体のおもな刺激効果

効果器	受容体	効果器の反応	効果器	受容体	効果器の反応
眼	α_1 ムスカリン	瞳孔散大筋収縮(散瞳) 瞳孔括約筋収縮(縮瞳)	消化管	$\alpha_1,\ \beta_2$ ムスカリン	消化管運動抑制 消化管運動促進
心臓	β_1 ムスカリン	心拍数増加，収縮力増強 心拍数減少，収縮力抑制	血管	α_1 β_2 ムスカリン	血管平滑筋収縮(血圧上昇) 血管平滑筋弛緩(血圧低下) 血管平滑筋弛緩(血圧低下)
気道	β_2 ムスカリン	気管支平滑筋弛緩，気道分泌抑制 気管支平滑筋収縮，気道分泌促進	膀胱	β_3 ムスカリン	膀胱平滑筋弛緩 膀胱平滑筋収縮

アセチルコリンが結合して作用が発現する受容体は2種類あり，神経節の受容体を**ニコチン受容体**，副交感神経が支配する効果器の受容体を**ムスカリン受容体**という。ノルアドレナリンが結合して作用が発現する**アドレナリン受容体**は，交感神経の終末と交感神経が支配する効果器にあり，**α受容体**と**β受容体**の2種類に分類される。α受容体には α_1，α_2，β受容体には β_1，β_2，β_3 というサブタイプがある(⊃ 表6-1)。

3 自律神経系の機能

自律神経支配の効果器は，多くの場合，コリン作動性神経とアドレナリン作動性神経の両方により拮抗的に支配されている。それぞれの神経が支配する効果器の受容体の刺激によって，効果器の反応がおこる。自律神経受容体のおもな刺激効果を⊃ 表6-2 に示す。

B 交感神経作用薬

交感神経作用薬には，交感神経終末や効果器に作用して交感神経の興奮作用を示す**アドレナリン作動薬**と，交感神経の抑制作用を示す**抗アドレナリン作動薬**がある。

1 アドレナリン作動薬

アドレナリン作動薬には，アドレナリン受容体(α・β)に直接結合して作用する薬物と，交感神経節後線維(アドレナリン作動性神経)終末に作用して

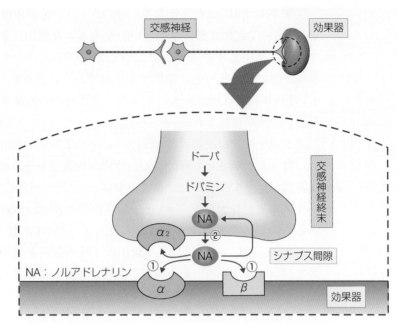

アドレナリン作動薬には，アドレナリン受容体（①）に結合して作用するものと，交感神経終末に作用してノルアドレナリンの遊離（②）を促進するものがある。
抗アドレナリン作動薬には，アドレナリン受容体（①）に結合して作用を遮断するものと，交感神経終末に作用してノルアドレナリンの遊離（②）を抑制するものがある。

◎ 図6-4　交感神経終末における化学伝達

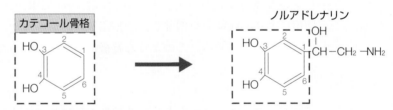

カテコールアミンは，ベンゼン環の3・4位にOH基のついたカテコール骨格に，アンモニア（NH₃）の水素原子が炭化水素におきかわったアミンを含む側鎖を有する。

◎ 図6-5　カテコールアミン

伝達物質のノルアドレナリンの遊離を促進する薬物がある（◎図6-4）。

① カテコールアミン

アドレナリン（エピネフリン）・ノルアドレナリン（ノルエピネフリン）・イソプレナリン・ドパミン・ドブタミンは，化学構造上，ベンゼン環の3・4位に−OH基のついたカテコール骨格にアミンを含んだ側鎖を有することから，**カテコールアミン**と総称する（◎図6-5）。これらの薬物は，アドレナリン受容体と直接結合することにより刺激効果を発現する。αおよびβ受容体のそれぞれのサブタイプに対する親和性の程度は，薬物間で違いがある。

①**アドレナリン**（ボスミン®）　α（α₁・α₂）受容体刺激作用（α作用）とβ（β₁・β₂）受容体刺激作用（β作用）がある。α作用による血圧上昇を期待して，急な血圧低下やショックに対して使用する。とくにアナフィラキシーショックでは，まっ先に使用する薬剤である。ノルアドレナリンとは異なりβ₂受容体刺激作用があることから，気道収縮の寛解や血管拡張作用により臓器の血流が確保される。

アドレナリンは浸潤麻酔（⊕212ページ）による局所麻酔薬と併用すると，周辺の血管を収縮させて麻酔薬の血管内への吸収を遅らせるため，麻酔薬の作用時間が延長する。また，鼻出血ではα₁作用を期待して局所使用する。

②**ノルアドレナリン**　α（α₁・α₂）作用とβ₁受容体刺激作用（β₁作用）があるものの，アドレナリンにみられるβ₂受容体刺激作用（β₂作用）はほとんどない。強いα₁作用により血圧低下時の血圧上昇を目的に用いるが，使用においては，心拍出量や臓器の血流が十分に確保されていなければならない。

③**イソプレナリン**（プロタノール®）　β作用があるが，α作用はほとんどない。強いβ作用によって気管支喘息の発作改善薬や高度な徐脈に対する強心薬として用いる。副作用として頻脈や心停止に注意する。

④**ドパミン**（イノバン®）　ノルアドレナリンの前駆体であり，中枢神経系の伝達物質であるが，血液脳関門を通過することができない。末梢のドパミン受容体に対して直接の刺激作用があるほか，交感神経終末のノルアドレナリンの遊離を促進させる作用，α₁作用，β₁作用がある。ドパミンは，β₁作用により心収縮力を増強し，心拍出量を増大するが，同時に腎臓などの内臓の血管を拡張する。このような特徴から，急性心不全などにより心拍出量が減少した場合やショック時に用いる。

⑤**ドブタミン**（ドブトレックス®）　ドパミンの誘導体であり，β₁作用を示すが，ドパミンよりもさらに心拍数上昇に比べて心収縮力が増強する。そのため，急性心不全などにより心拍出量の減少をきたした場合やショック時での有用性がドパミンよりも高い。

❷ 非カテコールアミン

化学構造上，カテコール骨格をもたないアドレナリン作動薬である。

①**フェニレフリン**（ネオシネジン®）　血管の選択的α₁作用により血圧を上昇させる。昇圧薬として低血圧の治療に用いる。

②**クロニジン**（カタプレス®），**メチルドパ**（アルドメット®）　中枢神経系のα₂受容体に作用して，交感神経を抑制することにより血圧を下降させる（⊕241ページ）。降圧薬として高血圧の治療に用いる。

③**サルブタモール**（ベネトリン®），**テルブタリン**（ブリカニール®），**プロカテロール**（メプチン®），**サルメテロール**（セレベント®）　β₂作用により気管

支平滑筋を弛緩させて気道の拡張をもたらす。気管支拡張薬として気管支喘息の発作の予防と治療に用いる（⊙ 251 ページ）。

　④リトドリン（ウテメリン®）　子宮の選択的β_2作用により，子宮平滑筋を弛緩させる。切迫早産や切迫流産の治療に用いる。

　⑤ミラベグロン（ベタニス®）　膀胱のβ_3受容体刺激作用により，膀胱平滑筋を弛緩させる。過活動膀胱における尿意切迫感・頻尿・切迫性尿失禁の治療に用いる。

　⑥メタンフェタミン（ヒロポン®）　アドレナリン作動性神経終末に作用してノルアドレナリンの遊離を促進し，神経経末へのノルアドレナリンの再取り込みを抑制する。ナルコレプシーなどの治療に用いられるが，強力な中枢興奮作用を示すことから覚醒剤に指定されている。

　⑦エフェドリン　アドレナリン作動性神経終末に作用してノルアドレナリンの遊離を促進する作用とβ作用を合わせもつ。血液脳関門を通過しやすく，中枢興奮作用があらわれる。反復投与するとタキフィラキシーという昇圧効果が減弱する現象が出現する。β_2作用により，気管支拡張薬として気管支喘息の治療に用いる。また，α_1作用により，昇圧薬や鼻粘膜血管を収縮して鼻閉を改善する抗鼻閉薬として用いる。

2 抗アドレナリン作動薬

　抗アドレナリン作動薬には，アドレナリン受容体（α・β）に直接結合して作用を遮断する**アドレナリン受容体遮断薬**と，アドレナリン作動性神経の終末に作用してノルアドレナリンの遊離を遮断する**アドレナリン作動性神経遮断薬**がある。

1 α受容体遮断薬

　α受容体遮断薬（α遮断薬）は，アドレナリン作動性神経終末に存在するα_2受容体やその支配下の効果器に存在するα_1・α_2受容体に結合することにより，その作用を遮断する。

1 α_1・α_2受容体をともに遮断するもの

　フェントラミン（レギチーン®）はα受容体に可逆的に結合することにより，α作用を遮断する。褐色細胞腫による高血圧に使用すると著明な降圧が得られることから，褐色細胞腫の診断（レギチンテスト）や褐色細胞腫の手術前・手術中の血圧調整に用いる。

2 α_1受容体をおもに遮断するもの

　プラゾシン（ミニプレス®），テラゾシン（バソメット®），ブナゾシン（デタントール®），ドキサゾシン（カルデナリン®），タムスロシン（ハルナール®D），シロドシン（ユリーフ®）は選択的にα_1受容体に結合することにより，α_1作用を遮断する。神経終末におけるα_2遮断作用をほとんどもたないこ

とから、心機能を亢進しない。α_1遮断作用によって降圧薬として用いるほか、プラゾシンやテラゾシンは、前立腺肥大症に伴う排尿障害にも用いるが、現在では前立腺平滑筋に選択性の高いタムスロシン、シロドシンが、低血圧による立ちくらみなどの副作用が少ないという理由から用いられている。

② β受容体遮断薬

　β受容体遮断薬（β遮断薬）は、アドレナリン作動性神経が支配する効果器に存在するβ_1・β_2受容体に結合することによって、その作用を遮断する。

■ β_1・β_2受容体をともに遮断するもの

　プロプラノロール（インデラル®）はβ受容体に非選択的に結合することから、β_1・β_2作用をともに遮断する。β_1遮断作用によって、高血圧・不整脈、狭心症の治療に用いるが、喘息患者にはβ_2遮断作用によって気管支平滑筋が収縮し、喘息発作を誘発するおそれがあるため、用いてはならない。また、肝臓でのグリコーゲンの分解は、β_2受容体を介することから、β_2遮断作用により、低血糖をおこすことがある。

　そのほか、非選択性β遮断薬には、ピンドロール（カルビスケン®）、ナドロール（ナディック®）、チモロール（チモプトール®）などがある。

② β_1受容体をおもに遮断するもの

　アテノロール（テノーミン®）、アセブトロール（アセタノール®）、メトプロロール（セロケン®）、ビソプロロール（メインテート®）はβ_1受容体に選択的に結合することにより、β_1作用を遮断する。β_1遮断作用によって、高血圧・不整脈・狭心症の治療に用いる。β_2遮断作用は弱いため喘息患者にも使用できるが、その場合は慎重に投与しなければならない。

取り扱い・看護のポイント

β受容体遮断薬
- 糖尿病の薬物治療中の患者では、低血糖の症状（吐きけ・頻脈など）が隠されてしまい、昏睡状態となる可能性があるので、十分な注意が必要である。
- 長期間にわたって使用していたβ受容体遮断薬を急に中止すると、リバウンド現象（狭心症の悪化、不整脈、血圧の上昇）が生じることがある。
- 喘息患者には禁忌ではないβ_1選択性の薬物であっても、喘息の誘発には十分な注意が必要である。

③ αβ受容体遮断薬

　αβ受容体遮断薬（αβ遮断薬）のカルベジロール（アーチスト®）、ラベタロール（トランデート®）、アロチノロールは、α_1・β受容体に結合することにより、α_1・β_1・β_2作用を遮断する。β遮断作用に加えα_1遮断作用を合わせもつことから、血圧下降からくる反射性心機能亢進作用をみることなく、末梢血管の抵抗が減少して降圧効果が得られる。

④ アドレナリン作動性神経遮断薬

アドレナリン作動性神経遮断薬は，アドレナリン作動性神経終末において，貯蔵されているノルアドレナリンを枯渇させたり，遊離を抑制することによって，交感神経伝達を遮断する。

レセルピンは，貯蔵されているノルアドレナリンを枯渇させることによって交感神経機能を抑制する。高血圧や統合失調症の治療に用いられたが，うつ状態や消化器障害などの副作用のため，現在は臨床では用いられていない。

C 副交感神経作用薬

副交感神経作用薬には，副交感神経が支配する効果器や，神経伝達物質（アセチルコリン）の分解酵素に作用して副交感神経興奮作用を示す**コリン作動薬**と，副交感神経が支配する効果器に作用して副交感神経抑制作用を示す**抗コリン作動薬**（抗ムスカリン作動薬）がある（● 図6-6）。

① コリン作動薬

コリン作動薬には，副交感神経が支配する効果器に存在するムスカリン受

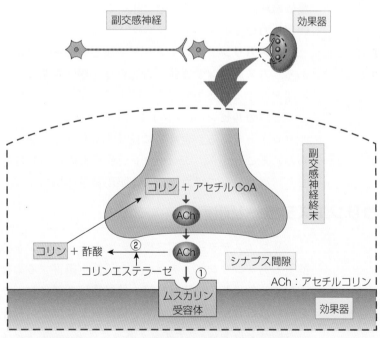

コリン作動薬には，ムスカリン受容体（①）に結合して作用するものと，コリンエステラーゼによるアセチルコリンの分解（②）を阻害するものがある。
抗コリン作動薬は，ムスカリン受容体（①）に結合して作用を遮断する。

● 図6-6 副交感神経終末における化学伝達

容体に直接結合して作用する**ムスカリン様作用薬**と，アセチルコリンを分解する酵素であるコリンエステラーゼを阻害することによりシナプス間隙のアセチルコリンの濃度を高め，間接的にムスカリン様作用やニコチン様作用をあらわす**コリンエステラーゼ阻害薬**がある。

❶ ムスカリン様作用薬

ムスカリン様作用薬には，アセチルコリン，ベタネコールなどのコリンエステル類とムスカリン，ピロカルピンなどのアルカロイドがある。これらの薬物は，ムスカリン受容体と直接結合することにより刺激効果を発現する。

■コリンエステル類

①**アセチルコリン**（オビソート®）　コリン作動性神経の化学伝達物質であり，ムスカリン受容体とニコチン受容体に結合して，それぞれムスカリン様作用とニコチン様作用をあらわす。

コリンエステラーゼによってすみやかに分解されることから，作用は一過性であり，通常の投与量では，ムスカリン様作用がおもにあらわれる。ムスカリン様作用では，腸管蠕動運動や腺分泌の亢進，末梢血管の拡張（血圧降下），心拍数の減少，縮瞳などがあらわれる。

②**ベタネコール**（ベサコリン®）　コリンエステラーゼにより分解されにくく，腸管蠕動運動の亢進と膀胱平滑筋が収縮するムスカリン様作用により，腸管麻痺，術後の尿閉などに用いる。

■アルカロイド

①**ムスカリン**　ベニテングダケなどの毒キノコに含まれるアルカロイドである。ムスカリン受容体，ムスカリン様作用薬などのムスカリンという名称の語源となった薬物である。臨床では用いられない。

②**ピロカルピン**（サラジェン®，サンピロ®）　ヤボランジの葉に含まれるアルカロイドである。全身的に投与すると発汗・唾液分泌作用などが著明にあらわれることから，シェーグレン症候群の口腔乾燥症状の改善などに用いる。また，局所投与では点眼による眼圧降下作用により，緑内障の治療に用いる。

❷ コリンエステラーゼ阻害薬

コリンエステラーゼ阻害薬は，アセチルコリンを酢酸とコリンに分解する酵素であるコリンエステラーゼの活性を阻害する薬物である。副交感神経が支配する効果器・自律神経節・神経筋接合部において，アセチルコリン濃度を高めることから，ムスカリン様作用とニコチン様作用をあらわす。

有機リン農薬（パラチオン・スミチオン），サリンなどの有機リン化合物は，コリンエステラーゼと不可逆的に結合するが，これらは臨床では用いられない。臨床で用いられるコリンエステラーゼ阻害薬は，基本的にコリンエステラーゼと可逆的に結合する薬物である。

①**フィゾスチグミン**　脂溶性により血液脳関門を通過し，中枢神経系を刺激して興奮作用を示すことから，現在わが国の臨床では用いられていない。

②**ネオスチグミン**(ワゴスチグミン®)　血液脳関門を通過しにくく，中枢興奮作用を示さない。麻酔時の非脱分極性筋弛緩薬(➡210ページ)による筋弛緩状態における筋収縮の回復(リバース)，重症筋無力症，手術および分娩後の腸管麻痺などに用いる。

③**その他**　ピリドスチグミン(メスチノン®)，アンベノニウム(マイテラーゼ®)，ジスチグミン(ウブレチド®)，エドロホニウム(アンチレクス®)は，ネオスチグミンと同じ化学構造(窒素原子Nに4個の炭素原子Cが結合)の第四級アンモニウムである。ピリドスチグミン，アンベノニウム，ジスチグミンは，重症筋無力症の治療に用いる。エドロホニウムは，ネオスチグミンよりも作用時間が短いことから，重症筋無力症の診断に用いる。ジスチグミンは，術後腸管麻痺や排尿障害にも用いられる。

❷ 抗コリン作動薬

抗コリン作動薬は，副交感神経支配の効果器に存在するムスカリン受容体においてアセチルコリンと競合して結合することによって，その作用を遮断する。抗コリン作動薬は，抗ムスカリン作動薬，抗コリン薬，副交感神経遮断薬ともいわれる。

①**アトロピン**　代表的な抗コリン作動薬である。抗ムスカリン様作用と，大量(中毒量)では中枢興奮作用(せん妄，幻覚など)を示す。

(1) 消化管：消化管の緊張と運動を抑制することから鎮痙薬として用いる。

(2) 泌尿器：尿管や膀胱平滑筋の収縮を抑制することから，尿路結石などの疝痛に用いる。

(3) 手術：吸入麻酔時の気道分泌抑制と術中の迷走神経刺激による徐脈と血圧下降の予防を目的に用いる。

Column

自律神経節作用薬

交感神経節と副交感神経節のどちらにおいても，神経伝達物質はアセチルコリンである。節前線維から遊離したアセチルコリンは，節後線維のニコチン受容体と結合して，節後線維に興奮を伝達する。アセチルコリンと同様にニコチン受容体と結合して自律神経節に作用する薬物を，自律神経節作用薬という。

このうち，興奮作用を示す薬物は，自律神経節興奮薬という。臨床では用いられないが，代表的な薬物としてニコチンがある。

一方，遮断作用を示す薬物は，自律神経節遮断薬という。ヘキサメトニウム・トリメタファンなどがあり，両薬とも降圧薬として用いられていたが，副交感神経節の遮断による副作用が強いため，現在は臨床では用いられていない。

　（4）眼：瞳孔括約筋の弛緩による散瞳，毛様体筋の弛緩による調節障害，眼
圧上昇をきたす。

　②**スコポラミン**　アトロピンと同様な抗ムスカリン様作用を示すが，アト
ロピンとは反対に中枢抑制作用（鎮静，眠けなど）を示す。

　③**その他**　ブチルスコポラミン（ブスコパン®），イプラトロピウム（アトロ
ベント®），ピレンゼピン，ソリフェナシン（ベシケア®）など多くの薬物が臨
床で用いられている。

抗コリン作動薬
●抗コリン作動薬は，眼圧の上昇作用や膀胱平滑筋の収縮抑制作用があるため，ア
トロピンは閉塞隅角緑内障や前立腺肥大の患者には禁忌である。ほかの使用可能
な抗コリン作動薬でも十分な注意を必要とする。

D 神経筋接合部遮断薬・局所麻酔薬

1 神経筋接合部遮断薬（末梢性筋弛緩薬）

　運動神経には神経節がなく，神経線維をかえることなく骨格筋を支配する。
運動神経の興奮は，神経筋接合部（終板）において，アセチルコリンにより伝
達される。運動神経終末から遊離したアセチルコリンは，終板において骨格
筋に存在するニコチン受容体に結合する。すると，筋細胞膜のナトリウムイ
オンとカリウムイオンの透過性が増大し，筋細胞膜が脱分極して終板電位が
発生することにより，活動電位が誘発される。その結果，筋細胞の筋小胞体
からカルシウムイオンが遊離され，筋収縮が生じる（⊙ 図6-7）。

　神経筋接合部遮断薬は，その作用から**末梢性筋弛緩薬**ともよばれる。終板
において，アセチルコリンのニコチン受容体への結合を競合的に拮抗する**非
脱分極性筋弛緩薬**と，アセチルコリンと同様にニコチン受容体に結合し，持
続的に脱分極をおこすことにより遮断作用を示す**脱分極性筋弛緩薬**，**骨格筋
細胞に直接作用する薬物**がある。

　①**非脱分極性筋弛緩薬**　ロクロニウム（エスラックス®）がある。手術時の
筋弛緩，気管挿管時などに用いられる。これらの薬物の筋弛緩作用はコリン
エステラーゼ阻害薬によって拮抗される。

　②**脱分極性筋弛緩薬**　スキサメトニウムがあり，手術時の筋弛緩，気管挿
管時などに用いられる。筋弛緩作用はコリンエステラーゼ阻害薬により拮抗
されない。

　③**骨格筋細胞に直接作用する薬物**　ダントロレン（ダントリウム®）は，骨
格筋の筋細胞の筋小胞体からのカルシウムイオンの遊離を抑制し，筋収縮を
抑制する。全身麻酔時の悪性高熱症や抗精神病薬投与後の悪性症候群などに

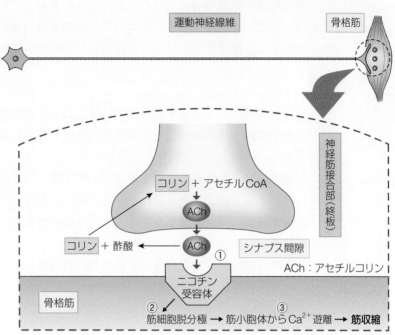

神経筋接合部遮断薬(末梢性筋弛緩薬)には，アセチルコリンのニコチン受容体への結合(①)を競合的に阻害する非脱分極性筋弛緩薬と，ニコチン受容体に結合し持続的に脱分極(②)をおこすことで遮断作用を示す脱分極性筋弛緩薬と，骨格筋細胞に直接作用してカルシウムイオン(Ca^{2+})の遊離(③)を抑制する薬物がある。

◎ 図 6-7　神経筋接合部(終板)における化学伝達

用いる(◎ 222 ページ，Column)。

取り扱い・看護のポイント	**神経筋接合部遮断薬(末梢性筋弛緩薬)**
	●筋弛緩薬は毒薬に指定されており，使用のみならず在庫管理にも十分に注意する。

② 局所麻酔薬

　局所麻酔薬は，末梢から脊髄にいたる各所において刺激伝導を可逆的に遮断することによって，局所の痛みを感じなくさせる薬物である。

> **Column**
>
> ### タバコの誤飲による急性中毒
>
> 　小児の誤飲でよくみられるのが，タバコの誤飲である。タバコを誤飲すると，消化管内でニコチンがとけだし，吸収されると，神経筋接合部が遮断されて呼吸筋が麻痺することがある。乳幼児では，致死量はタバコ1本程度である。ニコチンは毒性が強く，急性中毒の発現が速い。

神経細胞の細胞膜のナトリウムチャネルに結合してナトリウムイオンの細胞内への流入を遮断することによって，活動電位の発生を抑制し，神経伝導を遮断する。感覚神経のほかに自律神経・運動神経にも作用する。

① 局所麻酔法

局所麻酔薬は，さまざまな局所麻酔法において選択される。

①**表面麻酔**　局所麻酔薬を手術部位の粘膜や創部に塗布し，感覚神経を麻痺させる。

②**浸潤麻酔**　局所麻酔薬を手術部位の皮下または皮内に注入し，浸潤させることにより，感覚神経を麻痺させる。

③**伝達麻酔**　局所麻酔薬を手術部位より離れた神経幹，または神経叢(そう)の周囲に注入し，感覚神経を麻痺させる。

④**硬膜外麻酔**　局所麻酔薬を脊髄硬膜外腔内に注入し，脊髄神経を麻痺させる。脊椎麻酔よりも発現が遅く，作用も弱い。

⑤**脊椎麻酔**　局所麻酔薬を脊髄クモ膜下腔に注入し，脊髄神経を麻痺させる。

② 局所麻酔薬

局所麻酔薬の使用では，ショック，中枢神経系および心臓に対する中毒症状の発現に注意する。ショックに対しては，十分な問診を行うことが必要であり，いつでも救急処置がとれるように準備しておく。

局所麻酔薬は中枢神経系と心臓に対して毒性があり，血中濃度が上昇していくとそれぞれに中毒症状があらわれる。中枢神経系では，多弁・痙攣などの興奮症状からあらわれ，さらに血中濃度が上昇すると昏睡・呼吸停止などの抑制症状があらわれる。心臓では心筋細胞の興奮が抑制されることから，徐脈・伝導障害・心停止などの抑制症状があらわれる。通常，中枢神経毒性症状は，心毒性症状に先行する。

①**コカイン**　コカ葉に含まれるアルカロイドである。下記の②～⑥の**合成局所麻酔薬**にない血管収縮作用がある。粘膜などの表面麻酔にすぐれた効果を発揮することから，鼻粘膜の表面麻酔に用いられることがある。しかし，中枢興奮作用があり，しかも連用によって薬物依存をきたす(麻薬指定)ことから，臨床では合成局所麻酔薬が用いられており，使用される機会はほとんどなくなった。

②**プロカイン**(ロカイン®)　作用発現が遅く，作用持続時間は短い。毒性は少ないが，ショックなどの過敏反応をおこすことがある。おもに浸潤麻酔に用いる。

③**リドカイン**(キシロカイン®)　作用発現が速く，効果は強力である。さまざまな局所麻酔法(表面・浸潤・伝達・硬膜外・脊椎)に最も汎用(はんよう)されてい

る。心筋細胞膜にも作用し，心筋細胞の興奮抑制により心筋の伝導速度を低下させることから，抗不整脈薬としても用いられる（● 236 ページ）。

　血管収縮作用があるアドレナリンとの併用により，リドカインは投与した局所にとどまる時間が長くなる。その結果，作用持続時間が延長し，血管内への吸収が遅延することから副作用を抑制することにもなる。

　④ブピバカイン（マーカイン®）　作用持続時間が長く，伝達・硬膜外・脊椎麻酔に用いられる。心機能抑制に注意する。

　⑤メピバカイン（カルボカイン®）　リドカインに類似した局所麻酔作用を示す。浸潤・伝達・硬膜外麻酔に用いる。

　⑥ロピバカイン（アナペイン®）　作用持続時間が長いが，ブピバカインに比べて，神経細胞のナトリウムチャネルに対する選択性が高く，心筋細胞のナトリウムチャネルへの作用が弱いことから，心毒性が少ない。局所麻酔薬では，はじめて手術後の鎮痛を目的に使用が承認された。そのほか，伝達・硬膜外麻酔に用いる。

取り扱い・看護のポイント

局所麻酔薬
●局所麻酔薬を使用する際は，副作用歴の確認など十分な問診を行ったうえで，ショックの発現に備えて応急処置が行えるように準備をしておく。

まとめ

- 交感神経作用薬は，アドレナリン受容体（α・β）と結合したり，神経終末からのアドレナリンの放出を調節することで作用する。交感神経興奮作用を示すアドレナリン作動薬と，抑制作用を示す抗アドレナリン作動薬がある。
- 副交感神経作用薬は，ムスカリン受容体と結合したり，アセチルコリン分解酵素のはたらきを阻害したりすることで作用する。副交感神経興奮作用を示すコリン作動薬と，抑制作用を示す抗コリン作動薬がある。
- 神経筋接合部遮断薬には，アセチルコリンのニコチン受容体への結合を競合的に阻害する非脱分極性筋弛緩薬と，ニコチン受容体に結合して持続的に脱分極をおこすことで遮断作用を示す脱分極性筋弛緩薬がある。
- 局所麻酔薬は，神経細胞のナトリウムチャネルに結合し，活動電位の発生を抑制することで，末梢から脊髄にいたる刺激伝導を可逆的に遮断する。

❶ 〔　〕内の正しい語に○をつけなさい。

①アドレナリンα₁受容体が刺激されると，瞳孔は〔散大・収縮〕し，消化管運動は〔促進・抑制〕され，血圧は〔上昇・下降〕する。

②ムスカリン受容体が刺激されると，心拍数は〔増加・減少〕し，気道分泌は〔促進・抑制〕され，膀胱平滑筋は〔収縮・弛緩〕する。

❷ 次の①～⑥にあてはまる薬物を枠内から選びなさい。

①カテコールアミン（　　　）

②β受容体遮断薬（　　　）

③コリンエステラーゼ阻害薬（　　　）

④抗コリン作動薬（　　　）

⑤脱分極性筋弛緩薬（　　　）

⑥局所麻酔薬（　　　）

> Ⓐネオスチグミン　Ⓑアトロピン
> Ⓒリドカイン　Ⓓプロプラノロール
> Ⓔスキサメトニウム　Ⓕドパミン

❸ 次の①～⑤の主作用または副作用を枠内から選びなさい。

①プロプラノロール（　　　）

②エフェドリン（　　　）

③ノルアドレナリン（　　　）

④ロピバカイン（　　　）

⑤アトロピン（　　　）

> Ⓐ鎮痛　Ⓑ眼圧上昇　Ⓒ血圧降下
> Ⓓ血圧上昇　Ⓔ気管支拡張

中枢神経系に作用する薬物

● 中枢神経系に作用する薬物の種類を理解し，投与によってどのように作用するのか，どのようなときに用いられるのかについて学ぶ。

　中枢神経は，神経系のうち，頭蓋骨と脊柱に囲まれた部分をいう。脳と脊髄からなり，精神機能と身体機能を統合している。

　中枢神経系に作用する薬物は，中枢抑制薬，中枢興奮薬，運動異常治療薬，精神・神経系用薬に分けられる（**◆表7-1**）。中枢興奮薬は大量に用いると興奮作用のあとに抑制作用が出現し，中枢抑制薬も同様に大量に用いると抑制作用のあとに興奮作用が出現することがある。

A　全身麻酔薬

　全身麻酔薬とは，中枢神経系を可逆的に抑制し，無痛，意識消失，骨格筋弛緩，知覚と自律神経反射の消失によって，手術をしやすくする薬物で，**吸入麻酔薬**と**静脈麻酔薬**がある。

　現在は，単一の全身麻酔薬によって麻酔を実施せず，麻酔前投薬・麻酔導入薬・筋弛緩薬などを併用することで麻酔に必要な条件を満たすようにしている。これは最小限の薬物を組み合わせて用いることが，副作用を少なくするのに有益なためである。

◆表7-1　中枢神経作用薬の分類

分類	種類
中枢抑制薬	全身麻酔薬，催眠・鎮静薬，アルコール，麻薬性鎮痛薬
中枢興奮薬	呼吸促進薬，精神運動刺激薬，痙攣薬
運動異常治療薬	抗てんかん薬，パーキンソン病・症候群治療薬，筋弛緩薬
精神・神経系用薬	抗精神病薬（統合失調症治療薬），抗うつ薬，気分安定薬（抗躁薬），抗不安薬，アルツハイマー型認知症治療薬

1 吸入麻酔薬

　吸入麻酔薬とは，揮発性液体あるいは気体の蒸気の吸入により全身麻酔作用をあらわす薬物をいう。吸入麻酔薬を吸入すると，中枢神経全体に作用し，部位によって程度は異なるものの，抑制が順次始まっていく。大脳皮質→大脳基底核→小脳→脊髄→延髄の順に抑制され，はじめに感覚機能，次に運動機能，最終的には呼吸中枢をはじめとする生命維持機能が抑制される。

　肺から吸入された麻酔薬は，肺胞を通して血中へ取り込まれ，脳組織に運ばれて麻酔作用をおこす。肺からの吸収はきわめてすみやかで，吸入をやめると麻酔薬はただちに呼気中に排出される。静脈麻酔法に比べて，麻酔の深度調節がしやすい。

　①**亜酸化窒素（笑気）**　無臭の気体で引火性はない。麻酔の導入・覚醒はきわめてすみやかで，鎮痛作用は比較的強い。催眠作用は弱く，筋弛緩作用はない。高濃度で興奮（笑ったりするので笑気という）する。

　②**セボフルラン（セボフレン®）**　麻酔の導入と覚醒はすみやかで，麻酔深度は調節しやすい。気道の刺激症状はなく，副作用も少ないため，よく用いられる。

　③**デスフルラン（スープレン®）**　麻酔の覚醒はきわめてすみやかである。気道刺激性が強いため，全身麻酔の維持にのみ使用し，導入には使用しない。

2 静脈麻酔薬

　静脈麻酔薬は，静脈内に麻酔薬を投与し，吸入麻酔の導入，吸入麻酔中の補助，痙攣の抑止，小手術の麻酔薬として用いられる。超短時間型のバルビツール酸系薬物と，非バルビツール酸系薬物がある。静脈内麻酔の長所は，簡便で作用の発現がすみやかな点などである。短所は，麻酔の深度を調節し

麻酔前投薬

　全身麻酔の前に，以下のような目的のため，原則として麻酔前投薬を行う。
　①鎮静・催眠：手術に対する不安・恐怖・興奮の緩和のため，ジアゼパム，クロルジアゼポキシドなどの抗不安薬を投与する。
　②鎮痛：疼痛閾値を上昇させ，麻酔薬の使用量を少なくするため，モルヒネ，ペチジン，ペンタゾシンなどの麻薬性鎮痛薬を投与する。
　③唾液・気管支粘膜からの分泌の抑制：窒息や術後肺炎を予防するため，アトロピン，スコポラミンを投与する。
　④その他：麻酔の導入目的でバルビツール酸誘導体などを，筋弛緩の目的でスキサメトニウムなどを投与する。

にくい点，麻酔の維持に必要な繰り返し投与による覚醒後のめまい・頭痛が
持続する点，筋弛緩が十分でないため大手術には適さない点などである。

■1 超短時間型バルビツール酸系薬物

①**チオペンタール**（ラボナール®）　使用直前に注射用蒸留水にとかして
2.5％液として静脈内に注射する。全身麻酔や，全身麻酔の導入に用いる。
チオペンタールの水溶液は，調製後30〜60分で変質がおこり混濁してくる
ことがあるため，2〜3時間放置したものは使用しない。

②**チアミラール**（イソゾール®）　麻酔作用はチオペンタールよりもやや強
い。麻酔中に喉頭痙攣，舌根沈下をおこすことがあるので注意する。

■2 非バルビツール酸系薬物

①**プロポフォール**（ディプリバン®）　水にとけないので1％懸濁液として
使用する。麻酔の導入と維持を目的として，モルヒネや亜酸化窒素ガスと併
用する。呼吸抑制作用が強いことや，血圧低下・心筋抑制に注意する。

②**ミダゾラム**（ドルミカム®）　ベンゾジアゼピン系の抗不安薬で，麻酔前
投薬として使用するほか，静脈麻酔薬としても使われる。チオペンタールの
ような心血管系の刺激作用がなく，ケタミン（後述）のような覚醒時の反応（夢
のような状態，幻覚）がないため，これらにかわる麻酔薬として期待されて
いる。溶液のpHが高くなると沈殿を生じるので注意する。

③**ケタミン**（ケタラール®）　鎮静・不動・無痛・健忘はおこるが，意識は
保たれる。皮膚・筋肉・骨の痛みに対して強い鎮痛作用を有し，手術に必要
な無痛状態が得られる。

**取り扱い・
看護のポイント**

全身麻酔薬
●麻酔薬には使用法・使用量を誤ると重大な事故がおこる劇薬が多い。
●呼吸・循環管理のできる，十分な訓練を重ねた医師が使用する。
●麻酔器・吸引器・モニター・救急薬品などの準備を整えて使用する。
●使用する際には，薬品名・使用量・投与経路の確認を厳重に行う。

B 催眠薬・抗不安薬

催眠薬・抗不安薬のおもな臨床適用は，睡眠導入あるいは不安の緩和（鎮
静）である。睡眠障害や不安障害はよくみられる障害であり，多くの患者に
処方されている。催眠薬には睡眠への導入と維持だけではなく，できるだけ
自然な睡眠に近いことが望まれる。また，抗不安薬には運動能力や精神機能
の抑制なしに不安状態を緩和することが望まれる。しかし，催眠薬・抗不安
薬には，用量によって段階的に中枢機能が抑制されるという特徴がある。

バルビツール酸誘導体は，用量を増やしていくと麻酔状態となり，さらに
増やすと延髄の呼吸中枢を抑制し，昏睡や死にいたる。一方，**ベンゾジアゼ**

ピン系の薬物は，バルビツール酸誘導体に比べて麻酔域をこえる用量が高いため，用量を増やしても中枢機能の抑制がおきにくく，比較的安全である。

❶ ベンゾジアゼピン受容体作動薬

ベンゾジアゼピン受容体作動薬には，ベンゾジアゼピン系と非ベンゾジアゼピン系がある。半減期（薬物の血中濃度が半分になるまでの時間）によって，超短時間型，短時間型，中間型，長時間型に分けられる。

ベンゾジアゼピン系は，催眠・鎮静薬，抗不安薬，抗痙攣薬，筋弛緩薬として日常臨床で最もよく用いられる薬物の一種である。さまざまな中枢抑制作用を示すが，呼吸・循環系への作用はほとんどないのが特徴である。

ゾルピデム，ゾピクロン，エスゾピクロンなどの**非ベンゾジアゼピン系**は，ベンゾジアゼピン系と構造が異なるが，ベンゾジアゼピン受容体に作用する。筋弛緩作用に関連するω_2受容体には作用せず，ω_1受容体に選択的に作用するため，筋弛緩作用が少なく，ベンゾジアゼピン系より安全性が高い。

◧超短時間型

①**トリアゾラム**（ハルシオン®）　半減期が2〜4時間と短く，効果の発現も速いため，寝つきのわるい不眠症（入眠障害）に広く使用されている。入眠までや中途覚醒時のできごとを覚えていないこと（前向性健忘）がある。

②**ゾルピデム**（マイスリー®）　半減期が2時間と短く，脱力や転倒などの副作用や，翌朝へのもちこしが少ない。

③**ゾピクロン**（アモバン®）　口中の苦味が問題になる。半減期は4時間である。

④**エスゾピクロン**（ルネスタ®）　ゾピクロンの鏡像異性体で，苦味がなく，依存性が少ない。半減期は5〜6時間である。

◨短時間型

○**ブロチゾラム**（レンドルミン®）　作用発現時間が15〜30分と速く，作用持続時間が7〜8時間で，トリアゾラムと同様に投与後の一定時間のできごとを覚えていないこと（前向性健忘）がある。中途覚醒を伴う場合は，エチゾラム（デパス®），リルマザホン（リスミー®）などが用いられる。

◫中間型

○**ニトラゼパム**（ベンザリン®，ネルボン®）　作用発現時間が15〜30分と速く，作用持続時間が12〜24時間で，半減期が長い（約28時間）ので，用量が多いと翌日まで体内に残り，めまい・ふらつき・頭重感などの持ちこし効果の原因になる。

◪長時間型

○**フルラゼパム**（ダルメート®）　作用発現時間は15〜30分と速く，半減期が約65時間と長く，中途覚醒があるときや熟眠感のないときに使用される。連用により血中濃度が高く維持されると，翌日になっても昼間の眠け・ふら

つき・めまいが続く。筋弛緩作用は弱いが，高齢者では運動失調や副作用があらわれやすいので，少量から用いる。

2 バルビツール酸誘導体

　バルビツール酸誘導体(バルビツレート)は，中枢神経系に広く作用し，用量によって鎮静から催眠・熟眠，さらに麻酔・昏睡までの抑制作用をあらわす。バルビツール酸誘導体は，薬物代謝酵素を誘導するので，薬物代謝性の耐性が生じやすく，ほかの薬物の代謝にも影響を与える。また，連用すると精神的依存・身体的依存がおきやすい。

　作用の持続時間により超短時間型(チオペンタール)，短時間型(ペントバルビタール，セコバルビタールなど)，中間型(アモバルビタール)，長時間型(フェノバルビタールなど)に分けられ，入眠障害には短時間型，中途覚醒には中間型などが用いられる。

3 その他の催眠薬

　①ブロモバレリル尿素(ブロムワレリル尿素：ブロバリン®)　古くから用いられている緩和な催眠薬であるが，服用量の増加に伴い，麻酔深度が深くなり，覚醒までの時間がかかるようになる。急性中毒症状としては，四肢の不全麻痺，深部反射消失，呼吸抑制などがある。

　②抱水クロラール　古典的な催眠薬として用いられ，局所の刺激作用があるため水剤として内服もしくは注腸する。不眠症や静注困難な痙攣重積状態に抗痙攣薬として用いることが多い。

　③ラメルテオン(ロゼレム®)　視交叉上核にあるメラトニンMT_1/MT_2受容体を刺激することで催眠効果を発揮する。筋弛緩作用や記憶障害，依存性がないため安全性が高いが，効果が若干弱い。高齢者の治療や睡眠位相のずれを治す際に有効である。半減期は1〜2.5時間である。

　④スボレキサント(ベルソムラ®)　覚醒をコントロールする物質であるオレキシンの受容体を遮断することで睡眠をもたらす。中途覚醒や早期覚醒に効果があるが，悪夢を見ることがある。

4 抗不安薬

　抗不安薬は，不安神経症・心身症・自律神経症などにみられる不安・緊張・あせりなどを緩和・改善し，また痛みを伴った筋痙攣の治療に用いられる薬物である。現在，もっとも繁用されるのがベンゾジアゼピン系薬で，短時間型のエチゾラム(デパス®)，中間型のアルプラゾラム(ソラナックス®)，長時間型のジアゼパム(セルシン®)が代表薬である。作用持続時間と効力から適応薬が選択される。その他の抗不安薬として，抗ヒスタミン薬のヒドロキシジン(アタラックス®)やセロトニン受容体に特異的に作用するタンドス

ピロンなどがある。

催眠薬・抗不安薬
- 睡眠障害は生活リズムの乱れであるため，生活習慣全般に注意する。
- 午後から夜間にかけてのカフェイン・ニコチンなどの刺激物の摂取を控えるように指導する。
- 夜間にパーソナルコンピューターやスマートフォンの画面を見すぎないように指導する。
- 夜間の排泄時に転倒しやすくなるため注意する。
- 夜間の睡眠状態や夢遊病，朝の起床時の目覚め方を観察・記録する。
- アルコールとの併用により作用の増強や持続が予想されるため，控えるように指導する。
- 抗不安薬の副作用として，眠け，脱力感などがおこったり，ほかの精神・神経系用薬との併用で副作用が増強される場合がある。
- 抗不安薬は長期連用により身体依存を生じ，急激な中断により退薬症状が出現しうる。
- 過度に薬物療法に頼らず，薬物療法以外の対処法(呼吸法，入浴，音楽，適度な運動など)も活用する。

C 精神・神経系用薬

1 抗精神病薬

統合失調症を中心として，精神運動興奮・昏迷(こんめい)・幻覚・妄想など急性・慢性の精神病状態の治療に用いられる薬物を**抗精神病薬**といい，**定型抗精神病薬**と**非定型抗精神病薬**に分けられる。統合失調症の急性期の脳内では，ドパミンが過剰に分泌されており，薬物の投与によって通常の状態に戻すと，幻覚・妄想，興奮・混乱がおさまると考えられている(⊕図7-1)。

■定型抗精神病薬

定型抗精神病薬は，神経伝達物質のうち，おもにドパミンにかかわっており，神経細胞の末端から放出されたドパミンを受容体が受け取るのを阻止する。おもに陽性症状(幻覚・妄想など)に有効であり，陰性症状(感情の平坦化，思考の貧困など)には十分な効果がみられない。

①**クロルプロマジン**(コントミン®)　もっとも古くから用いられている代表的な定型抗精神病薬で，精神緊張を緩和し，興奮状態を鎮静させる。抗精神病作用の機序はいまだに解明されていないが，ドパミン D_1・D_2 受容体拮抗作用によると考えられている。不安緊張・幻覚・妄想などに用いるほか，制吐・麻酔強化・抗ショックなどに用いる。血圧降下・痙攣誘発・錐体外路

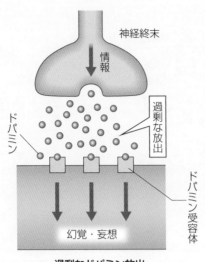
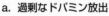
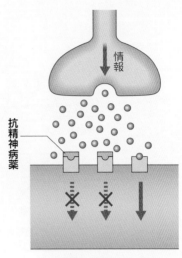

a. 過剰なドパミン放出　　　　　b. 抗精神病薬によるドパミン
　　　　　　　　　　　　　　　　　受容体の遮断

⬇ 図 7-1　抗精神病薬の作用機序

症状[1]などの副作用がある。

　②ハロペリドール(セレネース®)　クロルプロマジンと比べて，幻覚・妄想などに対する作用はより強く，鎮静作用は同等と考えられている。急性期の統合失調症に用いられる。抗精神病薬のなかで錐体外路症状をおこす作用が最も強い。

② 非定型抗精神病薬

　非定型抗精神病薬は，おもに神経伝達物質のドパミンだけではなく，セロトニンにも作用することが特徴である。セロトニンへの作用が，副作用を軽減したり，従来ききにくいとされた陰性症状に効果をもたらしたりする。陽性症状に効果があるだけでなく，再発予防効果も高い。リスペリドン(リスパダール®)，オランザピン(ジプレキサ®)などがある。

　オランザピンは血糖値を上昇させるので，糖尿病や糖尿病既往歴があれば禁忌である。

② 抗うつ薬

　気分障害は，従来躁うつ病とよばれていた精神病の１つで，躁状態(躁病)とうつ状態(うつ病)を繰り返す双極性障害と，主として躁状態のみ，あるいはうつ状態のみを示す単極性障害とに分類される。

　うつ状態は気分の落ち込み，意欲や感情の低下，思考の抑制など，感情面，

1）錐体外路症状：ジスキネジア(口すぼめや口を突き出すなどの不随意運動)，手指のふるえ，痙攣性斜頸，顔面・頸部の攣縮，静座不能などの症状。

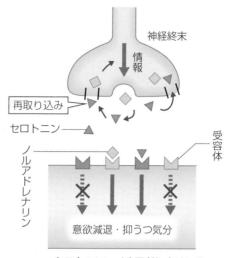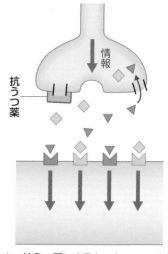

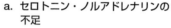

a. セロトニン・ノルアドレナリンの
不足

b. 抗うつ薬によるセロトニン・ノル
アドレナリンの再取り込みの阻害

◎ 図 7-2 抗うつ薬の作用機序

意欲面，思考面の異常を呈している状態である。抗うつ薬は，うつ病やうつ状態の患者の意欲低下を改善し，うつ気分を解除する薬物である。三環系抗うつ薬，四環系抗うつ薬，選択的セロトニン再取り込み阻害薬(SSRI)，セロトニン・ノルアドレナリン再取り込み阻害薬(SNRI)に大きく分けられる（◎図 7-2）。

■1 三環系抗うつ薬

　①**イミプラミン**(トフラニール®)　最初に臨床応用された**三環系抗うつ薬**で，脳内のセロトニンおよびノルアドレナリンの神経終末への再取り込みを

Column

悪性症候群

　悪性症候群は，原因不明の高熱，筋強剛，意識障害，発汗，振戦，頻脈などの症状を特徴とし，精神・神経系用薬治療中にはつねに考慮すべき重大な副作用である。放置すると肺炎や腎不全などの合併症により死亡することもある。とくに，抗精神病薬や抗うつ薬の投与中・増量時や，抗パーキンソン病薬を継続して使用している際の急激な中止・減量時には注意する。

　発症機序として，ドパミン・セロトニン不均衡説，ドパミン・ノルアドレナリン不均衡説，細胞内カルシウム異常説などが提唱され，ドパミンと拮抗関係にあるさまざまな神経系の均衡が薬剤によって乱されることが原因と考えられている。

　治療の基本は，原因薬剤の投与を中止または再開(抗パーキンソン病薬の場合)し，次に水分・栄養補給や気道確保・血圧管理などの対症療法と，ダントロレンなどの治療薬の投与を行う。

阻害し，受容体刺激を増強する。強度の悲哀感，絶望感，自責感といった抑うつ気分を改善する作用（感情調整作用）が強い。

　②アミトリプチリン（トリプタノール®）　感情調整作用と鎮静・抗不安作用があり，不安・緊張感が強く焦燥感もあるうつ病に適している。鎮静作用はイミプラミンより強い。三環系抗うつ薬は，内服してから治療効果があらわれるまでに数週間は必要であるが，抗うつ効果がみられる前に副作用があらわれる。副作用には，中枢性抗コリン作用（せん妄・幻覚・精神錯乱（さくらん）），末梢性抗コリン作用（口渇・便秘・排尿障害），交感神経刺激作用（頻脈・血圧上昇・不整脈）などがみられる。

2 四環系抗うつ薬

　①マプロチリン（ルジオミール®）　最初に開発された四環系抗うつ薬で，神経終末では主として選択的なノルアドレナリンの取り込み阻害作用を示す。また，中枢性の抗コリン作用を示さないことから副作用が少なく，第 2 世代の抗うつ薬といわれる。半減期が長く，1 日 1 回の内服でよい。

　②ミアンセリン（テトラミド®）　抑うつ改善作用のほか鎮静・催眠作用がある。

3 SSRI

　フルボキサミン（デプロメール®），パロキセチン（パキシル®），セルトラリン（ジェイゾロフト®）は選択的セロトニン再取り込み阻害薬 selective serotonin reuptake inhibitor（SSRI）とよばれ，セロトニンのシナプス前への再取り込みを選択的に抑制して，抗うつ効果をあらわす。三環系抗うつ薬に比べて抗コリン作用などの副作用が少ない。

4 SNRI

　ミルナシプラン（トレドミン®）はセロトニン・ノルアドレナリン再取り込み阻害薬 serotonin noradrenarin reuptake inhibitor（SNRI）とよばれ，セロトニンおよびノルアドレナリンの再取り込みを阻害することで抗うつ効果をあらわす。

③ 気分安定薬（抗躁薬）

　①炭酸リチウム（リーマス®）　躁うつ病の躁状態に有効であり，躁うつ病の再発予防目的にも使われる。中毒作用が発現しやすいため，血中濃度の測定が必要である。

　②その他　抗てんかん薬のカルバマゼピンやバルプロ酸ナトリウムも気分安定薬として用いられる。

取り扱い・看護のポイント

精神・神経系用薬
●統合失調症・躁病の患者に対する薬物治療の初期には，アドヒアランスをつねに確認する。

●急性期には精神状態とともにバイタルサイン，食事・排尿・排便・睡眠・体重などを観察する。非定型抗精神病薬では，とくに肥満に注意する。

●回復期には鎮静過多や抑うつに，慢性期には薬物による陰性症状や遅発性ジスキネジア・ジストニア(四肢・体幹が不随意に動くなど)に注意する。

●抗うつ薬の副作用として，起立性低血圧による失神・転倒が病室・廊下・便所・浴室などでおこりうるので注意する。また，尿閉・便秘がまれではないため，排尿・排便に注意する。

●気分安定薬(抗躁薬)の副作用として，不眠やイライラ，長期連用で依存がおこりうることを知る。

D 抗てんかん薬

　てんかんは，さまざまな原因で大脳の神経細胞の異常発射の結果生じる反復性発作をおこす慢性脳疾患で，通常，短時間の突発的痙攣発作を意識障害とともにおこす。痙攣発作がなく，意識・運動・知覚・自律神経・精神機能障害の発作だけのタイプもある。

　抗てんかん薬は，てんかん発作や全身の痙攣発作を予防または抑制する薬物である。発作の型によって使い分け，血中濃度をモニターしながら維持量を決定する。長期に連用されるため，ほかの薬物との薬物相互作用や副作用に注意する。

　てんかんは，発作が大脳の両側性に生じる**全般発作**と，片側から始まる**部分発作**に分類される。全般発作には，意識消失と強直間代性痙攣を伴う大発作，短時間の意識消失のみの欠神発作(小発作)などがある。

　①**バルプロ酸ナトリウム**(デパケン®)　全般発作の第一選択薬である。さまざまな発作型の予防に有効で，とくに欠神発作にききやすい。てんかんに伴う不きげん・易怒性などの性格行動障害の改善作用もあり，小児てんかんに汎用されている。副作用としては，振戦・体重増加・脱毛などが比較的多く，まれに重篤な肝障害がある。

　②**カルバマゼピン**(テグレトール®)　部分発作の第一選択薬である。抗痙攣作用と向精神作用[1]があり，てんかんに伴う精神障害やてんかん性格に対する改善作用がみとめられ，三叉神経痛に対しても効果がある。副作用としては，複視，運動失調が早期から出現し，骨髄抑制による白血球減少などもある。

　③**フェノバルビタール**(フェノバール®)　大発作と部分発作の第二選択薬で，小児てんかんの第一選択薬である。薬物依存を生じやすいので，長期連用中に急激に投与を中止すると禁断症状として発作の誘発，不安・不眠・興

---

1) 向精神作用：中枢神経系に作用し，精神機能に影響を及ぼすこと。

奮・幻覚などをおこすことがある。副作用としては，鎮静・眠けなどがある。

　④フェニトイン（アレビアチン®）　大発作と部分発作の第二選択薬である。てんかん発作の出現を抑制する効果はないが，発作焦点からのてんかん発作の広がりを抑える作用がある。血中濃度をモニターして少しずつ増量しないと，容易に中毒域に達することがあるので注意する。副作用には，鎮静・歯肉増殖・眼振・運動失調などがある。

　⑤エトスクシミド（ザロンチン®）　欠神発作の第一選択薬である。小発作にのみ有効で，それ以外の発作には無効である。

取り扱い・看護のポイント

抗てんかん薬
● 規則正しい生活や服薬を心がけ，服薬時間が多少ずれた場合でも1日量はきちんと服用するように指導する。
● アルコールやタバコ，ほかの医薬品などが影響することがあるので注意する。
● 抗てんかん薬は，発作が長期間消失している場合でも服用を続ける必要がある。自己判断で中止すると発作が再発する危険性が高くなることを患者や家族に理解してもらう。
● 外出や旅行時には，余裕をもって多めの薬を持参するように指導する。
● 10分以上発作が続くときには，医療機関に搬送し，治療を受けるように家族に指導する。

E 認知症治療薬（抗認知症薬）

　認知症とは後天的に脳の器質的な病変により生じる認知機能または精神機能の衰退あるいは崩壊を生じる疾患である。病因により，アルツハイマー病，血管性認知症，レビー小体型認知症，前頭側頭型認知症に分類される。

1 アルツハイマー病治療薬

　アルツハイマー病は神経変性障害による認知症で，凝集したアミロイドβタンパク質により神経伝達が障害され，その後，神経細胞が萎縮・脱落することによると考えられている。主症状として記憶障害・失語・失認・失行・実行機能障害などの認知機能の低下が徐々に進行し，徘徊・妄想などの行動異常があらわれ，身のまわりのことがうまくできなくなり，寝たきりになる。

　現在のところ，進行をとめたり，治したりする薬は開発されていないため，早期診断をして一時的に症状を改善し，進行を遅らせ，患者ができるだけ長く身のまわりのことができるようにすることが治療の目的であり，コリンエステラーゼ阻害薬やグルタミン酸NMDA受容体拮抗薬を用いる。

コリンエステラーゼ阻害薬 ● ドネペジル（アリセプト®），ガランタミン（レミニール®），リバスチグミン（イクセロン®パッチ，リバスタッチ®パッチ）は，アセチルコリン分解酵素であるアセチルコリンエステラーゼを阻害し，脳内のアセチルコリン濃度を

増やすことにより，認知症症状の進行を抑制する。消化器系の副作用（食欲不振，吐きけ・嘔吐，下痢など）が発現しやすいため，少量から開始し，可能な限りゆるやかに増量する。高度の徐脈，重篤な心ブロックなどの重大な副作用にも注意する。

NMDA 受容体●
拮抗薬　メマンチン（メマリー®）は NMDA 受容体チャネル阻害作用により，脳神経細胞の過剰な興奮による細胞死を防ぐ。コリンエステラーゼ阻害薬との併用も可能である。副作用として，眠け・めまい・頭痛などが報告されている。痙攣・失神・意識消失などの重大な副作用にも注意する。

②その他

血管性認知症●　血管性認知症とは，脳梗塞，脳塞栓，脳出血やアミロイド血管症などの脳血管障害により脳組織が損傷した結果，発症する認知障害である。

　血管性認知症の記憶障害を改善させる薬剤は開発されていない。脳血管障害の再発により血管性認知症は悪化するため，早期診断を行い，再発予防と対症療法を行う。脳梗塞の予防として，危険因子である高血圧・糖尿病・心疾患・脂質異常症をコントロールする。脳梗塞の予防・管理には抗血栓薬を用いる。また，脳梗塞後遺症の軽減として，脳循環代謝改善薬のイフェンプロジルがめまいに対して，ニセルゴリンが意欲低下に対して用いられる。

レビー小体型●　レビー小体型認知症は，レビー小体の存在を特徴とする，変動する認知障害で，パーキンソン病も含む。認知症症状が錐体外路症状に先行して発症している場合は，レビー小体型認知症という用語を用いる。

　薬物治療としては，コリンエステラーゼ阻害薬のドネペジル（アリセプト®）が保険適用である。

前頭側頭型●　前頭側頭型認知症の治療薬は，現在のところない。

取り扱い・
看護のポイント

● 認知症治療薬は，症状の改善や進行抑制を目的とする対症療法薬であり，病態の進行を抑止したり，疾患を回復させたりする根本治療薬ではない。薬物の効果に過度な期待はせず，非薬物治療やリハビリテーション，介護，症状と病期に応じた補助機器の活用により，患者の日常生活動作や QOL の維持・改善を工夫することが重要である。

● 薬物の効果がみとめられない場合や副作用が出現した場合には，漫然と投与を続けるのではなく，別の治療薬や治療法を考慮する必要がある。

● 医療と介護の視点からの評価と指導が必要で，医療上の対応だけでなく，家族や介護者の健康面での相談や看護・介護・福祉を含めた患者の心身両面からの関与が必要であり，他職種間や地域の協力が重要となる。

パーキンソン病・症候群治療薬

　パーキンソン病は，大脳基底核の変性によりドパミン量が減少し，筋の固縮，静止時の振戦，無動，姿勢保持障害の四大徴候を主症候とする。二次症状として姿勢・顔貌異常，歩行障害，自律神経障害，抑うつ傾向がある。脳炎，脳血管障害，抗精神病薬の副作用，脳腫瘍など，パーキンソン病以外の原因で同様の症状を示す場合は**パーキンソン症候群**とよばれる。

　パーキンソン病の治療は，原則として**ドパミンを補充する**か，アセチルコリン神経を抑制することが一般的である。抗精神病薬によるパーキンソン症候群には，中枢性抗コリン薬が使用される。

① ドパミン補充薬

　ドパミンは血液脳関門を通過しないが，ドパミンの前駆体であるレボドパ（ドパストン®）は，消化管から吸収され，脳内に移行してからドパミンにかわる。投与したレボドパのうち，脳内に移行するのは5%以下で，90%以上は末梢でドパミンとなる。このため，末梢での転化を抑制する薬物との合剤であるレボドパ・カルビドパ合剤（メネシット®）がある。

　長期にわたって大量使用すると，突然，あるいは服薬とは無関係に，効果が出現・消失するウェアリングオフ現象や，幻視・妄想・錯乱などの精神症状があらわれることがあるので注意する。

② ドパミン受容体刺激薬

　ブロモクリプチン（パーロデル®）は麦角アルカロイド系の持続性ドパミン作動薬で，ドパミンD_2受容体に作用して薬理作用をあらわす。レボドパと併用することによって，レボドパの使用量を減少させることができる。パーキンソン病症状の改善効果は40%前後の患者にみられる。著しい血圧下降がみられることがあるので，自動車の運転，危険を伴う機械の操作には従事しないよう注意する。消化器障害・神経症状などがみられる場合もある。

③ ドパミン放出促進薬

　アマンタジン（シンメトレル®）はドパミン神経終末におけるドパミン放出を促進する作用を有する。比較的軽症のパーキンソン病に用いられることが多い。ジスキネジア，日内変動の軽減作用もある。副作用として不安・興奮・睡眠障害・口渇などがみられることがある。

④ MAO-B 阻害薬

　セレギリン（エフピー®）は脳内ドパミンを分解するモノアミンオキシダーゼB（MAO-B）という酵素を阻害し，ドパミンの半減期を延長させる。レボドパやドパミン含有製剤と併用すると，副作用として軽度の不眠がみられることがある。

5 ノルアドレナリン補充薬

　ドロキシドパ(ドプス®)は脳内でノルアドレナリンに変化し，アドレナリン欠乏に関連したすくみ足症状や抑うつなどに効果がある。副作用として悪性症候群(➡222ページ, Column)や白血球減少がみられることがある。

6 中枢性抗コリン薬

　パーキンソン病では，ドパミンの不足によってアセチルコリンは相対的に過剰になっている。トリヘキシフェニジル(アーテン®)，ビペリデン(アキネトン®)は，中枢性抗コリン作用によって平滑筋を弛緩させて，痙攣を寛解する。筋強剛・振戦に有効で，軽症例の第一選択薬である。副作用として口渇・尿閉・便秘・せん妄・幻覚などがみられることがある。

取り扱い・看護のポイント

パーキンソン病・症候群治療薬
- 不規則な服用により症状の増悪をまねくことがあるので，規則的に服用するように指導する。
- 症状の急性増悪や悪性症候群をおこして危険な状態になるおそれがあるので，急に服用を中止しないように指導する。
- 症状の特徴や病期により患者ごとに薬物の適量や服薬法が異なることを理解したうえで対応する。
- 運動機能を維持するために適度な運動を毎日続ける。また，自力でできることは他人に頼らず自分で行うように指導する。

G オピオイド鎮痛薬

　オピオイド鎮痛薬は，中枢性オピオイド受容体に作用して強力な鎮痛作用を発揮する薬物の総称で，アヘンアルカロイドを代表とする**麻薬性鎮痛薬**と，ペンタゾシンなどの**非麻薬性鎮痛薬**がある。

　わが国の死亡率のトップは悪性新生物(がん)で，いまや国民の2人に1人はがんになる時代といわれている。進行したがん患者の約70%が主症状として痛みを訴え，その50%は中等度ないし高度の痛み，30%は高度で耐えがたい痛みをかかえているといわれている。このようながんによる痛みをかかえた患者に対して，オピオイド鎮痛薬を効果的に使用することで，痛みを緩和し，患者の生活の質(QOL)の向上をもたらすことができる。

　1986年，世界保健機関(WHO)はがんの痛みの治療の指針として**3段階除痛ラダー**を発表した(➡図7-3)。がんの痛みを除去するために，まず患者とともに疼痛治療の目標[1]をたてることが重要である。次に，がんの痛みの強

---

1) 疼痛治療の目標：WHO方式では，第1目標：痛みで眠りを妨げられない，第2目標：安静にしていれば痛まない，第3目標：からだを動かしても痛みが強くならない，である。

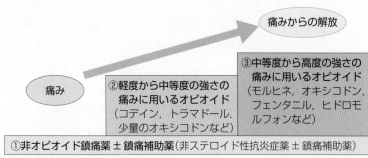

WHOは，がんの痛みの強さに応じた鎮痛薬の選択と，第1段階から第3段階を通じて鎮痛補助薬の効果的な投与を推奨している。

○ 図 7-3　WHO 方式 3 段階除痛ラダー

さに応じた鎮痛薬の選択と，第1段階から第3段階を通じて**鎮痛補助薬**[1]の効果的な投与を推奨している。

　また，がん疼痛治療に関して以下のような原則を設けている。

- 患者にとって簡単な投与経路で，たとえば経口的に（by mouth）
- 時刻を決めて規則正しく（by the clock）
- 患者に合わせた個別の量で（for the individual）
- そのうえで細かい配慮を（attention to detail）

1 アヘンアルカロイド

　アヘンとは，ケシの未熟果皮の乳液を乾燥したもので，おもな成分のモルヒネのほかに，コデイン，ノスカピン（非麻薬，鎮咳作用），パパベリン（非麻薬，平滑筋弛緩・血管拡張作用）などの20種類のアルカロイドが含まれている。

　①**モルヒネ**　アヘンに約10％含まれるアルカロイドで，中枢神経と平滑筋に対して特有の作用をあらわす。脳脊髄内の**オピオイド受容体**に結合して，痛覚の伝達を遮断するが，用量依存的に薬理作用があらわれる。鎮痛の閾値以下では，吐きけ・嘔吐や便秘作用しかあらわれず，鎮痛の閾値より多くなると鎮静やミオパチーが，さらに多くなると呼吸抑制作用などがあらわれる。

　激しい疼痛を伴う末期がんの鎮痛に，硫酸モルヒネの徐放錠（MSコンチン®）の内服は広く行われている。WHOの除痛ラダーにそって，痛みの強さに応じて増減し，患者の痛みがとれる量が患者の適量になる。モルヒネは天井効果（効果の限界）がないのが特徴である。

　作用常用量で，腸の蠕動運動低下と肛門括約筋の緊張の亢進によって，便

1）鎮痛補助薬：鎮痛薬の副作用対策に用いる薬剤と，鎮痛薬に反応しにくい特殊な痛みに用いる薬剤の総称。

秘をきたす。モルヒネを連用したのちに突然休薬すると、最初に自律神経症状（発汗・頻脈・高血圧・疝痛・下痢）などの退薬症状（禁断症状）があらわれ、遅れて精神症状（不安・焦燥感・錯乱など）があらわれる。

　②**コデイン**　鎮咳作用が強いので、主として鎮咳薬として用いられる（● 251 ページ）。鎮痛作用はモルヒネの約 1/6 で、体内で脱メチル化されてモルヒネとして作用する。WHO の除痛ラダーにおいては、軽度から中等度の痛みに用いる。第 2 段階の弱オピオイドである。

　③**オキシコドン**　アヘンからコデインとモルヒネを製造する過程で生じるテバインから合成される半合成オピオイドである。経口投与した際の全身循環血液中に達する割合が 60〜87 %（モルヒネは約 30 %）と、オピオイド鎮痛薬中で最大であり、鎮痛効力はモルヒネの約 1.5 倍である。モルヒネに比べて代謝物の影響は少ないため、モルヒネにみられるような腎機能障害患者での傾眠が問題になることは少ない。

　一般にオキシコドンはモルヒネよりも幻覚の出現頻度は低いと報告されているため、モルヒネに起因する幻覚を伴うせん妄がある場合はオキシコドンへの変更がすすめられる。オキシコドンは強オピオイドであるが、低用量投与では、WHO の除痛ラダーの第 2 段階で非ステロイド性抗炎症薬（NSAIDs）だけでは不十分な痛みから使用でき、第 3 段階でも使用できる。

　④**ヒドロモルフォン**　半合成のモルヒネ誘導体で、力価はモルヒネの約 5 倍と高い。WHO の除痛ラダーにおいては、中等度から高度の痛みに用いる。第 3 段階の強オピオイドである。

❷ 合成麻薬性鎮痛薬

　①**ペチジン**　モルヒネと同様に中枢性鎮痛作用を示すが、鎮痛作用はモルヒネの約 1/10 である。作用発現が速く、作用持続時間が短い。呼吸抑制・耐性形成は弱く、退薬症状もモルヒネより軽い。麻酔前投薬・無痛分娩にも用いられる。

　②**フェンタニル**　麻酔用の合成鎮痛薬で、非常に強い鎮痛作用がある。鎮

Column

オピオイドローテーション

　1 つのオピオイドをより好ましい反応を得るためにほかのオピオイドにかえることである。そのおもな目的は、①副作用の軽減・回避、②鎮痛効果の改善、③投与経路の変更、④耐性形成の回避である。たとえば、①の副作用については、モルヒネやオキシコドンによる便秘がひどく、排便コントロールがつかない場合は、フェンタニルに変更することで便秘が改善されることがある。また、③の投与経路に関しては、モルヒネは注射より内服したほうが便秘が強くあらわれることがある。

痛作用はモルヒネやペチジンよりも強いが，排泄が速いので呼吸抑制の持続時間は短い。近年，貼付薬のフェンタニルパッチ（デュロテップ®MTパッチ）ががん性疼痛に繁用されるようになり，がん性疼痛で苦しむ患者に選択肢が増え，オピオイドローテーション（⊙コラム）が可能となった。

③ 麻薬拮抗薬

オピオイド受容体でモルヒネ様薬物（天然アヘンアルカロイド，合成・半合成麻薬）と拮抗し，麻薬の作用を遮断する薬物をいう。ナロキソンやレバロルファンがあり，麻薬による呼吸抑制の改善に用いられる。ほとんど鎮痛作用はなく，吸入麻酔薬や注射用麻酔薬の作用には拮抗しない。

取り扱い・看護のポイント

麻薬性鎮痛薬
- 基本投与される薬物については，鎮痛効果を維持するために決められた時間に使用し，それでも痛みが残る場合や出現した場合は，レスキュー薬（臨時追加薬）を使用するように指導する。
- 痛みをがまんしないように指導する。
- 麻薬をがん性疼痛に適正に使用する場合，依存や錯乱などの副作用は生じにくいこと，痛みに応じて増量をしても中毒になっているわけではないことを説明する。
- 開始後やオピオイド増量後は，重大な副作用である過鎮静や呼吸抑制を早期発見できるように患者の意識レベルと呼吸数をチェックする。
- 副作用として便秘，吐きけ・嘔吐，眠けの症状がでることがあることを説明する。便秘，吐きけ・嘔吐に対しては，あらかじめ下剤，吐きけどめを使用し，眠けは，からだが慣れると消失していくことを説明する。
- 徐放性製剤は，割ったり，砕いたり，かみ砕いたりしないように指導する。
- オキシコンチンを服用すると，錠剤の抜けがらが便中に出ることがあるが，痛みどめに必要な成分は吸収されており，心配ないことを説明する。
- デュロテップ®MTパッチは，決められた部位に貼付するように患者や家族に指導する。貼付部位は清潔にし，汗などを取り除いてから貼付する。また，貼付部位の温度が上昇することにより体内へ浸透する薬物の量が増えることもあるため，その部分をあたためたり，長時間の入浴は避けるように説明する。
- 患者本人以外が使用しないように，また子どもの手の届かないところに保管するように指導する。

④ 非麻薬性鎮痛薬

ペンタゾシン（ソセゴン®）やブプレノルフィン（レペタン®）は，麻薬拮抗薬として開発されたが，強力な鎮痛効果がみとめられ，手術後や各種のがんの鎮痛に用いられている。

まとめ

- 全身麻酔薬には，吸入麻酔薬と静脈麻酔薬がある。
- 催眠薬・抗不安薬には，ベンゾジアゼピン受容体作動薬やバルビツール酸誘導体などの薬物がある。
- 抗精神病薬は，定型と非定型に大別される。
- 抗うつ薬には，三環系・四環系・SSRI・SNRI などがある。
- 発作の種類によって，第一選択となる抗てんかん薬が異なる。
- パーキンソン病・症候群治療薬は，ドパミンに関連するものが多い。
- オピオイド鎮痛薬には，麻薬性鎮痛薬と非麻薬性鎮痛薬がある。

復習
問題

❶ 〔　〕内の正しい語に○をつけなさい。

①チオペンタールは，〔吸入・静脈内注射〕によって投与される。

②トリアゾラムは〔超短時間型・長時間型〕のベンゾジアゼピン系薬である。

③定型抗精神病薬のハロペリドールは，おもに〔陽性・陰性〕症状に有効である。

④オランザピンには〔血圧・血糖値〕上昇の副作用がある。

⑤パロキセチンは〔SSRI・SNRI〕である。

⑥カルバマゼピンは，てんかんの〔全般発作・部分発作〕の第一選択薬である。

⑦ドロキシドパは〔ドパミン・ノルアドレナリン〕の前駆体である。

⑧コデインは〔弱・強〕オピオイドである。

⑨モルヒネでは天井効果が〔みられる・みられない〕。

❷ 次の①〜⑧にあてはまる薬物を枠内から選びなさい。

①麻薬性鎮痛薬（　　　　）

②全身麻酔薬（　　　　）

③アルツハイマー病治療薬（　　　　）

④バルビツール酸系催眠薬（　　　　）

⑤抗精神病薬（　　　　）

⑥抗うつ薬（　　　　）

⑦抗躁薬（　　　　）

⑧パーキンソン病治療薬（　　　　）

> Ⓐリスペリドン　Ⓑ炭酸リチウム
> Ⓒレボドパ　Ⓓフェノバルビタール
> Ⓔドネペジル　Ⓕモルヒネ
> Ⓖイミプラミン　Ⓗセボフルラン

循環器・血液系に作用する薬物，血液製剤

学習目的
● 循環器・血液系に関する生理学的理解を深め，作用薬と薬理作用の機序を理解する。
● 血液製剤の種類と使用目的について理解する。

A 循環器系に作用する薬物

1 強心薬

　心不全とは，なんらかの原因により心筋のポンプ機能が低下し，全身の臓器や組織に十分に血液を送り出せなくなった状態をいう。心臓に直接作用して，低下した心筋の収縮力を増強し，心不全の治療に用いられる薬物を**強心薬**という。強心薬の作用によって心臓が力強く収縮するようになると，組織にたまっていた水分が血液中に入って，尿として排泄され，浮腫が改善する。

1 ジギタリス（強心配糖体）

　ジギタリスは，オオバコ科の植物の葉に含まれるステロイドと糖分子の化合物で，ジゴキシン，デスラノシドなどがある。心臓に直接作用し，①心臓の収縮力を増強させる（陽性変力作用），②心拍数を減少させる（陰性変時作用），③刺激伝導系における興奮の伝導を遅くする（陰性変伝導作用）などの作用により，強心作用を示す。また，全身循環・腎循環の改善によって腎血流量を増大させて，利尿作用により浮腫を減少させる。

　臨床適応としては，①うっ血性心不全[1]，②心房の細動・粗動による頻脈[2]，③発作性上室性頻拍[3]などが対象となる。

----

1) うっ血性心不全：心臓のポンプ作用の低下により心拍出量が低下し，静脈還流血量が減少し，静脈側にうっ血がおこり，心拡大，呼吸困難，浮腫，乏尿などの症状を呈する。
2) 心房の細動・粗動による頻脈：心電図でf波という心房のふるえが，毎分400〜650ぐらいの頻度でみられるのが細動で，F波が毎分250〜350ぐらいの頻度でみられるのが粗動である。心拍数も多くなり，呼吸困難も強くなる。
3) 発作性上室性頻拍：発作性に出現して，心拍数は1分間に150〜250になる。

⊙表8-1　おもな強心配糖体の投与経路と作用の比較

強心配糖体	投与経路	消化管吸収	作用発現時間(分)	半減期(日)
ジゴキシン	経口	75%	30	1.5
	静脈内注射	—	15〜30	1.5
メチルジゴキシン	経口	>90%	5〜30	1
デスラノシド	静脈内注射	—	10〜30	1.3

　内服薬はジゴキシンまたはメチルジゴキシンが，静脈内注射薬はデスラノシドまたはジゴキシンが多く用いられる(⊙表8-1)。投与方法は，一定量ずつ投与し，効果があらわれたところで一定の維持量を与えていく。

　ジギタリスは半減期が長く，また安全域が狭いため，多すぎると重篤な循環器系の副作用があらわれる。このため，薬効と血中濃度を測定しながら，用量をコントロールする(⊙137ページ)。**ジギタリス中毒**の症状としては，徐脈・不整脈，吐きけ・嘔吐・下痢などがあり，神経症状がみられることもある。血中濃度が低くても，高齢者であったり，低カリウム血症，低マグネシウム血症，甲状腺機能低下，腎障害などの症状があると中毒はおこりやすい。

② その他の強心薬

　ジギタリス以外の強心薬として，ドパミンやドブタミンなどのカテコールアミン(⊙203ページ)がある。急性心不全や，慢性心不全の急性増悪時，ショックなど，心拍出量が低下して血圧が低下したときに用いられる。

　①**ドパミン**(イノバン®)　低用量では腎・冠動脈血流が増加し，利尿作用がある。中用量ではβ_1受容体刺激作用のため心筋収縮力の増大や心拍数増加作用がある。高用量ではα_1受容体刺激作用により血圧を上昇させる。

　②**ドブタミン**(ドブトレックス®)　β_1受容体刺激作用により心筋収縮力の増大をもたらす。β_2受容体刺激作用があり，末梢血管拡張作用がある。ドパミンに比べてα_1受容体刺激作用や心拍数増加作用が小さい。

取り扱い・看護のポイント

強心薬
- ●心不全の徴候(脈拍・血圧・呼吸数の異常，動悸，息苦しさ，咳，浮腫，尿量減少など)がないかをつねに観察することが重要である。
- ●日常生活上の注意点として，安静度，運動プログラム，塩分・水分制限，体重，規則正しい服薬，定期的な受診などの重要性を説明する。これらの患者・家族教育が非常に重要である。
- ●強心薬は，服用量を厳重にまもらなければならない薬剤であることを指導する。
- ●ジギタリスは，治療域が狭く，投与中はつねにジギタリス中毒を生じる可能性があることに注意する。
- ●ジギタリス中毒の誘因となる腎機能低下，血清電解質の異常(とくに低カリウム血症)，低酸素血症，甲状腺機能低下症，併用薬などに注意する。

●ジゴキシンの作用を増強する薬剤として併用に注意するものは，カリウム排泄型の利尿薬(サイアザイド系利尿薬，フロセミドなど)，ステロイド(低カリウム血症を増悪)，カルシウム製剤，β遮断薬(プロプラノロール，アテノロール，カルベジロールなど)，抗不整脈薬(アミオダロン，キニジン，ピルメノールなど)，カルシウム拮抗薬(ベラパミル，ジルチアゼム，ニフェジピンなど)などである。

●ジゴキシンの吸収を阻害して作用を減弱する薬剤として，コレスチラミン，フラジオマイシンなどがある。

●ジギタリス中毒のモニタリングには，心電図などの心症状以外に消化器系・神経系などの症状にも注意し，可能なら血中濃度を測定する。

② 抗狭心症薬

狭心症は，心臓に栄養を与える冠動脈の動脈硬化による狭窄や，攣縮によって冠動脈に血行障害が生じて心筋への酸素(血液)の供給が不足するために，胸部をしめつけられるような痛みが生じる症候群である。動脈硬化による冠動脈の狭窄が原因で運動や精神的興奮で誘発される**労作性狭心症**と，冠動脈の一時的な攣縮が原因で安静時でもおこる**安静時狭心症**に大別される。

狭心症の治療には，冠動脈を拡張して心筋への酸素供給を改善する冠血管拡張薬として，硝酸薬，カルシウム拮抗薬などがあり，心筋の酸素消費量を減少させる薬物としてβ遮断薬がある。狭心症治療の目的は，狭心症発作の寛解・予防，心筋梗塞への移行阻止であり，発作寛解のために硝酸薬が，発作予防のために持続型硝酸薬・カルシウム拮抗薬・β遮断薬などが用いられる。

①**硝酸薬**　血管平滑筋に作用して拡張させる。静脈の拡張により心臓の負担を軽くし，また冠動脈を拡張させることで心筋への血流を改善する。

ニトログリセリン(ニトロペン® 舌下錠)は，速効性で確実に効果があり，汎用されている。発作時に舌下投与すると1〜2分で効果があらわれる。効果があらわれないときは1〜2回追加するが，効果のないときは心筋梗塞の疑いがある。

硝酸イソソルビドの経口または舌下投与は，持続時間が1.5〜2時間と比較的長い。発作の予防を目的として，効果を持続させる皮膚貼付テープ剤(フランドル® テープ)も多用されている。

②**カルシウム拮抗薬**　カルシウムイオンの細胞内への流入を抑制することにより，細胞内のカルシウムイオン濃度を減少させ，心筋や冠血管および末梢平滑筋の収縮を抑制する。労作性狭心症と安静時狭心症の両方に有効である。ニフェジピン(アダラート®)などのジヒドロピリジン系，ジルチアゼム(ヘルベッサー®)は，冠動脈れん縮による狭心症(多くは安静時狭心症)に効果がある。狭心症以外では，高血圧症(第一選択薬)や上室性不整脈にも有効である。

③**その他の冠血管拡張薬**　冠血管の拡張作用により狭心症の予防，心筋梗

塞の再発予防に用いられるが，狭心症の発作時には無効である。ジピリダモール（ペルサンチン®），ニコランジル（シグマート®）などがあり，狭心症に対して補助的に用いられる。

④β遮断薬　心筋のβ受容体を遮断して心収縮力・心拍数を抑え，心筋の酸素消費量を低下させる。労作性狭心症に効果がある。プロプラノロール（インデラル®），ピンドロール（カルビスケン®）などが発作予防に用いられる。しかし，心不全や気管支喘息の患者には使用できないので，その場合は心臓に選択性の高いアテノロールなどが用いられる。

取り扱い・看護のポイント

抗狭心症薬

●狭心症患者では，心筋梗塞を予防することが最も重要である。ふだんから血圧・脂質・血糖の管理と，禁煙などを心がけてもらうように説明する。

●狭心症発作時はただちにニトログリセリンの舌下錠を口腔内に入れるという対処法を理解させる。

●狭心症から心筋梗塞に進展することがあるので，追加のニトログリセリンで症状が改善されない場合は救急を受診するという対処法を理解させる。

●不安定狭心症（労作時にのみおきていた胸痛発作が安静時にも生じるようになった場合を増悪ととらえ，このようによぶ）や，急性心筋梗塞の症状を前もって患者に説明し，どのような場合にただちに医師に連絡しなければならないかを理解させ，その際の連絡法を確認しておく。

●ニトログリセリンや硝酸イソソルビド注射剤を点滴投与する場合には，塩化ビニルは使用しない。ポリエチレン，ポリプロピレン，ポリブタジエンなどの非吸着性輸液セットを用いる。

③ 抗不整脈薬

不整脈とは，心臓の拍動に異常のある場合をいう。発生部位によって，**上室性不整脈**と**心室性不整脈**に分けられる。また，頻脈性と徐脈性に分けられ，頻脈性不整脈や期外収縮には原則として抗不整脈薬，徐脈性不整脈にはβ_1作動薬などを用い，難治例にはペースメーカーや植込み型除細動器が使用される。

抗不整脈薬は，心筋の異常興奮や伝導の異常を抑える薬物である。近年，イオンチャネル，受容体，ポンプをもとにしたシシリアン-ギャンビット分類が提案されているが，本章では従来の作用機序によるボーン-ウィリアムズ Vaughan Williams, M. 分類に従う（● 表8-2）。

I群薬　心筋細胞のナトリウムチャネルを抑制することにより，心筋の活動電位の立ち上がりを抑制して活動電位の持続時間を変化させる。活動電位持続時間の変化によりさらにⅠa（延長）：キニジン，プロカインアミド（アミサリン®），ジソピラミド（リスモダン®）など，Ⅰb（短縮）：リドカイン（キシロカイン®），

表8-2　抗不整脈薬の種類（ボーン-ウィリアムズ分類）

群		活動電位持続時間	薬物	上室性不整脈	心室性不整脈
Ⅰ	ナトリウムチャネル抑制薬	Ⅰa　延長	キニジン，プロカインアミド，ジソピラミド，シベンゾリンなど	有効	有効
		Ⅰb　短縮	リドカイン，メキシレチン，アプリンジン	—	有効
		Ⅰc　不変〜軽度延長	フレカイニド，ピルシカイニド，プロパフェノン	有効	有効
Ⅱ	β遮断薬		プロプラノロール	有効	有効
Ⅲ	活動電位持続時間延長	延長	アミオダロン	有効	有効
Ⅳ	カルシウム拮抗薬		ベラパミル，ジルチアゼム	有効	—

　メキシレチン（メキシチール®）など，Ⅰc（不変〜軽度延長）：フレカイニド（タンボコール®）などに細分類される。

　ⅠaとⅠcは上室性不整脈と心室性不整脈の双方に，Ⅰbは心室性不整脈に有効である。心機能低下，肝ないし腎機能低下の患者への投与，他剤との併用は注意を要する。

Ⅱ群薬●　β受容体を遮断する（β遮断薬）。上室性不整脈と心室性不整脈の双方に有効である。交感神経緊張（運動など）が関与している不整脈に用いられる。プロプラノロール（インデラル®）などがある。

Ⅲ群薬●　心筋活動電位の持続時間を延長する。上室性不整脈と心室性不整脈の双方に有効であるが，重篤な副作用（間質性肺炎・肺線維症・肝障害）の発生頻度が高く，ほかの抗不整脈薬が無効か副作用により使用できない難治性の不整脈患者にのみ用いられる。アミオダロン（アンカロン®）などがある。

Ⅳ群薬●　カルシウムチャネルを遮断する（カルシウム拮抗薬）。おもに上室性不整脈に有効で頻拍を抑える作用が強い。ベラパミル（ワソラン®）などがある。

取り扱い・看護のポイント　**抗不整脈薬**
- 抗不整脈薬は，とくに安全管理が必要とされるハイリスク薬に分類される。用法・用量の確認を，確実に行わなければならない。
- 抗不整脈薬自体が不整脈を引きおこすこともあるため，服用中に新たな不整脈が出現した場合は，薬の影響である可能性も考慮する。
- 期外収縮は数が多くても基本的には生命の危険のない良性のものであり，心配ないことを十分に説明し，患者の不安を取り除くように努める。
- 発作的に不整脈が出現した場合の対応を説明しておく。発作性上室性頻拍であれば，息ごらえ，嘔吐反射などの利用を指導する。
- 頻脈性の心房細動では心拍数と脈拍数に差を生じることがあるので注意する。

4 抗高血圧薬（降圧薬）

　高血圧症は，原因疾患の明らかな**二次性高血圧症**（腎性高血圧，原発性アルドステロン症，褐色細胞腫，クッシング症候群，大動脈炎症候群など）と，原因が明らかでない**本態性高血圧症**に大別され，高血圧患者の約90％は本態性高血圧症である。

　診察室血圧で収縮期血圧が140 mmHg以上あるいは拡張期血圧が90 mmHg以上は高血圧とされ，心血管病死および総死亡のリスクが有意に上昇する。また，120/80 mmHg未満と比べ，120〜129/80〜84 mmHg，130〜139/85〜89 mmHgの順に心血管病の発症率が高くなることから，日本高血圧学会の「高血圧治療ガイドライン2019」では，120/80mmHg未満を正常血圧としている（◎表8-3）。

　高血圧の治療では，まず生活習慣の改善（食塩・脂肪・アルコール摂取の制限，減量，禁煙，適度な運動，ストレスの解消，脂質異常症の改善など）を行い，十分な効果が得られない場合に薬物療法が併用される。薬物治療の開始時期はそれぞれの脳心血管リスクによって異なる。

　血圧は，①心拍出量と②総末梢血管抵抗との積，によって決定される。抗高血圧薬は，①・②のいずれかを低下・減少させることで血圧を下げる。①を低下させることで降圧をはかる薬剤としては，降圧利尿薬とβ遮断薬がある。また②の減少をはかるものとしては，カルシウム拮抗薬，アンギオテンシン変換酵素阻害薬（ACE阻害薬），アンギオテンシンII受容体拮抗薬（ARB）などがある（◎図8-1）。これら第一選択薬の1剤を使用して効果がみられない場合には，作用機序の異なる薬物を追加する。さらに効果がみられない場合には，中枢性交感神経抑制薬などの第二選択薬を用いる。

◎表8-3　成人における血圧値の分類

分類	診察室血圧（mmHg）			家庭血圧（mmHg）		
	収縮期血圧		拡張期血圧	収縮期血圧		拡張期血圧
正常血圧	<120	かつ	<80	<115	かつ	<75
正常高値血圧	120〜129	かつ	<80	115〜124	かつ	<75
高値血圧	130〜139	かつ/または	80〜89	125〜134	かつ/または	75〜84
I度高血圧	140〜159	かつ/または	90〜99	135〜144	かつ/または	85〜89
II度高血圧	160〜179	かつ/または	100〜109	145〜159	かつ/または	90〜99
III度高血圧	≧180	かつ/または	≧110	≧160	かつ/または	≧100
（孤立性）収縮期高血圧	≧140	かつ	<90	≧135	かつ	<85

（日本高血圧学会高血圧治療ガイドライン作成委員会編：高血圧治療ガイドライン2019. p.18, 2019による）

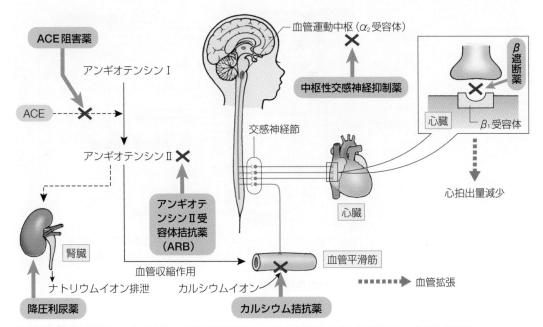

ACE 阻害薬

アンギオテンシン I

ACE ✕

アンギオテンシン II ✕

アンギオテン
シン II 受
容体拮抗薬
（ARB）

血管運動中枢（α_2 受容体）✕

中枢性交感神経抑制薬

交感神経節

心臓

β
遮
断
薬
✕

心臓

β_1 受容体

心拍出量減少

腎臓

ナトリウムイオン排泄

降圧利尿薬

血管収縮作用

カルシウムイオン

カルシウム拮抗薬

✕ 血管平滑筋

血管拡張

抗高血圧薬（降圧薬）は，心拍出量・末梢血管抵抗のいずれかを低下・減少させることで血圧を下げる。
心拍出量を低下させる薬物には，降圧利尿薬と β 遮断薬がある。
末梢血管抵抗を減少させる薬物には，カルシウム拮抗薬，ACE 阻害薬，ARB，中枢性交感神経抑制薬などがある。

❂ 図 8-1　降圧薬の作用機序

❶ 降圧利尿薬

　　降圧利尿薬は，腎臓の尿細管におけるナトリウムイオンの再吸収を抑制し
て尿中への排泄を促進し，循環血液量を減少させて降圧効果をあらわす。サ
イアザイド（チアジド）系利尿薬，ループ利尿薬，カリウム保持性利尿薬など
があるが，いずれも利尿によって循環血液量を減らすことで心臓からの拍出
量を減らし，また末梢血管の抵抗を弱めて血圧を下げる（❂ 図 8-2）。

◪ サイアザイド系利尿薬

　遠位尿細管などに作用する。ヒドロクロロチアジド，トリクロルメチアジ
ド（フルイトラン®）などが第一選択薬として汎用されている。連用によって
低カリウム血症，高尿酸血症，耐糖能低下，脂質異常症がおこることもある。

◪ ループ利尿薬

　おもにヘンレ係蹄（ループ）上行脚に作用する。フロセミド（ラシックス®）
などがあり，作用の発現が速く，強力な利尿効果があるが，低カリウム血症
をおこしやすい。腎機能障害のある患者の高血圧症にも用いられる。

◪ カリウム保持性利尿薬

　スピロノラクトン（アルダクトン®A）は，後部遠位尿細管，集合管に作用
する。ナトリウムイオンの再吸収とカリウムイオンの排泄を促進するアルド

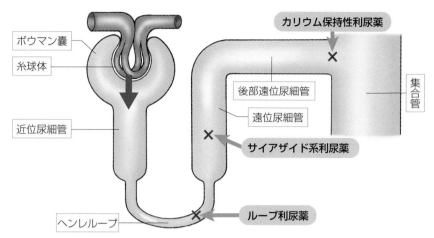

降圧利尿薬は，腎臓の尿細管におけるナトリウムイオンの再吸収を抑制して，尿中へのナトリウムイオンの排泄を促進することで，循環血液量を減少させて降圧効果をあらわす。

◎ 図 8-2　降圧利尿薬の作用部位

ステロンの作用を阻害することで利尿降圧効果をもたらす。トリアムテレン（トリテレン®）は，抗アルドステロン作用はないが同様の効用をもたらす。これらの薬剤はカリウム保持作用があるため，カリウム保持性利尿薬といわれる。おもにほかの利尿薬による低カリウム血症の予防に併用される。スピロノラクトンは，連用によって女性化乳房をおこすことがある。

② 血管拡張薬

■ カルシウム拮抗薬

　筋細胞へのカルシウムイオンの流入を阻害することで血管平滑筋を弛緩させ，末梢血管抵抗が減少して血圧が低下する。おもに血管に作用するニフェジピンなどのジヒドロピリジン系と，心筋に対する作用を合わせもつジルチアゼム（ヘルベッサー®）やベラパミル（ワソラン®）に分けられる。強力な降圧

Column

家庭での血圧測定の重要性

　高血圧の診断には正しい血圧測定が必要である。診察室と家庭での血圧値は異なる。家庭での血圧値は診察室での血圧値より一般に低値を示す傾向にあるが，朝の高血圧，白衣高血圧（医療従事者の前では緊張して血圧が高くなる），仮面高血圧（医療従事者の前では血圧は高くないが，家庭で測定すると高血圧になっておもてに出ないのでわかりにくい）の診断にも有用である。そのため，日本高血圧学会は，患者の血圧測定のコンプライアンスを高めることが重要としている。家庭での継続的な血圧測定の重要性について患者に理解してもらう必要がある。

作用がある。代謝系への影響も少なく，冠動脈・脳血管・腎血管も拡張するため，高齢者や合併症(腎障害，糖尿病など)のある患者にも使いやすい。

　副作用として，頻脈，動悸，めまい，頭痛，顔面紅潮などがあげられる。ジルチアゼムやベラパミルは，房室伝導を抑制するため，徐脈や房室ブロックに注意する。

②アンギオテンシン変換酵素(ACE)阻害薬

　アンギオテンシンⅠを強力な血管収縮作用のあるアンギオテンシンⅡへ変換するアンギオテンシン変換酵素(ACE)を阻害する。また，降圧物質であるブラジキニンの分解を抑えて2つの面から血圧を低下させる。ACE阻害薬は，ほかの降圧薬に比べて心肥大改善作用が強く，腎臓障害の悪化予防，尿タンパク質の減少，インスリン抵抗性の改善作用がみとめられている。カプトプリル(カプトリル®)，エナラプリル(レニベース®)などがある。

　副作用として，空咳，発疹，めまい，浮腫などがあげられる。とくに空咳は，咳中枢を刺激するブラジキニンが蓄積するためにおきると考えられている。空咳の頻度の少ないものにイミダプリルがある。

③アンギオテンシンⅡ受容体拮抗薬(ARB)

　アンギオテンシンⅡを受容体と結合する段階で阻害し，降圧作用をもたらす。ACE阻害薬と同等以上の降圧効果が期待でき，ブラジキニンを増加させず，ACE阻害薬のように空咳がでない。ロサルタン(ニューロタン®)，バルサルタン(ディオバン®)，テルミサルタン(ミカルディス®)，オルメサルタンなどがある。

④ヒドララジンと類似薬

　ヒドララジン(アプレゾリン®)は血管平滑筋に直接作用して血管を拡張し，血管抵抗を減少させることで血圧を低下させる。速効性の降圧作用に伴う反射性の交感神経刺激作用により心拍数・心拍出量が増加する。利尿薬やβ遮断薬などと併用することもあるが，臨床での使用頻度は少なくなっている。

❸ 交感神経抑制薬

　交感神経が刺激されると，交感神経終末からノルアドレナリンが分泌される。ノルアドレナリンの作用は，結合する受容体によってα作用とβ作用に分けられる(◐203ページ，図6-4)。

　血管にはおもにα受容体が存在し，ノルアドレナリン放出によって血管平滑筋のα_1受容体が刺激されて血管が収縮し，血圧が上昇する。また，α_2受容体は血管平滑筋では収縮作用があり，交感神経終末部ではノルアドレナリンの放出を抑制する。一方，心臓にはおもにβ受容体が存在し，ノルアドレナリンが作用すると心拍数が増加し，収縮力も増強する。

①α遮断薬

　血管平滑筋のα_1受容体を遮断して末梢血管を拡張させ，末梢血管抵抗が

減少して血圧が低下する。プラゾシン（ミニプレス®），ブナゾシンなどがある。服用開始初期（とくに初回服用時）に起立性低血圧によるめまい，動悸があらわれることがある。

2 β遮断薬

　心臓に分布するβ受容体を遮断して心臓収縮力と拍動数を低下させることで心拍出量を減らす作用と，末梢の交感神経を遮断してノルアドレナリンの放出を抑制することで末梢血管の抵抗を減少させる作用などによって血圧を低下させると考えられている。プロプラノロール（インデラル®），ピンドロール（カルビスケン®），アテノロール（テノーミン®）など多くの薬物があるが，降圧効果に大きな差はない。徐脈，房室ブロック，気管支喘息の悪化などに注意する。

3 αβ遮断薬

　α受容体およびβ受容体の両方の遮断作用をもち，心拍出量を低下させ，血管を拡張させることで血圧を低下させる。ラベタロール（トランデート®），アロチノロールなどがある。

4 中枢性交感神経抑制薬

　血管運動中枢のα₂受容体に作用して末梢交感神経系の興奮を抑制し，末梢血管を拡張させて血圧を低下させる。メチルドパ（アルドメット®），クロニジン（カタプレス®）などがある。

取り扱い・看護のポイント

抗高血圧薬
- 高血圧治療の目的が，合併症の予防とそれによる予後の改善にあることを患者に説明する。そして，生活習慣の修正と降圧薬の服用を長期継続しなければならないことを理解させる。
- 考慮すべき生活習慣としては，食塩摂取の制限，適正体重の維持，運動療法，アルコール摂取の制限，禁煙などがあることを患者・家族に説明する。
- いったん血圧が下がっても安易に内服を中止しないように指導する。
- 十分な降圧をある期間持続できたら，降圧薬の減量，さらには中止も考慮する。
- ジヒドロピリジン系のカルシウム拮抗薬のなかには，グレープフルーツのような柑橘類で代謝が抑制され，効果が増強されるものがある。
- カルシウム拮抗薬の多くはリファンピシンやフェノバルビタールの効果を減弱させ，ジゴキシンの血中濃度を上昇させる。
- ARBとスピロノラクトンとの併用では高カリウム血症に注意する。すでに高カリウム血症のある場合やそれを生じる可能性のある病態では注意が必要である。
- 高度な食事制限，利尿薬併用時，夏季などにより生じた脱水・脱塩時にARBを使用すると，過降圧を生じることがあるので注意を促す。
- ACE阻害薬服用患者では，アクリロニトリルメタリルスルホン酸ナトリウム膜（AN69）の透析膜でショックを引きおこすおそれがあるので併用禁忌である。

B 血液系に作用する薬物

1 貧血治療薬

貧血はその成因によって，①鉄欠乏性貧血，②巨赤芽 球 性貧血，③溶血性貧血，④腎性貧血などに分類される。

1 鉄欠乏性貧血治療薬

鉄欠乏性貧血は，鉄の摂取不足や慢性出血により体内における鉄の供給が需要に追いつかなくなり，鉄が欠乏し，ヘモグロビンが合成されないために生じる貧血である。消化管からの慢性出血，出産時の出血，生理的出血，外傷による出血などがおもな原因となる。治療には，おもに経口用鉄剤が用いられ，経口投与が困難な場合に注射剤を用いる。

1 経口用鉄剤

硫酸鉄（フェロ・グラデュメット®など），フマル酸第一鉄（フェルム®）といった2価の鉄は，溶性ピロリン酸第二鉄（インクレミン®）などの3価の鉄より吸収がよい。3価の鉄は，ビタミンC（アスコルビン酸）により還元され，吸収されやすい2価の鉄になる。副作用として，胸焼け・食欲不振・胃痛などの消化器症状を訴えることが多いが，クエン酸第一鉄ナトリウム（フェロミア®）は，非イオン型鉄剤であり，胃粘膜を刺激する鉄イオンを遊離しないため，吐きけ・嘔吐などの胃腸症状の副作用が少ない。貯蔵鉄の回復目的で，貧血改善後も4〜6か月くらいは投与を続ける。

2 注射用鉄剤

含糖酸化鉄（フェジン®）がある。静脈内投与の副作用として，ショック，過敏症，肝障害などがある。

2 巨赤芽球性貧血（悪性貧血）治療薬

赤血球のDNA合成に必要なビタミンB_{12}や葉酸が欠乏すると，血中に巨赤芽球が増加して大球性貧血をきたす（巨赤芽球性貧血）。このうち，ビタミンB_{12}欠乏の場合を，とくに悪性貧血という。胃切除などでビタミンB_{12}の吸収に必要な内因子の胃粘膜からの分泌が欠如する場合と，小腸末端部の異常による吸収欠如の場合におこる。

治療としては，悪性貧血では，欠乏しているビタミンB_{12}を補充のため投与する。ビタミンB_{12}製剤には，シアノコバラミン，ヒドロキシコバラミン（フレスミン®S），補酵素型のメコバラミン（メチコバール®）がある。ビタミンB_{12}の欠乏状態は通常は吸収不全を伴うため，筋肉内注射による投与が原則となる。葉酸は補助的に併用する。

③ その他の貧血治療薬

　　①**副腎皮質ステロイド薬**　再生不良性貧血，自己免疫性溶血性貧血では免疫機能の異常が関与しており，造血の亢進，出血傾向の軽減，免疫抑制などの効果を期待して用いられる。通常，メチルプレドニゾロンやデキサメタゾンが用いられる。

　　②**エリスロポエチン**　腎不全患者では，エリスロポエチンの産生低下による腎性貧血をおこす。エポエチン-アルファ（エスポー®），エポエチン-ベータ（エポジン®）が静脈内注射もしくは皮下注射で用いられる。

取り扱い・看護のポイント

貧血治療薬
- ●鉄剤は吐きけ，下痢，便秘などの消化管症状をおこすことがあるので，症状が強いようなら知らせるように指導する。
- ●鉄剤服用時は便が黒くなることを患者に説明する。
- ●鉄剤は茶や食事と一緒に服用しても効果に影響はないことを説明する。

② 抗血栓薬

　　血栓症の予防には，抗凝固薬と抗血小板薬が用いられる。静脈の塞栓や肺塞栓には抗凝固薬を，動脈の血栓には抗血小板薬を用いる。抗凝固薬は血液凝固の一連の反応のいずれかの段階に作用して血栓形成を阻止するが，一度形成された血栓を溶解する作用はないため，血栓の溶解のためには，血栓溶解薬を用いる。

① 抗凝固薬

　　①**ヘパリン**　ヘパリンは肝臓で生成される多糖類の硫酸エステルである。単独では作用を示さず，血漿中の血液凝固制御因子の1つであるアンチトロンビンⅢと結合することにより血液凝固因子（トロンビン，Ⅸa，Ⅹa）の活性を強力に阻害し，抗凝固作用を示す（○図8-3）。速効性であるが，作用時間が短い。また，経口投与では無効である。過量投与時などヘパリンに対する拮抗薬として硫酸プロタミンがある。

　　②**ワルファリン（ワーファリン）**　経口抗凝固薬である。ビタミンK作用に拮抗し，肝臓におけるビタミンK依存性血液凝固因子（プロトロンビン，Ⅶ，Ⅸ，Ⅹ）の生合成を抑制し，抗凝固効果を示す（○図8-3）。したがって，生体外では無効である。血漿プロトロンビン量が低下して抗凝固作用があらわれるので，作用の発現は遅いが，半減期が約40時間（25～60時間）で効果は2～5日間持続する。過量投与により出血した場合，ビタミンK_1（フィトナジオン）が使われることがある。ビタミンKを多く含有する食物（納豆など）は，ワルファリンの作用を減弱させる。

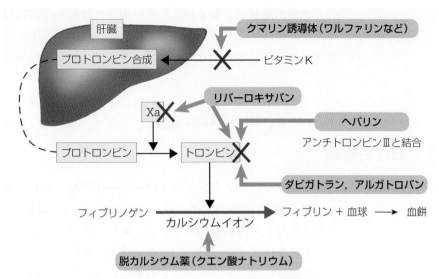

抗凝固薬は，各種の血液凝固因子やトロンビンの産生や活性を阻害したり，血液凝固に必須である血漿中のカルシウムイオンと結合したりすることで，抗凝固作用を示す。

◯ 図8-3　血液の凝固を阻害する薬物の作用点

　③**ダビガトラン**（プラザキサ®），**アルガトロバン**（ノバスタン®）　トロンビン阻害薬である。トロンビンの活性を直接阻害して抗凝固作用を示す（◯図8-3）。半減期は約11時間で，作用時間は腎機能正常時約1日に対し，中等度腎障害時には2日以上に延長する。ビタミンKを含有する食物の影響がなく，ワルファリンのような定期的な血液凝固能のモニタリングも必要ないが，高齢者や腎機能障害者では出血傾向が強く出るため注意が必要である。

　④**リバーロキサバン**（イグザレルト®）　経口Xa因子阻害薬である。選択的・直接的に血液凝固因子Xaを阻害し，トロンビン産生および血栓形成を抑制する（◯図8-3）。半減期6〜9時間で作用時間は約1日である。腎機能障

Ⓒolumn

凝固と線溶

　止血は生体を維持するうえで非常に重要で，出血をとめることができなければ，循環血液量の減少により，血圧が低下して死にいたる。止血は，血管因子による血管の局所性収縮の開始，血小板因子の血管内皮への付着による血小板血栓の形成，凝固因子による血液凝固という一連の反応で行われる。血液凝固の第Ⅰ因子（フィブリノゲン）をフィブリンにかえ，血小板血栓にフィブリン網が癒着することで止血栓ができる。止血栓はその後，凝縮されて血餅となる。

　血餅は形成後，数日以内に線維素溶解（線溶）という過程で溶解される。この過程において，酵素であるプラスミンによってフィブリンが溶解される。

害者では出血傾向が強く出るため，中等度腎障害時には投与量の減量が必要である。直接的 Xa 因子阻害薬には，ほかに（皮下）注射剤としてフォンダパリヌクスやエノキサパリンがあり，手術後の静脈血栓塞栓症の予防に用いられる。

⑤**クエン酸ナトリウム**　血液凝固に必須である血漿中のカルシウムと結合することによって，血液凝固を阻止する。試験管内の抗凝固に用いられる。

② 血栓溶解薬

①**組織プラスミノゲンアクチベーター（t-PA）**　遺伝子組換え型 t-PA 製剤にはアルテプラーゼ（アクチバシン®，グルトパ®）などがある。t-PA はフィブリンに対して特異性があるため，血栓に特異的に吸着し，血栓のプラスミノゲンを効率よくプラスミンにかえ，血栓溶解作用を示す。血管の傷害部位にある生理的なフィブリンにも効果的に作用するため，副作用として出血がおこる。急性心筋梗塞や脳血栓の初期治療に用いられる。

②**ウロキナーゼ**　ウロキナーゼは血中のプラスミノゲンを活性化して線溶系の酵素であるプラスミンを産生し，血栓溶解作用を示す。t-PA のように血栓のフィブリンに対して特異性がないため，全身的な線溶状態になりやすく，ウロキナーゼの使用は制限傾向にある。また，血栓溶解作用を期待する場合，大量投与が必要となり，出血の副作用がおこりやすくなる。脳梗塞の患者への投与では出血性脳梗塞を発症する危険性がある。

③ 抗血小板薬

血小板は血管が障害されたときに止血作用を担い，また，動脈硬化や病的な血栓形成にも関与する。抗血小板薬は，血小板の凝集作用を阻害して血栓形成を防止して，動脈硬化の進行を抑える。

①**アスピリン**（バイアスピリン®，バファリン配合錠 A81）　アスピリンはシクロオキシゲナーゼと結合して血小板凝集作用のあるトロンボキサン A_2 の産生を阻害する（◐195 ページ，図5-1）。アスピリンの作用は不可逆的なので，血小板の寿命（約 10 日間）まで作用が続く。

②**ジピリダモール**（ペルサンチン®）　冠血管拡張薬であるが，抗血小板作用，心筋の保護作用もある。ワルファリンとの併用によって心臓弁置換術を行った患者の血栓予防に使用される。

③**チクロピジン**（パナルジン®）　血小板の凝集と放出を抑制して，血栓と塞栓の形成を予防する。

④**シロスタゾール**（プレタール®）　トロンボキサン A_2 による血小板凝集を抑制するとともに抗血小板作用および血管拡張作用を発揮する。

⑤**クロピドグレル**（プラビックス®）　血小板凝集を抑制する。チクロピジンに比べ，肝障害などの重い副作用がやや少ない。

抗血栓薬
- 抗血栓薬・抗血小板薬は医師の指示通りの量と方法で服用し，飲みすぎや飲み忘れのないように指導する。また，ほかの病気で受診する際に，薬を飲んでいることを伝えるように指導する。
- 抗血栓薬は出血する可能性のある検査や処置(消化管の内視鏡検査と治療，手術など)の施行時は中断する必要がある。事前に薬を服用中であることを医師に知らせるように指導する。
- ヘパリン製剤は点滴がもれないように，とぎれないように注意する。
- ワルファリン投与時は，納豆やクロレラ食品などのビタミンKを大量に含む食品はワルファリンの作用を弱めるので，控えるように指導する。

3 止血薬

　血液凝固因子のプロトロンビン，Ⅶ，Ⅸ，Ⅹは，肝臓でビタミンK存在下でつくられるため，ビタミンK欠乏が原因の出血を予防する目的でビタミンKが投与される。また，新生児の低プロトロンビン血症にビタミンK_1(フィトナジオンなど)が投与される。

　抗プラスミン薬のトラネキサム酸(トランサミン®)は，線維素溶解酵素を抑制することで出血を抑えるはたらきがある。

　そのほか，外傷や外科手術などの局所的な出血に対して，創面に密着させて止血するものに吸収性ゼラチンスポンジや酸化セルロースがある。

C 血液製剤

　血液製剤とは，ヒトの血液を材料として製造し，疾病の診断，予防，治療に用いるものであり，広義には生物学的製剤に含まれる。

◯ 表8-4　血漿分画製剤

製剤名	種類	使用対象
アルブミン製剤	人血清アルブミン 加熱人血漿タンパク	出血または外傷によるショック，重症の熱傷，タンパク質の高度な低下による重篤な症状
免疫グロブリン製剤	人免疫グロブリン製剤	無または低γグロブリン血症，重症感染症，川崎病，特発性血小板減少性紫斑病など
	抗HBs人免疫グロブリン製剤	B型肝炎の発症予防
	抗破傷風人免疫グロブリン製剤	破傷風の発症予防，発症後の症状軽減
	抗D人免疫グロブリン製剤	母体へのD(Rho)抗原感作の予防
血液凝固因子製剤	血液凝固第Ⅷ因子製剤	血友病，通常の結紮により止血困難な小血管・臓器における止血

①**全血製剤** 健常人から採取した血液にクエン酸，グルコースなどからなる血液保存液を加えたもので人全血液がある。

②**血液成分製剤** 血液を有形成分(赤血球，白血球，血小板)と液体成分(血漿)とに分離して得られた製剤である。人赤血球濃厚液，白血球除去赤血球浮遊液，血小板濃厚液，新鮮凍結人血漿などがある。

③**血漿分画製剤** 血漿中に含まれる各種タンパク質を分画・精製したもので，アルブミン製剤，免疫グロブリン製剤，血液凝固因子製剤などがある(⊃表8-4)。

まとめ

- 強心薬として，ジギタリスやカテコールアミンが用いられる。
- 狭心症の治療には，硝酸薬やカルシウム拮抗薬，β遮断薬などが用いられる。
- 不整脈の治療には，ナトリウムチャネル抑制薬やカルシウム拮抗薬，β遮断薬などが用いられる。
- 高血圧の治療には，降圧利尿薬(ループ利尿薬など)や血管拡張薬(ACE阻害薬など)，交感神経抑制薬(β遮断薬など)などが用いられる。
- 貧血には，鉄欠乏性貧血・巨赤芽球性貧血・溶血性貧血・腎性貧血などがある。
- 血栓症の予防には，抗凝固薬と抗血小板薬が用いられる。
- 血液製剤はヒトの血液を材料とした製剤であり，全血製剤・血液成分製剤・血漿分画製剤がある。

復習問題

❶〔　〕内の正しい語に〇をつけなさい。

①狭心症の発作時には，〔ニトログリセリンの舌下錠・硝酸イソソルビドのテープ剤〕を用いる。

②β遮断薬は〔安静時・労作性〕狭心症の治療に有効である。

③リドカインは心筋の活動電位の持続時間を〔延長・短縮〕する。

④フロセミドの副作用に，〔低・高〕カリウム血症がある。

❷ 次の①～⑤にあてはまる薬物を枠内から選びなさい。

①ループ利尿薬（　　　　）

②カルシウム拮抗薬（　　　　）

③ ACE 阻害薬（　　　　）

④ ARB（　　　　）

⑤β遮断薬（　　　　）

> Ⓐプロプラノロール　Ⓑフロセミド
> Ⓒカプトプリル　Ⓓニフェジピン
> Ⓔロサルタン

❸ 次の①～④の治療に用いる薬物を枠内から選びなさい。

①鉄欠乏性貧血（　　　　）

②巨赤芽球性貧血（　　　　）

③再生不良性貧血（　　　　）

④腎性貧血（　　　　）

> Ⓐビタミン B_{12}　Ⓑエリスロポエチン
> Ⓒ鉄剤　Ⓓ副腎皮質ステロイド薬

❹〔　〕内の正しい語に〇をつけなさい。

①ヘパリンは，〔トロンビン・フィブリン〕の活性を阻害して抗凝固作用を示す。

②ワルファリンは，ビタミン〔D・K〕に拮抗する。

③ t-PA は，脳梗塞の〔予防・治療〕に用いられる。

④血友病の治療には〔アルブミン・血液凝固因子〕製剤が用いられる。

⑤〔B 型・C 型〕肝炎の発症予防に，免疫グロブリン製剤が用いられている。

呼吸器・消化器系に作用する薬物

第**9**章

学習目的
- 呼吸器系に作用する薬物の種類と薬理作用，具体的な使い方を学ぶ。
- 消化器系に作用する薬物の種類と薬理作用，具体的な使い方を学ぶ。

A 呼吸器系に作用する薬物

　呼吸器系のおもな役割は，体内に酸素を取り込み，二酸化炭素を体外に排泄するガス交換である。吸い込んだ空気は，気道を通過して肺に到達し，肺胞でガス交換が行われる。この呼吸運動には，呼吸中枢・呼吸筋・自律神経系がかかわっている。呼吸器疾患とは，このような呼吸器系またはその調整機構に障害がみとめられて発症する疾患の総称である。一般的に咳や痰などの症状を伴い，喘鳴をみとめることもある。また，重篤な場合は呼吸不全にいたることもある。

　呼吸器疾患に用いられる薬物としては，これらの症状を軽減するために使用される①呼吸促進薬，②鎮咳薬，③去痰薬，④気管支拡張薬のほか，⑤喘息治療薬，⑥慢性閉塞性肺疾患治療薬などがある。

1 呼吸促進薬

　呼吸促進薬には，①延髄の呼吸中枢に直接作用して呼吸量増大をはかり，交感神経系への興奮作用も示す，ジモルホラミン（テラプチク®）などの**中枢性呼吸刺激薬**と，②末梢性化学受容器を刺激して呼吸中枢に選択的に作用する，ドキサプラム（ドプラム®）などの**末梢性呼吸刺激薬**がある。

　臨床では，慢性閉塞性肺疾患の急性増悪時や，麻酔薬や睡眠薬などによる呼吸抑制を改善させる目的で，短期的に使用される。注意すべき副作用としては，痙攣・振戦などの中枢神経症状，不整脈，血圧上昇，頻脈などがある。

2 鎮咳薬

　気道表面の咳受容体が機械的あるいは化学的に刺激されると，迷走神経路を介して延髄の咳中枢に伝わり，咳反応がおこる。咳（咳嗽）は気道系の異物や痰などの分泌物の除去を目的とした生体防御反応であり，痰を伴う湿性の

咳（湿性咳嗽）と，痰を伴わない乾性の咳（乾性咳嗽，空咳）に大別される。

　鎮咳薬はおもに乾性咳嗽に対して使用される。湿性咳嗽は痰の除去を目的としているため，むやみに抑制すべきではなく，鎮咳薬の使用は慎重にする必要がある。一般的に，鎮咳薬は延髄の咳中枢に作用して咳反射を抑えることで鎮咳作用を示す。麻薬性鎮咳薬，非麻薬性鎮咳薬に大別される。

■1 麻薬性鎮咳薬

　コデイン，ジヒドロコデイン，オキシメテバノールがある。コデインとジヒドロコデインの1%製剤は麻薬として扱われない。この系統の薬物は痰の粘稠度を増加させる作用，気管支平滑筋の収縮作用があるため，気管支喘息や慢性閉塞性肺疾患には使用しない。おもな副作用としては，呼吸抑制，便秘，吐きけ・嘔吐，眠け，排尿障害などがある。また，軽度の依存性もある。

■2 非麻薬性鎮咳薬

　ノスカピン，ジメモルファン（アストミン®），チペピジン（アスベリン®），デキストロメトルファン（メジコン®），エプラジノン（レスプレン®）などがある。麻薬性鎮咳薬よりも副作用は少なく，気道分泌や気管支平滑筋への影響は少ない。

③ 去痰薬

　去痰薬は，痰の排出を促す薬物である。アセチルシステイン（ムコフィリン®），ブロムヘキシン（ビソルボン®）は痰の粘液をとかして粘稠度を下げることで排出を容易にする。カルボシステイン（ムコダイン®）は粘液を分泌する細胞に作用して気道粘液を正常化する。アンブロキソール（ムコソルバン®）は気道粘液を潤滑にして痰の排出を容易にする。フドステイン（クリアナール®）は慢性閉塞性肺疾患や喘息などで，気道における喀痰の過形成の原因となる細胞の作用を抑制し，気道過分泌を修復する。

④ 気管支拡張薬

　気管支拡張薬は，気道狭窄を生じる気管支喘息や，気道や肺に障害を生じる慢性閉塞性肺疾患などの症状を改善する目的で使用される。気管支拡張薬には，アドレナリン β_2 受容体刺激薬，キサンチン誘導体，抗コリン薬がある。

■1 アドレナリン β_2 受容体刺激薬

　気管支平滑筋の β_2 受容体に作用して気管支を拡張する。作用時間，β_2 受容体の選択性によって分類される（○表9-1）。サルブタモール（サルタノール®，ベネトリン®）は短時間作用性の選択的 β_2 受容体刺激薬である。ツロブテロール（ホクナリン®），プロカテロール（メプチン®），サルメテロール（セレベント®）などは，さらに β_2 受容体の選択性を高めた持続性の薬物である。一方で，アドレナリン（ボスミン®）などは非選択的に β_2 受容体に作用する。

⊙ 表9-1　アドレナリンβ₂受容体刺激薬

分類	薬品
短時間・選択的	サルブタモール(サルタノール®, ベネトリン®), テルブタリン(ブリカニール®)
長時間・選択的	ホルモテロール(オーキシス®), ツロブテロール(ホクナリン®), フェノテロール(ベロテック®), プロカテロール(メプチン®), クレンブテロール(スピロペント®), サルメテロール(セレベント®), インダカテロール(オンブレス®)
非選択的	アドレナリン(ボスミン®), エフェドリン, イソプレナリン(プロタノール®L)

　注意すべき副作用には，振戦，動悸，低カリウム血症，吐きけ・嘔吐などがある。β₂非選択性の薬物は，α受容体，β₁受容体にも作用することから，血圧上昇と不整脈にも注意する必要がある。

❷キサンチン誘導体

　キサンチン誘導体薬であるテオフィリン(テオドール®, テオロング®, ユニフィル®)は，ホスホジエステラーゼを阻害して細胞内のAMP濃度を高めることで気管支拡張作用を示す。また，気管支の抗炎症作用も有する。おもに徐放性製剤として経口投与されるが，喘息発作などの急性期にはテオフィリン80％にエチレンジアミン20％を加えて水溶性を高めたアミノフィリン(ネオフィリン®注)が静脈内投与される。

　テオフィリンの注意すべき副作用には，動悸，肝機能障害，低カリウム血症などがある。また，血中濃度の上昇に伴い，吐きけ・嘔吐などの消化器症状，頭痛，不眠，興奮，痙攣，せん妄，意識障害などの精神神経症状，心室頻拍などの重大な副作用が発現する可能性もあるため，使用時には薬物血中濃度モニタリング(TDM)を行うことが望ましい。

❸抗コリン薬

　気管支平滑筋のムスカリン受容体を遮断することで，副交感神経系の亢進に伴う気管支の収縮と気道粘液の過剰分泌を抑制する。アドレナリンβ₂受容体刺激薬よりも作用発現は遅く，気管支拡張作用は弱い。臨床では，イプラトロピウム(アトロベント®), チオトロピウム(スピリーバ®)などの吸入薬が，気管支喘息や慢性閉塞性肺疾患に対して局所使用される。

❺ 喘息治療薬

　気管支喘息は，慢性の気道炎症と気道過敏性の亢進，気道閉塞を特徴とする疾患であり，発作性の咳，喘鳴，呼吸困難を繰り返しみとめる。慢性的な炎症によって障害を受けた気道は，不可逆的な気道狭窄をもたらす気道壁の肥厚(リモデリング)をおこす。気管支喘息の治療では，このリモデリングを防ぐことが重要となり，その第一選択薬は吸入ステロイド薬となる。

喘息治療薬は，発作を予防する目的で長期間定期的に使用する長期間管理薬(コントローラー)と，喘息の急性発作時に使用される発作治療薬(レリーバー)に大別される。前者には炎症を抑える目的で用いられる吸入ステロイド薬，長時間気管支を拡張する目的で用いられる徐放性テオフィリン製剤，長時間作用性アドレナリンβ_2受容体刺激薬，抗アレルギー薬などがある。後者には短時間作用アドレナリンβ_2受容体刺激薬，アミノフィリン点滴静注，全身性ステロイド薬がある。

■1 吸入ステロイド薬

気管支における炎症性メディエーターとサイトカインの産生および遊離を抑制することで抗炎症作用を示す。気管支喘息は気道の慢性的な炎症がおもな病態であることから，局所での抗炎症作用にすぐれた吸入ステロイド薬が長期間管理薬の中心となっている。局所投与とすることで，全身的なステロイドの副作用を回避することができる。

おもな吸入ステロイド薬には，ベクロメタゾン(キュバール®)，フルチカゾン(フルタイド®，アニュイティ®)，ブデソニド(パルミコート®)，シクレソニド(オルベスコ®)がある。これらの薬物は，自己の吸気で吸入を行うドライパウダー式吸入器，加圧式ガスによる定量噴霧式吸入器，超音波式ネブライザーのいずれかで吸入を行う(◐図9-1)。

吸入ステロイド薬には，口腔カンジダ症，嗄声(させい)などの副作用がある。副作用防止のために，使用後は必ずうがいをする。

吸入ステロイド薬を使用しても喘息症状が持続する場合には，吸入ステロイド薬にLABAやLAMA，ロイコトリエン拮抗薬などを加える。

■2 長時間作用性アドレナリンβ_2受容体刺激薬(LABA)

LABAには，経口薬・貼付薬・吸入薬があるが，局所使用で副作用の少ないサルメテロール(セレベント®)などの吸入薬が長期管理薬として汎用されている。また，近年は吸入ステロイド薬とLABA吸入薬の合剤であるフルチカゾン・サルメテロール(アドエア®)，フルチカゾン・ビランテロール(レルベア®)，フルチカゾン・ホルモテロール(フルティフォーム®)，ブデソニド・ホルモテロール(シムビコート®)が登場し，喘息患者のコンプライアンスの向上につながっている。

■3 長時間作用性抗コリン薬(LAMA)

気管支を収縮させるアセチルコリンのムスカリンM3受容体への結合を阻害することで気管支拡張効果を示す。近年はステロイド薬・LABA・LAMAの3成分配合吸入薬であるフルチカゾン・ウメクリジニウム・ビランテロール(テリルジー®)，インダカテロール，グリコピロニウム・モメタゾン(エナジア®)が登場し，喘息患者のコンプライアンス向上につながっている。

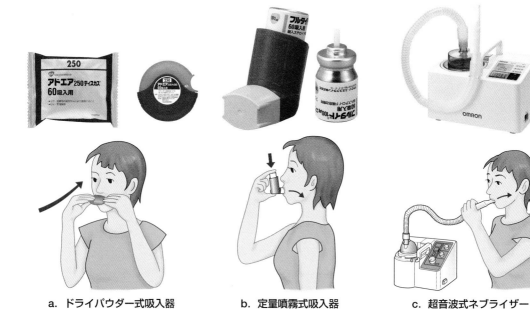

a. ドライパウダー式吸入器
粉末にした薬物が充塡されている。吸気速度が極端に低下している患者には適さない。吸入薬の主流になりつつある。

b. 定量噴霧式吸入器
一定量の薬液をエアロゾル粒子にして吸入させる。噴霧と吸気のタイミングを合わせる必要がある。

c. 超音波式ネブライザー
超音波によってエアロゾル粒了を発生させる装置で，吸入療法に適した大きさのエアロゾル粒子を大量につくることができる。

(写真提供〔a・b〕グラクソ・スミスクライン株式会社，〔c〕オムロンヘルスケア株式会社)

◇ 図 9-1 吸入器具

4 抗アレルギー薬

気管支喘息では，Ｉ型アレルギーが関与するため，さまざまな抗アレルギー薬(◆193 ページ)が用いられる。そのなかでロイコトリエン受容体拮抗薬は，標準的な長期管理治療薬として位置づけられている。プランルカスト(オノン®)，モンテルカスト(キプレス®，シングレア®)は，気管支喘息の基本的病態形成に深く関与しているロイコトリエン受容体に選択的に結合してその作用に拮抗することで，気道収縮を抑える。

5 モノクローナル抗体薬

既存治療でコントロールできない難治性の喘息患者に対しては，モノクローナル抗体薬が使用される。

オマリズマブ(ゾレア®)は抗 IgE モノクローナル抗体であり，IgE と高親和受容体の結合を阻害することで好塩基球・肥満細胞などの炎症細胞の活性化を抑制する。

メポリズマブ(ヌーカラ®)，ベンラリズマブ(ファセンラ®)は IL-5 に結合し，IL-5 の好酸球増殖作用を抑制する。

デュピルマブ(デュピクセント®)は IL-4・IL-13 のシグナル伝達を阻害す

ることで，B 細胞における IgE 抗体の産生や，好酸球の遊走・活性化を抑制する。また，気道上皮における粘液産生や平滑筋の肥大なども抑制する。

⑥ 慢性閉塞性肺疾患治療薬

慢性閉塞性肺疾患（COPD）は，長期的な喫煙による有毒な粒子やガスの吸入によって，慢性的な気管支の炎症や，気道の狭窄性変化，肺胞の破壊が生じ，その結果として進行性の気流制限を呈する疾患である。おもな臨床症状としては，慢性的な咳と痰，労作時の呼吸困難がある。男性に多い疾患である。

COPD における気道収縮は，迷走神経由来のアセチルコリンに依存しているため，第一選択薬は，長時間作用性抗コリン薬（LAMA）の吸入薬であり，チオトロピウム（スピリーバ®），グリコピロニウム（シーブリ®），ウメクリジニウム（エンクラッセ®），アクリジニウム（エクリラ®）が用いられる。

LAMA で効果不十分の場合には長時間作用性アドレナリン β_2 受容体刺激薬（LABA）の吸入薬であるホルモテロール（オーキシス®），サルメテロール（セレベント®），インダカテロール（オンブレス®）を追加する。

近年，LAMA と LABA の合剤として，チオトロピウム・オロダテロール（スピオルト®），グリコピロニウム・インダカテロール（ウルティブロ®），ウメクリジニウム・ビランテロール（アノーロ®），グリコピロニウム・ホルモテロール（ビベスピ®）も登場したことで，吸入薬のコンプライアンス向上にもつながっている。

LAMA と LABA の吸入薬による治療でも増悪を繰り返す場合には，吸入ステロイド薬の追加が考慮される。近年，LAMA・LABA・ステロイド薬の 3 成分配合吸入薬であるフルチカゾン・ウメクリジニウム・ビランテロール（テリルジー®）やブデソニド・グリコピロニウム・ホルモテロール（ビレーズトリ®）が登場し，コンプライアンス向上につながっている。

副作用●　吸入薬は局所作用のため副作用は少ない。LAMA では，おもな副作用として口渇がみられるほか，頻度は低いが排尿障害などをおこすことがあるた

Column

ピークフロー値

ピークフロー値は，息を勢いよく吐き出したときに息が流れる速度のことである。喘息によって気道が狭窄していると空気が通りにくいため，ピークフロー値は標準値よりも低くなる。ピークフロー値は，ピークフローメーターとよばれる簡単な機械でいつでも測定できる。毎日，朝と晩の薬を服用あるいは吸入する前の決まった時間に，立った姿勢で 3 回ずつ測定を行い，最も高い値を喘息日記に記録する。こうすることで，患者自身が気道の状態を把握することができ，発作の予防や重積発作の回避につながる。また，医師も受診までの状態を確認することができる。

め，前立腺肥大症の患者では注意を要する。閉塞隅角緑内障では，眼圧上昇の危険性があるため，LAMA は禁忌である。

取り扱い・看護のポイント

喘息治療薬，慢性閉塞性肺疾患治療薬

● β_2 受容体刺激薬は，心疾患，高血圧，甲状腺機能亢進症，糖尿病のある患者では，注意しながら使用する必要がある。

● テオフィリンは過量投与で精神神経障害などの副作用があらわれるため，薬物血中濃度モニタリングを行うことが望ましい。

● 吸入の抗コリン薬は，前立腺肥大症・心疾患のある患者では，注意しながら使用する必要がある。また，閉塞隅角緑内障のある患者では使用を避ける。

● 吸入ステロイド薬の使用後は，必ずうがいをする。

● 吸入薬には，さまざまな製剤があるため，患者が使い方に慣れるまで，継続的に吸入の指導を行うことが重要である。

B 消化器系に作用する薬物

消化器系は一連の消化管である口腔・咽頭−食道−胃−小腸−大腸−肛門とその外側に位置する肝臓・胆嚢・膵臓から構成されている。消化管のおもな役割は，摂取した食物を消化して，生命と健康を維持するために必要な栄養素を血液中に吸収し，不要な物質は体外に排泄することである。

消化器疾患は，逆流性食道炎，胃，十二指腸潰瘍，胃炎，過敏性腸症候群，潰瘍性大腸炎，肝炎，膵炎，がんなどの消化器系に異常をみとめる疾患の総称である。消化器疾患の治療薬には，①消化性潰瘍治療薬，②健胃・消化薬，③制吐薬，④下剤，⑤止瀉・整腸薬などがある。

1 消化性潰瘍治療薬

消化性潰瘍は，食物を分解する作用をもつ胃酸またはペプシン（消化酵素）によって上部消化管粘膜が傷つけられ，粘膜筋膜を貫通する組織欠損である。潰瘍の発症部位によって食道潰瘍，胃潰瘍，十二指腸潰瘍に分類される。

消化性潰瘍の●原因　正常な消化管は，強い胃酸やペプシンのような攻撃因子にさらされても，防御因子である粘膜血流，粘液，炭酸水素イオン，プロスタグランジンなどのはたらきによってバランスが保たれている。しかし，ヘリコバクター - ピロリ感染や，非ステロイド性抗炎症薬（NSAIDs）などの薬物，ストレス，アルコールなどが原因となって，防御因子と攻撃因子とのバランスがくずれ，攻撃因子が優勢となると，消化性潰瘍を発症する。消化性潰瘍に対する薬物治療では，このくずれたバランスを回復するために，攻撃因子を抑制して，防御因子を増強する薬物を用いる。

① 攻撃因子抑制薬

　攻撃因子である胃酸やペプシンのはたらきを抑える薬物には，**胃酸分泌抑制薬**，**制酸薬**，**抗ペプシン薬**がある。そのなかで，最も胃酸分泌抑制効果が強いプロトンポンプ阻害薬が，消化性潰瘍の急性期治療に用いられる。

■ 胃酸分泌抑制薬

　胃粘膜の壁細胞にはヒスタミン H_2 受容体，ムスカリン受容体，ガストリン受容体が存在し，それぞれの受容体にヒスタミン，アセチルコリン，ガストリンが結合することで，プロトン(H^+)ポンプから胃酸が分泌される。胃酸分泌抑制薬はこれらのいずれかに作用する薬物である(◎図 9-2)。

　①プロトンポンプ阻害薬(PPI)　胃酸分泌の最終段階にある壁細胞のプロトンポンプを特異的に阻害する作用を有する薬物である。すべての胃酸分泌の経路を抑制できるため，その作用は強力である。1日1回の服用で，24時間以上作用が持続する。

　PPI には，オメプラゾール(オメプラール®)，ランソプラゾール(タケプロン®)，ラベプラゾール(パリエット®)，エソメプラゾール(ネキシウム®)，ボノプラザン(タケキャブ®)などがあるが，なかでもボノプラザンは，ほかのプロトンポンプ阻害薬よりもさらに強力な胃酸分泌抑制効果を有する。

　PPI は，長期間使用することで，骨折，クロストリジオイデス-デフィシル(クロストリジウム-デフィシル)感染症などを発症することがあるため，漫然とした長期使用は避けることが望ましい。

　② H_2 受容体拮抗薬　壁細胞にあるヒスタミン H_2 受容体に特異的に拮抗

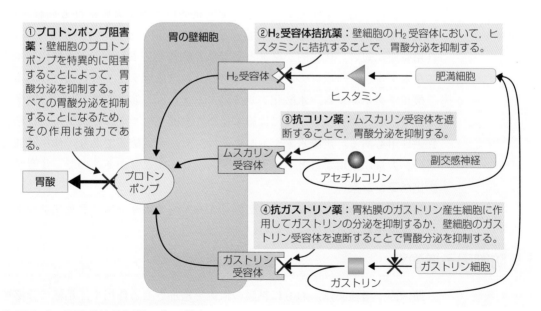

①プロトンポンプ阻害薬：壁細胞のプロトンポンプを特異的に阻害することによって，胃酸分泌を抑制する。すべての胃酸分泌を抑制することになるため，その作用は強力である。

胃の壁細胞

②H_2受容体拮抗薬：壁細胞の H_2 受容体において，ヒスタミンに拮抗することで，胃酸分泌を抑制する。

H_2受容体　ヒスタミン　肥満細胞

③抗コリン薬：ムスカリン受容体を遮断することで，胃酸分泌を抑制する。

胃酸　プロトンポンプ　ムスカリン受容体　アセチルコリン　副交感神経

④抗ガストリン薬：胃粘膜のガストリン産生細胞に作用してガストリンの分泌を抑制するか，壁細胞のガストリン受容体を遮断することで胃酸分泌を抑制する。

ガストリン受容体　ガストリン　ガストリン細胞

◎ 図 9-2　**胃酸分泌抑制薬の作用機序**

して，強力かつ持続的に胃酸分泌を抑制する薬物である。ファモチジン，シメチジン，ラニチジン，ニザチジン，ロキサチジン，ラフチジンなどがある。

注意すべき副作用としては，汎血球減少症などの血液障害が報告されている。また，多くの薬物は腎臓から排泄されるため，高齢者などの腎機能が低下した患者に通常量が使用され，意識障害・痙攣を発症した事例が報告されている。これらの症状がみられた場合は，投与量の妥当性を薬剤師に確認する。そのほか，シメチジンには，薬物代謝酵素であるシトクロム P450 を阻害してほかの薬物の作用を強める作用がある。

③**抗コリン薬**　ムスカリン受容体を遮断することで，胃酸分泌を抑制する。胃の蠕動運動も抑えるため，制酸薬の作用も持続させる。

ブチルスコポラミン（ブスコパン®），プロパンテリン，チキジウムなどは，鎮痙作用も有するため，胃痙攣に伴う痛みを緩和させる。一方で，非選択的に副交感神経を遮断するため，口渇，排尿障害，便秘，頻脈，眼圧上昇などの副作用をみとめることがある。そのため，前立腺肥大症による排尿障害，緑内障，重篤な心疾患などを有する患者には禁忌となっている。

ピレンゼピンは，壁細胞のムスカリン受容体を選択的に遮断し，胃酸分泌を抑制するため，前述の抗コリン薬とは異なり，前立腺肥大症・緑内障・心疾患を有する患者でも使用可能である。

④**抗ガストリン薬**　胃粘膜に存在するガストリン産生細胞のガストリン分泌の抑制によって，胃酸分泌を抑制する。局所麻酔薬として用いられるオキセサゼイン（ストロカイン®）が，この作用を有している。

2 制酸薬

アルカリ性の薬物であり，胃酸を中和して胃内の pH を上昇させる作用をもつ。また，胃の pH を上げることで間接的にペプシンの活性も抑制する。胸焼けや胃部不快感などの自覚症状を早期に改善するという特徴があるが，作用時間は短い。代表的な薬物としては，酸化マグネシウム，水酸化アルミニウムゲル（マーロックス®，マルファ®），炭酸水素ナトリウムなどがある。

酸化マグネシウム，水酸化アルミニウムゲルは，非吸収性（局所性）制酸薬であり，酸化マグネシウムには緩下作用，水酸化アルミニウムゲルには粘膜保護作用もある。炭酸水素ナトリウムは，吸収性制酸薬であり，作用時間も短い。大量に使用するとアルカローシスをおこすことがあるので，注意する。

3 抗ペプシン薬

攻撃因子であるペプシン活性を抑制する薬剤であり，スクラルファートがその作用を有する。

② 防御因子増強薬

防御因子増強薬は，おもに粘膜の血流を増加させる作用や，粘液の分泌を促進する作用，炭酸水素イオンによるバリアの強化などによって，損傷した

組織の修復をはかる薬物である。単独で十分な効果を示すことはむずかしく，プロトンポンプ阻害薬や H₂ 受容体拮抗薬と併用されることが多いが，スクラルファートは H₂ 受容体拮抗薬と同程度の作用を示すといわれている。

　おもな防御因子増強薬には，①潰瘍部を保護するスクラルファート（アルサルミン®），アズレンスルホン酸ナトリウム・L-グルタミン合剤（マーズレン®S），ポラプレジンク（プロマック®），②組織の修復を促進するアルギン酸ナトリウム（アルロイド®G），エカベトナトリウム（ガストローム®），③粘液産生・分泌を促進するレバミピド（ムコスタ®），テプレノン（セルベックス®），ミソプロストール（サイトテック®）などがある。

３ ヘリコバクター-ピロリ除菌薬

　ヘリコバクター-ピロリ *Helicobacter pylori*（*H. pylori*）は，らせん状のグラム陰性桿菌であり，NSAIDs とともに胃・十二指腸潰瘍の２大要因である。また，胃がんのリスク因子でもある。*H. pylori* は抗菌薬とプロトンポンプ阻害薬（PPI）の併用によって，高率で除菌をすることが可能である。

　一次除菌療法としては，クラリスロマイシンとアモキシシリン，PPI の３剤を併用する。二次除菌ではクラリスロマイシンを，ペニシリンアレルギーの患者ではアモキシシリンを，メトロニダゾールに変更する。除菌療法は，7日間の継続が必要である。

　PPI は胃内の pH を上げることで，併用する抗菌薬の不活性化を防ぐとともに，*H. pylori* の生育を抑制する。ボノプラザンの治療成績がすぐれている。

　おもな副作用には味覚異常，下痢・軟便などがある。下痢は高頻度で出現するが，軽度の場合は経過を観察しながら継続する。また，メトロニダゾールは，飲酒によって吐きけ・嘔吐，頭痛などをみとめることがあるため（ジスルフィラム様作用），除菌中，除菌後１週間は禁酒するように指導する。

取り扱い・看護のポイント

ヘリコバクター-ピロリ除菌薬
●ヘリコバクター-ピロリの除菌時には高頻度で下痢が出現するが，軽度の場合は経過を観察しながら継続をする。また，メトロニダゾールは，飲酒によって吐きけ・・嘔吐，潮紅，頭痛などをみとめることがあるため（ジスルフィラム様作用），除菌中，除菌後１週間は禁酒するように指導する。

２ 健胃・消化薬

１ 健胃薬

　健胃薬は以前から胃薬として経験的に用いられていた薬物であり，苦みによって味覚神経を刺激し，反射的に唾液や胃液の分泌を促す。ゲンチアナ，センブリ，オウバク，ホミカなどの苦味のある生薬が配合されている。

❷消化薬

消化薬は，唾液・胃液・膵液などに含まれる消化酵素である。代表的なものに，ジアスターゼ，ペプシン，パンクレアチンなどがある。消化液分泌の低下に伴う消化不良などで，消化を補う目的で用いられる。

❸ 制吐薬

吐きけ・嘔吐は，延髄の嘔吐中枢が刺激されておこる。嘔吐中枢は，薬物や代謝異常によって刺激される**化学受容器引金帯** chemoreceptor trigger zone（CTZ），頭蓋内圧の亢進，前庭器官（体動，内耳障害，中耳感染症などでおこる刺激），消化管（副交感神経や交感神経を経て直接または CTZ を介した刺激）によって刺激される（◯図 9-3）。

制吐薬は，嘔吐中枢への刺激を抑制する**中枢性制吐薬**と，副交感神経の遮断などによって消化管への刺激や緊張を抑える**末梢性制吐薬**に大別される。

❶中枢性制吐薬

中枢性制吐薬の作用点には，嘔吐中枢のムスカリン受容体，ヒスタミン H_1 受容体，ドパミン D_2 受容体，セロトニン 5-HT_3 受容体，ニューロキニン 1（NK_1）受容体などがある。おもな中枢性制吐薬には，①抗ドパミン作用を有するハロペリドール（セレネース®），プロクロルペラジン（ノバミン®），②抗ドパミン・抗ヒスタミン・抗セロトニン・抗ムスカリン作用を有するオランザピン（ジプレキサ®），③抗ヒスタミン・抗ムスカリン作用を有するジメンヒドリナート（ドラマミン®）などがある。オランザピンは催吐リスクの高いがん化学療法で使用することもあるが，血糖を上昇させる作用をもつため，糖尿病患者への使用は避ける必要がある。

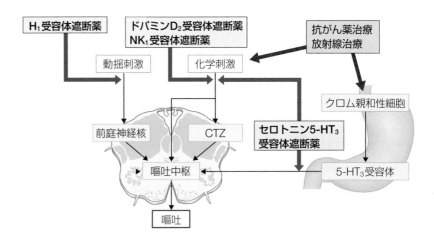

◯ 図 9-3　嘔吐のしくみと制吐薬の作用点

２ 末梢性制吐薬

末梢性制吐薬の作用点も中枢系と同様に，ドパミン D_2 受容体，セロトニン 5-HT$_3$ 受容体，NK$_1$ 受容体などがある。

① **ドパミン D_2 受容体拮抗薬**　メトクロプラミド（プリンペラン®），ドンペリドン（ナウゼリン®）は，末梢における抗ドパミン作用を示すことで，制吐作用と消化管の蠕動運動を亢進する作用を合わせもつ。ドンペリドンを除く抗ドパミン薬は運動神経のドパミン受容体に対しても作用するため，副作用として錐体外路障害（◯221 ページ）があることに注意する。

② **セロトニン 5-HT$_3$ 受容体拮抗薬**　グラニセトロン（カイトリル®），ラモセトロン（ナゼア®）は，抗悪性腫瘍薬の投与後の急性の吐きけ・嘔吐に使用される。また，パロノセトロン（アロキシ®）は，作用時間が長いため，遅発性の吐きけ・嘔吐にも有用である（◯表 9-2）。

③ **NK$_1$ 受容体拮抗薬**　アプレピタント（イメンド®），ホスアプレピタント（プロイメンド®）はセロトニン 5-HT$_3$ 拮抗薬との併用によって，強力な制吐作用を示し，シスプラチンなどの催吐リスクの高いがん化学療法にも有用である。また，ホスアプレピタントは注射剤のため，吐きけ・嘔吐の症状があって経口薬の服用が困難な場合でも使用可能である。

なお，これらのセロトニン 5-HT$_3$ 受容体拮抗薬や NK$_1$ 受容体拮抗薬は，中枢と末梢の双方で作用を示す。

がん化学療法の
制吐療法　がん化学療法における吐きけ・嘔吐は，患者の生活の質（QOL）に大きな影響を与えるため，その予防は重要となる。一般的にがん化学療法による吐きけ・嘔吐は，◯表 9-2 のように分類される。急性および遅発性の吐き気・嘔吐では，その発現頻度（催吐リスク）によって薬剤を使い分ける。

取り扱い・
看護のポイント

がん化学療法における吐きけ・嘔吐
● がん化学療法における吐きけ・嘔吐は食事量の低下をまねき，患者の QOL を低下させてしまう副作用のため，おこさないまたは軽症でコントロールするための治療と早期の対応に向けたモニタリングが重要となる。

◯ 表 9-2　がん化学療法における吐きけ・嘔吐の分類とおもな治療薬

分類	定義	おもな治療薬
急性	投与後 24 時間以内に発現	NK$_1$ 受容体拮抗薬・セロトニン 5HT$_3$ 拮抗薬・副腎皮質ステロイド薬（デキサメタゾン）±オランザピン
遅発性	投与後 24 時間以降〜1 週間に発現	NK$_1$ 受容体拮抗薬・セロトニン 5HT$_3$ 拮抗薬（パロノセトロン）・副腎皮質ステロイド薬±オランザピン
突出性	制吐薬の予防的投与にもかかわらず発現	ドパミン D_2 受容体拮抗薬 ベンゾジアゼピン系薬
予期性	過去の嘔吐経験から次回投与時に発現	ベンゾジアゼピン系薬（抗不安薬）

④ 下剤

　下剤は排便を促す薬剤である。排便量が減少した状態を便秘といい，胃・小腸・大腸などの消化器管が機能低下しておこる機能性便秘と，大腸の疾患（悪性腫瘍や腸閉塞など）で腸管が狭くなったりすることで異常が生じる器質性便秘に大別される。器質性便秘ではその原因を取り除くことが最優先であるため，下剤はおもに機能性便秘に対して用いられる。

■1 塩類下剤

　消化管からほとんど吸収されない塩類であり，便の水分の浸透圧を高めて腸管内に水分を多く保持することで，便の軟化を促し，排便を促進する。酸化マグネシウム，クエン酸マグネシウム（マグコロール®），硫酸マグネシウムなどがある。

■2 膨張性下剤

　腸管内で表面に多くの水分を吸着した粒子（親水性コロイド）となり，便塊に浸透して容積を増大することで，腸管壁に刺激を与えながら排便を促す。カルメロースナトリウム，寒天などがある。

■3 浸潤性下剤

　界面活性作用によって便塊（べんかい）に水分を浸透させて便をやわらかくする。ジオクチルソジウムスルホサクシネート・カサンスラノール合剤（ビーマス®配合錠）がある。

■4 小腸刺激性下剤

　小腸の粘膜を刺激して，腸管の蠕動運動を促進することで排便を促す。ヒマシ油はグリセリンとリシノール酸に分解され，リシノール酸が小腸の蠕動運動を亢進し，グリセリンは潤滑作用を示す。作用発現が早く，便秘よりも食中毒における腸管内容物の排除などに用いられる。

■5 大腸刺激性下剤

　大腸の腸管粘膜に作用して腸管蠕動運動を亢進するとともに，大腸における水分吸収を阻害することで，排便を促す。小腸刺激性下剤とは異なり，即効性ではない。ビサコジル（テレミンソフト®），ピコスルファートナトリウム（ラキソベロン®），センノシド（プルゼニド®），生薬（しょうやく）のセンナ（アローゼン®），ダイオウなどがある。

■6 浣腸薬

　肛門から直腸内に薬物を投与して，腸管内の水分を吸収することによる腸管の蠕動運動の亢進や，浸透作用による糞便の軟化，潤滑化によって排便を促進する。グリセリンなどがある。

■7 その他の下剤

　小腸の水分分泌を促進するルビプロストン（アミティーザ®），消化管のオピオイド受容体に結合してオピオイド鎮痛薬誘発性便秘を改善するナルデメ

ジン(スインプロイク®)，腸管分泌と腸管輸送能を促進するリナクロチド(リンゼス®)，胆汁酸の再吸収を抑制して大腸の水分分泌と運動を促進するエロビキシバット(グーフィス®)，大腸において浸透圧による水の移動を促進するラクツロース(ラグノス®)などがある。

5 止痢・整腸薬

下痢は，粘液便が排泄される状態である。消化管の蠕動運動の過剰や，消化管の炎症，水分や電解質の吸収障害，食物の消化不良などによっておこる。

食中毒や腸管感染に伴う下痢は腸管内の有害物質を排除する生体防御反応の場合もあるため，原則的には止痢薬の使用は避ける必要がある。一方で，重篤な下痢では，脱水の危険性があるため，状況に応じて止痢薬の使用を考慮する必要もある。止痢・整腸薬は，下記の4種類に分類される。

1 収斂薬

腸粘膜表面でタンパク質と結合して沈殿を形成し，不溶性の被膜を形成する。この皮膜が収斂作用(腸粘膜の保護ならびに抗炎症作用)を示す。次硝酸ビスマス，タンニン酸アルブミン，ゲンノショウコなどがある。

2 吸着薬

下痢をおこす有害物質や過剰な水分を吸着することで止瀉作用を示す。ケイ酸アルミニウムなどがある。

3 腸管運動抑制薬

コデイン，アヘンチンキ，アヘン末などのアヘンアルカロイド類は，腸管のオピオイド受容体に作用して腸管の蠕動運動を抑制することで，水分や電解質の吸収を促進する。これらは，消化管から血中に移行するため，中枢神経系の副作用に注意する必要がある。

ロペラミド(ロペミン®)はアヘンアルカロイド類と同様にオピオイド受容体に作用して腸管の蠕動運動を抑制し，水分・電解質の吸収を促進する。血中にほとんど移行しないため，中枢神経系の副作用はおこりづらい。

4 乳酸菌製剤

腸内には多種多様な細菌(腸内細菌)が生息しているが，そのバランスがくずれると下痢がおこることがある。乳酸菌やビフィズス菌は腸内で増殖して，乳酸や酢酸を産生することで腸内細菌叢を正常化し，整腸作用を発揮する。

取り扱い・看護のポイント

止痢薬
●下痢には毒素を体外に排泄する目的もあるため，感染性腸炎における止痢薬の使用は避け，整腸剤の使用とする。

6 その他の消化器用薬

その他の消化器用薬には，肝庇護薬，胆石溶解薬などがある。

1 肝庇護薬

肝機能値(トランスアミナーゼ値)の異常を改善する目的で使用される薬物である。グリチルリチン・グリシン・システイン配合剤(強力ネオミノファーゲンシー®)は肝障害時に汎用される薬物であり,炎症性のケミカルメディエーターの生成ならびにアレルギー反応を抑制することによって肝臓の炎症を抑え,肝臓の機能を正常化する。経口薬では,グリチルリチン・グリシン・DL-メチオニン配合剤(グリチロン®)があり,急性期および慢性期の肝疾患に使用される。

グリチルリチン酸含有製剤を長期間使用すると,偽アルドステロン症(ナトリウムや体液の貯留,血圧上昇,低カリウム血症)を発症することがあるため,漫然とした使用は避けることが望ましい。

取り扱い・看護のポイント

肝庇護薬
●グリチルリチン酸含有製剤を長期間使用している場合には,低カリウム血症や浮腫に注意するとともに,肝機能値に応じて投与を終了することが望ましい。

2 胆石溶解薬

胆汁酸はかたちをかえながら肝臓・胆囊・腸管を循環する。このうちウルソデオキシコール酸やケノデオキシコール酸が胆石溶解薬として用いられる。

①**ウルソデオキシコール酸**(ウルソ®) 胆汁分泌の促進(利胆作用)によって胆汁のうっ滞を改善する。また,肝臓において細胞傷害性の胆汁酸とおきかわることで,肝細胞傷害作用を軽減する(置換効果)。肝臓におけるケミカルメディエーターの産生抑制作用や抗炎症作用も有し,これらの作用によって肝機能を改善させる。このほかに,胆石の溶解作用などもあるため,臨床的には慢性肝疾患,原発性胆汁性肝硬変,胆石症などで用いられる。

②**ケノデオキシコール酸**(チノ®) コレステロールを合成するHMG-CoA還元酵素の抑制作用と,コレステロール胆石を溶解させる作用をもつ。副作用としては,ウルソデオキシコール酸よりも下痢の症状が多い。

まとめ

- 呼吸促進薬は中枢性呼吸刺激薬と末梢性呼吸刺激薬に大別される。
- 鎮咳薬は麻酔性と非麻酔性に大別される。
- 去痰薬は痰の粘稠度を下げたり気道を潤滑にしたりすることで痰の排出を促す。
- 気管支拡張薬にはアドレナリンβ_2受容体刺激薬やキサンチン誘導体,抗コリン薬などがある。
- 喘息治療薬は長期管理薬(コントローラー)と発作治療薬(レリーバー)に大別される。
- COPDの治療には長時間作用性抗コリン薬や長時間作用性アドレナリンβ_2受容体刺激

薬が用いられる。
- 消化性潰瘍治療薬は攻撃因子抑制薬と防御因子増強薬に大別される。
- 健胃薬としては苦みのある生薬が，消化薬としては消化酵素が用いられる。
- 制吐薬の作用は中枢性と末梢性に大別される。
- 下剤はおもに機能性便秘に対して用いられる。

復習問題

❶ 〔 　〕内の正しい語に〇をつけなさい。
① ドキサプラムは〔中枢性・末梢性〕の呼吸刺激薬である。
② コデインは〔麻薬性・非麻薬性〕の鎮咳薬である。
③ 吸入ステロイド薬は，〔コントローラー・レリーバー〕として用いられる。

❷ 次の①～④にあてはまる薬物を枠内から選びなさい。
① アドレナリン β_2 受容体刺激薬（　　　）
② キサンチン誘導体（　　　）
③ 抗コリン薬（　　　）
④ 副腎皮質ステロイド薬（　　　）

> Ⓐ フルチカゾン　Ⓑ サルブタモール
> Ⓒ チオトロピウム　Ⓓ テオフィリン

❸ 〔 　〕内の正しい語に〇をつけなさい。
① プロトンポンプ阻害薬は，胃酸分泌抑制作用が〔弱い・強い〕。
② 抗ガストリン薬は〔攻撃因子抑制薬・防

御因子増強薬〕である。
③ 胃・十二指腸潰瘍治療の予防のため，〔ヘリコバクター-ピロリ・カンピロバクター-コリ〕の除菌が行われる。

❹ 次の①～⑧にあてはまる薬物を枠内から選びなさい。
① プロトンポンプ阻害薬（　　　）
② H_2 受容体拮抗薬（　　　）
③ 抗コリン薬（　　　）
④ 防御因子増強薬（　　　）
⑤ 5-HT_3 受容体拮抗薬（　　　）
⑥ NK_1 受容体拮抗薬（　　　）
⑦ 下剤（　　　）
⑧ 止瀉薬（　　　）

> Ⓐ グラニセトロン　Ⓑ ロペラミド
> Ⓒ アプレピタント　Ⓓ ヒマシ油
> Ⓔ ピレンゼピン　Ⓕ スクラルファート
> Ⓖ オメプラゾール　Ⓗ シメチジン

泌尿器・生殖器系に作用する薬物

第10章

学習目的
- 下部尿路機能障害のそれぞれの病態と治療薬を理解する。
- 複数ある子宮収縮薬がそれぞれどのように子宮に作用するのかを理解し，分娩の前と後など使用する時期をはっきりと区別する。
- 視床下部−下垂体−性腺軸のシステムを理解し，性ホルモン，経口避妊薬，排卵誘発薬がそのシステムに及ぼす薬理作用について学ぶ。

A 泌尿器系に作用する薬物

1 下部尿路機能障害治療薬

　泌尿器科の代表的疾患として**下部尿路機能障害**がある。通常，蓄尿時では，膀胱平滑筋の弛緩と膀胱出口の尿道括約筋の収縮により尿が膀胱に貯留する。排尿時では，膀胱平滑筋の収縮と尿道括約筋の弛緩により尿が排出される。下部尿路機能障害とは，なんらかの原因でこれらがうまく機能しない状態である。おもな下部尿路機能障害には，蓄尿障害として**過活動膀胱**と**腹圧性尿失禁**，排出障害として**低活動膀胱**と**前立腺肥大症**がある。薬物治療では，それぞれの病態に応じて，抗コリン薬，β_2作動薬，コリン作動薬，β_3作動薬，カルシウム拮抗薬，α_1遮断薬，抗アンドロゲン薬などを用いる（●図 10-1）。

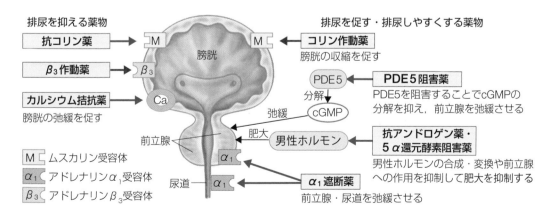

● 図 10-1　排尿を促す薬物と抑える薬物

① 過活動膀胱

　　膀胱平滑筋の不随意収縮(過活動)がおこることにより，尿意切迫感，頻尿，切迫性尿失禁などの下部尿路症状を呈する疾患である。薬物治療では，膀胱平滑筋収縮を抑制するソリフェナシン(ベシケア®)，トルテロジン(デトルシトール®)，イミダフェナシン(ステーブラ®)などの組織選択性の高い抗コリン薬，選択的 β_3 作動薬のミラベグロン(ベタニス®)，抗コリン作用とカルシウム拮抗作用のあるプロピベリン(バップフォー®)などを用いる。

② 腹圧性尿失禁

　　咳，くしゃみなどによって腹圧が加わったときに不随意に尿がもれる病態であり，女性に特有な疾患である。薬物治療では，膀胱平滑筋を弛緩させ，外尿道括約筋の収縮を増強して尿道内圧を増加させる β_2 作動薬のクレンブテロール(スピロペント®)を用いる。

③ 低活動膀胱

　　排尿時の膀胱平滑筋収縮が障害された状態で，膀胱に多量の尿が残留することによって，さまざまな症状を呈する疾患である。重症の場合は，尿閉などの症状がみられる。薬物治療では，膀胱平滑筋収縮を高めるベタネコール(ベサコリン®)，コリンエステラーゼ阻害薬のジスチグミン(ウブレチド®)などのコリン作動薬を用いる。

④ 前立腺肥大症

　　前立腺は尿道を包み込んだ男性特有の生殖器官である。年齢が進むにつれて前立腺が肥大してくると，尿道を圧迫する力が強くなり，その結果として尿が出にくくなる。前立腺肥大症では，排尿時や排尿後に尿勢減少，頻尿，残尿感などの症状を呈するようになる。

　　薬物治療では，前立腺平滑筋を弛緩させる α_1 遮断薬のタムスロシン(ハルナール®D)，シロドシン(ユリーフ®)，ナフトピジル(フリバス®)，尿道や前立腺の平滑筋を弛緩させるホスホジエステラーゼ5(PDE5)阻害薬のタダラフィル(ザルティア®)などを用いる。

　　また，前立腺の肥大には男性ホルモンが関与していることから，前立腺を縮小させるために，抗アンドロゲン薬のクロルマジノン(プロスタール®)，テストステロンのジヒドロテストステロンへの変換を抑制する 5α 還元酵素阻害薬のデュタステリド(アボルブ®)などを用いる。

前立腺肥大症治療薬
●α_1遮断薬を服用している高齢患者では，めまい・ふらつきによる転倒に注意する。

2 利尿薬

　利尿を促す（尿量を増加させる）薬物を，**利尿薬**という。**サイアザイド系利尿薬，ループ利尿薬，カリウム保持性利尿薬**などは，利尿作用のほかに降圧作用も期待して使用されることが多い（⊙ 239 ページ）。また，D-マンニトールなどの**浸透圧利尿薬**は，脳圧や眼圧の降下や，中毒時の強制利尿などを目的として使用される（⊙ 317 ページ）。

B 生殖器系に作用する薬物

1 子宮収縮薬

　子宮収縮薬には，オキシトシン，プロスタグランジン製剤（PGF$_{2\alpha}$・PGE$_2$・PGE$_1$），麦角（ばっかく）アルカロイドがある。

1 オキシトシン

　オキシトシン（アトニン®-O）は，下垂体後葉から分泌されるホルモンであり，視床下部で合成されたのち，下垂体後葉に運ばれて貯蔵され，子宮頸部（けいぶ）や腟，乳房への刺激により血中に分泌される。

　オキシトシンは，経口投与では胃酸で分解されるため，非経口的に投与する必要がある。子宮平滑筋の受容体に結合することにより，収縮頻度・収縮力をともに増加させるが，この作用は女性ホルモンのエストロゲンの濃度に依存している。したがって，エストロゲン濃度が高い妊娠末期および分娩直後に作用は最大となる。一方，妊娠初期では，子宮平滑筋のオキシトシンに対する感受性は低い。また，乳腺の筋上皮細胞を収縮させることにより，乳汁分泌を促進する（射乳（しゃにゅう））。臨床では，分娩の際の分娩誘発や微弱陣痛，弛緩出血などに用いられる。

　副作用では，過強（かきょう）陣痛や多量投与での抗利尿作用（水中毒）に注意する。

2 プロスタグランジン

　プロスタグランジン（PG）は，細胞膜のリン脂質に結合している不飽和脂肪酸のアラキドン酸にシクロオキシゲナーゼ（COX）という酵素が作用して生成された生理活性物質（エイコサノイド eicosanoid）である。

　プロスタグランジンは，子宮平滑筋の受容体に結合することによって，子

宮収縮作用を引きおこす。子宮収縮作用は妊娠の進行により強まるが，オキシトシンと異なり，妊娠初期においても子宮収縮作用を示す。

　子宮収縮薬として用いられるプロスタグランジンは，ジノプロスト（PGF$_{2\alpha}$：プロスタルモン®・F），ジノプロストン（PGE$_2$：プロスタグランジン E$_2$）およびゲメプロスト（PGE$_1$：プレグランディン®）である。PGF$_{2\alpha}$製剤は注射剤，PGE$_2$製剤は経口剤であり，妊娠末期における陣痛誘発・促進，分娩促進に用いられる。PGE$_1$製剤は腟坐薬として，妊娠中期における治療的流産に用いられる。

　プロスタグランジン製剤の副作用としては，下痢・嘔吐などの消化器症状が最も多く，過強陣痛には注意する。

③ 麦角アルカロイド

　麦角アルカロイドは，アドレナリンα受容体，ドパミン受容体，セロトニン受容体（5-HT）に対して部分的にアゴニストおよびアンタゴニスト（◯12ページ）として作用することから，薬理作用は複雑多岐である。子宮平滑筋に対する収縮作用は，子宮平滑筋に対する直接作用である。麦角アルカロイドによる子宮収縮は，増量により収縮力が増強されていくが，筋緊張も著明に増大することになり，持続収縮がおこるようになる。このようなことから，麦角アルカロイドは，陣痛誘発・促進，分娩促進には用いられず，分娩後の弛緩出血，子宮復古不全などに用いられる。臨床では，エルゴメトリン，メチルエルゴメトリン（パルタン®M）が子宮収縮薬として用いられている。

② 性ホルモン

　性ホルモンには，**女性ホルモン（卵胞ホルモン・黄体ホルモン）**と**男性ホルモン**がある。これらのホルモンは，主として女性ホルモンは卵巣，男性ホルモンは精巣で産生され，**視床下部-下垂体-性腺軸**（HPG-axis）により制御されている。

◯olumn

過強陣痛

　陣痛誘発・促進に子宮収縮薬を用いる場合は，とくに過強陣痛の発現に注意する。過強陣痛は，陣痛発作が異常に強くなり，周期が短くなる状態を呈し，子宮体部と子宮下部の間に収縮輪をみとめる。この収縮輪が上昇すると子宮破裂の危険性が強まる。過強陣痛が発現した場合は，子宮収縮薬の投与をただちに中止し，緊急性に応じて，麻酔薬やβ$_2$作動薬のリトドリンを用いる。なお，オキシトシンとプロスタグランジン製剤の同時併用は，過強陣痛の発現の危険性が増大することから禁忌となっている。

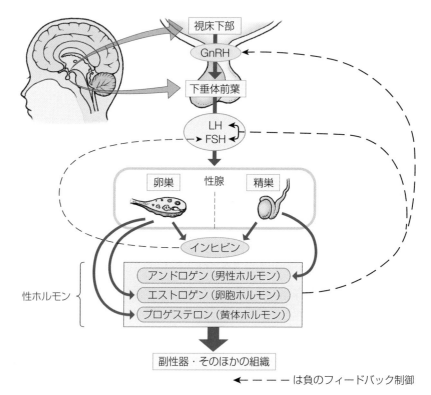

性ホルモンは，視床下部，下垂体前葉にはたらき，それぞれ性腺刺激ホルモン放出ホルモン（GnRH），卵胞刺激ホルモン（FSH），黄体形成ホルモン（LH）の分泌を抑制する（負のフィードバック）。
インヒビンは，性腺で産生されるポリペプチドホルモンであり，下垂体において卵胞刺激ホルモン（FSH）の産生を特異的に阻害する。

◐ 図 10-2　視床下部-下垂体-性腺軸

　視床下部から分泌された**性腺刺激ホルモン放出ホルモン**（GnRH）が下垂体前葉に作用すると，**卵胞刺激ホルモン**（FSH）と**黄体形成ホルモン**（LH）が放出され，卵巣や精巣などの器官に作用することになる。FSH・LH が卵巣にはたらくと，卵胞ホルモンと黄体ホルモンが産生され，卵胞成熟から排卵，黄体形成，月経にいたる一連の性周期が発現する。男性では，精巣にはたらくと精子形成が刺激され，また男性ホルモンが産生される。

　性ホルモンは，視床下部，下垂体前葉にはたらき，それぞれ GnRH，FSH・LH の分泌を抑制する（負のフィードバック）。一方，エストロゲンの排卵直前における高まりは，下垂体と視床下部を刺激する効果がある。インヒビンは，性腺で産生されるポリペプチドホルモンであり，下垂体において FSH の産生を特異的に阻害する（◐ 図 10-2）。

❶ 卵胞ホルモン（エストロゲン）

　卵胞から分泌される代表的な卵胞ホルモンは，**エストラジオール**である。

エストラジオールは，卵胞のほか胎盤や精巣などでも産生される。女性生殖器・乳腺・骨などの標的器官[1]のエストロゲン受容体に結合して作用する。薬理作用としては，①女性の第二次性徴の発現，②子宮内膜の増殖など妊娠成立のための準備，③子宮筋のオキシトシンに対する感受性の増大，④ナトリウムイオン保持作用（水分貯留），⑤骨吸収抑制などがある。

臨床では，卵巣機能不全，更年期障害，前立腺がん，骨粗鬆症（こつそしょうしょう）などの治療に用いられる。副作用としては，①子宮内膜がんや乳がんの発生頻度の上昇，②血栓症，③浮腫（ふしゅ）などがあげられるが，とくに閉経後の女性では，副作用の危険性が増える。

卵胞ホルモン製剤には，エストラジオール，エストラジオールを経口投与可能にしたエチニルエストラジオール，エストリオールがある。

② 黄体ホルモン（プロゲステロン）

排卵後の黄体から分泌される黄体ホルモンは，**プロゲステロン**である。プロゲステロンは，副腎皮質ホルモン・性ホルモンの前駆物質でもある。

プロゲステロンは，卵胞ホルモンの作用により増殖した子宮内膜に作用し，分泌腺を発達させ，受精卵の着床を可能な状態にする。妊娠中はおもに胎盤で産生され，子宮筋の自発性収縮の抑制とオキシトシンに対する感受性を低下させることにより，早産・流産を防止する。臨床では，切迫流産，習慣性流産，卵巣・黄体機能不全などの治療に用いられている。

黄体ホルモン製剤には，プロゲステロン，作用時間を長くしたヒドロキシプロゲステロンなどがある。

③ 男性ホルモン（アンドロゲン）

精巣から分泌される男性ホルモンは，**テストステロン**である。女性では，卵巣と副腎皮質から，テストステロンの前駆体のアンドロステンジオンが産生されている。

薬理作用としては，①男性性器・副性器の分化と発達，②男性の第二次性徴の発現，③タンパク質同化作用，④骨の発育促進，⑤精子形成，⑥赤血球造血機能の刺激作用などがある。臨床では，男性の性腺機能不全，再生不良性貧血，乳がんなどの治療に用いられている。

副作用として，①多毛，②声がわりなどの男性化，③月経異常，④水分・ナトリウムイオンの貯留による浮腫などがある。

男性ホルモン製剤には，テストステロンのほか，経口投与を可能にしたメチルテストステロンなどがある。

1）標的器官：血中に分泌され，血流を介して運ばれたホルモンが作用し，特異的な効果をもたらす器官をいう。

④ タンパク質同化ステロイド

　男性ホルモンの男性ホルモン作用を弱め，タンパク質同化作用を強化した合成ステロイドである。テストステロンの誘導体であり，臨床では，①骨粗鬆症，②慢性腎疾患，悪性腫瘍，手術後，外傷，熱傷による消耗状態，③再生不良性貧血による骨髄の消耗状態の治療，に用いられている。副作用は，男性ホルモン製剤と同様である。

　タンパク質同化ステロイド製剤には，メテノロンがある。

③ 経口避妊薬（ピル）

　経口避妊薬は，卵胞ホルモンと黄体ホルモンの配合剤である。これを投与することにより，視床下部-下垂体-性腺軸の負のフィードバックがはたらき，卵胞刺激ホルモン（FSH）と黄体形成ホルモン（LH）の分泌が抑制される結果，卵胞の成熟と排卵が抑制される。この主作用に子宮内膜の変化による着床阻害作用，頸管粘液の変化による精子の通過阻害作用が加わり，避妊効果が発揮される。わが国で避妊薬として承認されている配合剤は，安全性と避妊効果を考慮して可能な限り低用量となっている（**低用量ピル**）。

　低用量ピルは，卵胞ホルモン製剤のエチニルエストラジオールと黄体ホルモン製剤のノルエチステロンやレボノルゲストレルなどの配合剤である。

取り扱い・看護のポイント

経口避妊薬
- ●副作用としては，血液凝固の亢進による血栓症，高血圧，うつ病，体重増加などがある。35歳以上で1日15本以上の喫煙者では，心筋梗塞などの心血管系の障害が発生しやすくなることから禁忌となっている。

④ 排卵誘発薬

　クロミフェン（クロミッド®）は，エストロゲンの作用を抑えることにより，視床下部-下垂体-性腺軸の負のフィードバックを取り除き，視床下部からの性腺刺激ホルモン放出ホルモン（GnRH）の分泌を促進させる。その結果，下垂体前葉から卵胞刺激ホルモン（FSH），黄体形成ホルモン（LH）が分泌されることにより，卵巣が刺激されて排卵が誘発されることになる。注意点としては，多胎妊娠の可能性が高くなることがある（双子が多い）。

⑤ 勃起不全治療薬

　勃起不全 erectile dysfunction（ED）は，性行為を行うための陰茎の勃起と勃起の持続が十分に得られない状態である。勃起は，陰茎海綿体の血管平滑筋が弛緩することにより，血流が増加して海綿体に血液が満たされることで生ずる。これは，血管内皮細胞で産生された一酸化窒素（NO）が，グアニル

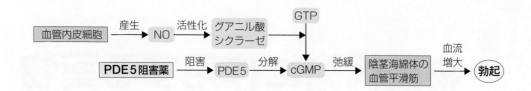

⮕ 図 10-3　PDE5 阻害薬の作用

酸シクラーゼを活性化することにより，血管平滑筋弛緩作用のある環状グアノシン一リン酸（cGMP）の濃度が上昇することによる。

　勃起不全治療薬は，cGMP の分解酵素であるホスホジエステラーゼ 5 （PDE5）を阻害することにより cGMP を増加させることで勃起を促す（PDE5 阻害薬，⮕図 10-3）。治療薬としてシルデナフィル（バイアグラ®），バルデナフィル（レビトラ®），タダラフィル（シアリス®）がある。

　なお，これらの薬は，NO を遊離して血圧降下作用を示すニトログリセリンなどの硝酸薬と併用すると血圧が下がりすぎるため，併用は禁忌である。

まとめ

- 下部尿路機能障害には，蓄尿障害として過活動膀胱や腹圧性尿失禁，排尿障害として低活動膀胱や前立腺肥大症があり，それぞれの病態に合わせて，抗コリン薬・β作動薬・コリン作動薬・α遮断薬・抗アンドロゲン薬などが用いられる。
- 生殖器に作用する薬物としては，性ホルモンや子宮収縮薬，排卵誘発薬，経口避妊薬，勃起不全治療薬などがある。

復習問題

1 次の①〜⑦にあてはまる薬物を枠内から選びなさい。

①過活動膀胱治療薬（　　　）

②前立腺肥大症治療薬（　　　）

③子宮収縮薬（　　　）

④卵胞ホルモン（　　　）

⑤黄体ホルモン（　　　）

⑥排卵誘発薬（　　　）

⑦勃起不全治療薬（　　　）

Ⓐシルデナフィル　Ⓑエストラジオール
Ⓒオキシトシン　Ⓓプロゲステロン
Ⓔクロミフェン　Ⓕソリフェナシン
Ⓖタムスロシン

物質代謝に作用する薬物

学習目的 ● さまざまなホルモンやビタミンが生体内でどのようなはたらきをしているのかを理解し，薬物として使用された場合にどのような効果をあらわすのかを学ぶ。

内分泌腺から血中に分泌され，体内のいろいろな標的器官に運ばれて特異的な効果をあらわす物質を**ホルモン**という。ホルモンは，微量でも作用を示す。おもな内分泌腺には，視床下部，下垂体，甲状腺，副甲状腺，副腎，膵臓，性腺がある。ホルモンの分泌異常によって生じた疾患を内分泌疾患といい，分泌が不足している場合には外部から補充する必要がある。

A 視床下部ホルモン・下垂体ホルモン

視床下部は，間脳の一部で，先端に**下垂体**がある。下垂体は中葉をはさんで前葉と後葉に分かれている。

1 視床下部ホルモン

視床下部の神経細胞が合成・分泌するホルモンは，下垂体前葉に作用して，そこでのホルモンの合成や分泌を刺激あるいは抑制している。視床下部ホルモンには，甲状腺刺激ホルモン放出ホルモン(TRH)，成長ホルモン放出ホルモン(GHRH)，性腺刺激ホルモン放出ホルモン(GnRH)などがある。

2 下垂体前葉ホルモン

①**成長ホルモン(GH)** ソマトロピン(ジェノトロピン®)などがある。成長ホルモン分泌不全性低身長症に用いる。

②**性腺刺激ホルモン(ゴナドトロピン)** 排卵を誘発する卵胞刺激ホルモン(FSH)，女性では排卵後の卵胞に作用して黄体の形成を促進し，男性では男性ホルモンの分泌を促進する黄体形成ホルモン(LH)がある。排卵誘発薬のクロミフェン(クロミッド®)は，不妊症に用いられる。

③**プロラクチン(PRL)** 乳腺を刺激して乳汁を分泌させる。

④**甲状腺刺激ホルモン（TSH）**　下垂体および甲状腺の機能診断に用いる。

⑤**副腎皮質刺激ホルモン（ACTH）**　テトラコサクチド（コートロシン®）などが，副腎皮質不全症の治療や副腎皮質の機能検査に用いられる。

③ 下垂体後葉ホルモン

①**オキシトシン**　子宮筋を収縮させるとともに，乳腺に作用して乳汁を分泌させる。子宮収縮の誘発・促進，子宮出血の治療には，オキシトシン注射液（アトニン®-O）を用いる。

②**バソプレシン**　抗利尿ホルモン（ADH）ともいい，腎臓の集合管で水分の再吸収を促進して尿を減少させる。バソプレシンの分泌が不足すると，集合管で尿の濃縮ができなくなり，1日に10Lにもおよぶ多尿となり，口渇，多飲となる（尿崩症）。治療には，バソプレシン（ピトレシン®），デスモプレシンを用いる。

> **取り扱い・看護のポイント**
>
> **下垂体ホルモン製剤**
> ●デスモプレシンスプレーや点鼻薬の使用にあたり，鼻炎などがあると吸収上の問題がおこることを患者に指導する。

B 甲状腺ホルモン・副甲状腺ホルモン・骨粗鬆症治療薬

甲状腺は，気管上部の前面にあり，蝶のような形をしている。甲状腺の背面両側には**副甲状腺**（上皮小体）という2対の小さな内分泌腺がついている。

① 甲状腺ホルモンと甲状腺疾患治療薬

甲状腺ホルモンは，1分子に4つのヨウ素がついたサイロキシン（T_4）と，3つのヨウ素がついたトリヨードサイロニン（T_3）がある。全身の器官に作用して，細胞の代謝を維持したり，ほかのホルモンの作用を増強したりする。

■1 甲状腺機能亢進症治療薬

甲状腺ホルモンが過剰に分泌された病態で，バセドウ病が代表的な疾患である。治療には抗甲状腺薬のチアマゾール（メルカゾール®），プロピルチオウラシル（プロパジール®），放射性ヨウ素（^{131}I）を用いる。

■2 甲状腺機能低下症治療薬

甲状腺ホルモンの分泌が減少した病態で，会話・思考・運動が鈍くなり，皮膚が肥厚して腫脹したようになる粘液水腫や，小児に多いクレチン病がある。治療には基礎代謝を亢進させるサイロキシン（T_4）・トリヨードサイロニン（T_3）の補充療法を行う。薬剤としてはレボチロキシン（チラーヂン®S），リオチロニン（チロナミン®）を用いる。

抗甲状腺薬

●治療開始時に，治療が2年以上の長期に及ぶこと，無顆粒球症などの重篤な副作用が生じうることとその対処法，過剰なヨウ素の摂取を避けること，妊娠の場合には投与量の減量などを考慮する必要があることなどを説明する。
●無顆粒球症の症状としては，突然の発熱，咽頭痛，関節痛などがあることを患者・家族に説明する。

2 副甲状腺ホルモンと副甲状腺疾患治療薬

　副甲状腺から分泌される副甲状腺ホルモン(PTH)と，甲状腺から分泌されるカルシトニンは，カルシウムの代謝を調節するホルモンである。副甲状腺ホルモンは，骨から血液へのカルシウムの取り込み(骨吸収)を促進し，さらに腎臓でのカルシウムの再吸収を促進して，血液中のカルシウム濃度を上昇させる。一方，カルシトニンは，骨吸収を抑え，腎臓からのカルシウム排泄を促進して，血液中のカルシウム濃度を低下させる。

1 副甲状腺機能亢進症治療薬

　①**原発性副甲状腺機能亢進症**　副甲状腺に腫瘍性病変(腺腫，過形成，がん)が生じ，自律的に過剰に分泌された副甲状腺ホルモンが腎臓や骨に作用し，カルシウム，リン，骨代謝に異常をきたす。治療の原則は外科的な切除である。手術適応外では，保存的治療として副甲状腺のカルシウム受容体を直接刺激してPTH分泌抑制作用を示すシナカルセト(レグパラ®)が用いられる。

　②**続発性副甲状腺機能亢進症**　慢性腎不全，ビタミンD欠乏症などの疾患で慢性的に低カルシウム血症が持続し，それが二次的に副甲状腺過形成と副甲状腺ホルモン過剰分泌をまねくことで生じる。ほとんどの患者が慢性腎不全で，長期維持透析中に発生する腎性副甲状腺機能亢進症である。透析患者の続発性副甲状腺機能亢進症には，リン吸着作用のある沈降炭酸カルシウム(カルタン®)や活性型ビタミンD₃製剤のカルシトリオール(ロカルトロール®)，ファレカルシトリオール(フルスタン®)，マキサカルシトール(オキサロール®)などが用いられる。また，副甲状腺のカルシウム受容体を直接刺激してPTH分泌抑制作用を示すエテルカルセチド(パーサビブ®)，シナカルセト(レグパラ®)が頻用されるようになってきている。

2 副甲状腺機能低下症治療薬

　副甲状腺ホルモンの合成・分泌低下または欠如などにより，低カルシウム血症，高リン血症をきたし，さまざまな症状を生じる疾患である。副甲状腺摘出後あるいは甲状腺摘出後や低カルシウム血症の急性期症状には，グルコン酸カルシウム(カルチコール®)を投与する。特発性および続発性副甲状腺機能低下症に対しては，活性型ビタミンD₃製剤のアルファカルシドール，カルシトリオールなどが用いられる。

③ 骨粗鬆症治療薬

　骨粗鬆症は骨強度(骨量と骨質)の低下により，骨折リスクの増加をもたらす骨疾患である。骨粗鬆症治療薬は，骨代謝回転への作用によって骨吸収抑制薬，骨形成促進薬に分類される。骨粗鬆症における骨量喪失の原因は，おもに骨吸収亢進であるため，ビスホスホネート製剤，抗RANKLモノクローナル抗体などの骨吸収抑制薬が用いられる。そのほか，骨形成促進薬としてヒト副甲状腺ホルモン製剤も使用される(→図11-1)。

　①**活性型ビタミンD₃製剤**　アルファカルシドール(ワンアルファ®)は肝臓で代謝されカルシトリオール(ロカルトロール®)になり，腸管からのカルシウム吸収を促進し，副甲状腺ホルモンの生成・分泌を抑制する。また，エルデカルシトール(エディロール®)はカルシトリオールよりも作用時間が長い。

　②**カルシトニン製剤**　エルカトニンは破骨細胞に直接作用し，骨吸収活性を抑制する。後述するビスホスホネート製剤などに比べ骨密度増加効果は少ないが，セロトニン神経系を介した鎮静作用があり，骨粗鬆症による疼痛に適応がある。

　③**ビスホスホネート製剤**　破骨細胞の活性化および生存を抑制することにより骨吸収を抑制し，すぐれた骨密度増加効果・骨折予防効果を示す。多くの国で骨粗鬆症治療の第一選択薬と位置づけられている。アレンドロン酸(フォサマック®)やリセドロン酸(ベネット®)，ミノドロン酸，イバンドロン酸などがある。週1回・月1回の内服薬や，月1回・年1回の注射剤もある。内服薬は，吸収率低下および食道などへの粘膜潰瘍などの消化器系副作用を防止するために，起床時に多めの水で服用し，服用後30分は横にならず，

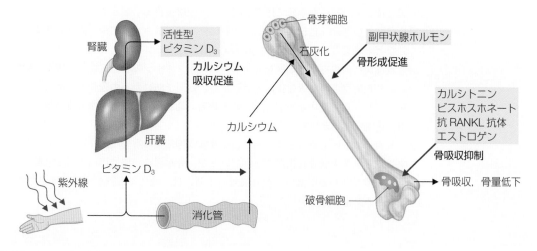

→ 図11-1　骨形成・骨吸収と骨粗鬆症治療薬

食事なども摂取しないという服用方法をまもる必要がある。

④**ヒト型抗 RANKL モノクローナル抗体**　デノスマブ(プラリア®)は,破骨細胞分化誘導因子(RANKL)を抑制することで強力に骨吸収を抑制するヒト型モノクローナル抗体であり,6か月に1回の皮下注射製剤である。すぐれた骨密度増加作用・骨折抑制作用を示す。副作用として,投与早期の低カルシウム血症,顎骨壊死,非定型大腿骨骨折などがある。治療中止により急速な骨代謝回転上昇と骨密度低下を生じ,多発錐体骨折をおこした例の報告もあるため,中止後はほかの骨吸収阻害薬などの使用が推奨される。

⑤**選択的エストロゲン受容体調節薬(SERM)**　ラロキシフェン(エビスタ®)は,エストロゲン受容体に結合し,骨吸収抑制作用を示す。副作用として,とくに静脈血栓塞栓症に注意が必要である。

⑥**副甲状腺ホルモン(PTH〔1-34〕)製剤**　テリパラチドは,ヒト副甲状腺ホルモンの活性部位のアミノ酸に相当するポリペプチドで,骨形成を強力に促進し,骨強度を著明に増加させる。皮下注射製剤で自己注射する連日製剤(フォルテオ®)と週1回製剤(テリボン®)があり,ともに投与期間が2年と限られている。投与終了後はすみやかに骨量が低下するため,ほかの薬剤の投与継続が必須であり,ビスホスホネート製剤やデノスマブの使用など,最適な投与法が検討されている。

**取り扱い・
看護のポイント**

骨粗鬆症治療薬

● 骨粗鬆症治療薬の効果は,カルシウムとビタミンDの補充が前提である。加えてビタミンKを十分含むバランスのよい食事,適度な日光曝露と運動を推奨する。食塩,炭酸飲料,保存料としてリン酸塩の含まれる食品などは,カルシウムの排泄促進や吸収阻害をまねくため控えさせる。

● 過度の飲酒と喫煙はいずれも骨折の危険因子となるため控えさせる。

● 現時点で主力のビスホスホネート製剤は,薬の吸収率改善と消化器症状の副作用防止の観点から内服方法が独特であり,服薬継続率が低いという課題がある。服用方法とその理由を十分に患者に説明し,理解を得る必要がある。

● 自己注射製剤は,自己注射方法,注射部位,使用済みバイアル・カートリッジ・針などの廃棄方法なども十分に説明する必要がある。

● 骨粗鬆症に関する専門知識を有する骨粗鬆症マネージャーと連携し,個々の症例に応じた転倒予防対策を検討・指導する。転倒予防のための運動・薬物指導・バリアフリー化,適切な照明と手すりの設置,通路の整理などの住環境の確認,視力の確保など,きめ細かく対応する。

● ビスホスホネート製剤をはじめとした骨吸収抑制薬の重要な副作用として,顎骨壊死や非定型大腿骨骨折が知られているが,骨粗鬆症治療に用いられる用量ではその頻度はきわめて低い。顎骨壊死の予防には,適切な口腔ケアが重要であり,歯科との緊密な連携が必要である。

C 膵臓ホルモン・糖尿病治療薬

1 膵臓ホルモン

　　膵臓に散在しているランゲルハンス島の β 細胞（B 細胞）から**インスリン**，α 細胞（A 細胞）から**グルカゴン**が分泌される。インスリンは，血液中より細胞にグルコース（ブドウ糖）を取り込んでたくわえたり，エネルギーにかえて血糖値を下げたりするはたらきがある。一方，グルカゴンは，細胞内でグリコーゲンや脂肪を分解して，血糖値を上げるはたらきがある。

糖尿病●　膵臓の内分泌組織の異常としては，インスリン分泌が不足する**糖尿病**が代表的な疾患である。β 細胞の破壊のためにインスリンが欠乏する**1 型糖尿病**と，インスリン分泌の不足か組織のインスリン反応性の低下によって高血糖をきたす**2 型糖尿病**に大別される。1 型糖尿病では，インスリンの投与が必須である。2 型糖尿病では，治療の第一歩は食事療法と運動療法であるが，2〜3 か月継続しても目標が達成できない場合，経口血糖降下薬が投与される。さらに，経口血糖降下薬への反応がわるい場合，インスリンも用いられる。

■インスリン製剤

　　基礎インスリン分泌が保持されている場合は，超速効型インスリンなどの食後投与でのインスリン追加を行うが，近年，生理的インスリン分泌のパターンに近づけるように，速効型，中間型，持効型インスリンを組み合わせて頻回注射する強化インスリン療法が推奨されている。通常はすべて皮下注射で投与するか，糖尿病昏睡時に速効型のみ静脈内注射が可能である。ペン型インスリン注射器の例を◆ 図 11-2 に示す。

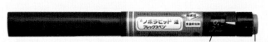

インスリン量（単位）の表示　　注入ボタン

300 単位/3 mL/キットの使い捨てタイプ。毎回注射する前に 2 単位空打ちをしてインスリンが出ることを確認する。注射針を取りつけ，投与単位を設定し，注射（注入後はボタンを押したまま 6 秒以上針を刺したまま待つ）後，注入ボタンを押したまま針を抜く。注射針に針ケースをつけ，針ケースごと外し，針廃棄用ペットボトルに入れる。注射部位は，腹部・大腿部などで，注射ごとに 2〜3 cm ずつずらす。

（写真提供：ノボ　ノルディスク　ファーマ株式会社）

◆ 図 11-2　ペン型インスリン注射器の例

◲超即効型インスリン

インスリン アスパルト(ノボラピッド®),インスリン リスプロ(ヒューマログ®),インスリン グルリジン(アピドラ®)は,皮下注射後10〜20分とすみやかに効果が発現するため,食直前に投与する。より生理的なインスリン分泌パターンに近いインスリン療法が可能であるが,作用持続時間が3〜5時間と短いため,1型糖尿病やインスリン基礎分泌の枯渇した2型糖尿病では,持効型や中間型のインスリンと組み合わせて用いる。

◳速効型インスリン

生合成ヒト中性インスリン(ノボリン®R,ヒューマリン®R)は,作用発現までに30分を要するため,食事30分前に注射する。高血糖や周術期管理での頻回注射などに用いる。「R」はRegularの意味である。

◴中間型インスリン

生合成ヒトイソフェンインスリン水性懸濁(ノボリン®N,ヒューマリン®N)は,皮下注射後1〜2時間で作用発現し,4〜12時間後に作用がピークとなるため,朝食前に投与した場合,夕食前に効果が最大となることがある。「N」はNeutral Protamine Hagedorn(ハーゲドルン氏の作成した中性のプロタミン付加インスリン)の意味である。

◵混合型インスリン

超速効型や速効型と中間型がそれぞれ一定の割合で混合された製剤である。インスリン アスパルト二相性製剤(ノボラピッド®30ミックス)は,超速効型と中間型を3:7で,ヒト二相性イソフェンインスリン(ノボリン®30R,ヒューマリン®3/7)は,速効型と中間型を3:7で混合した製剤である。二相性インスリンアナログ製剤のインスリン リスプロ(ヒューマログ®ミックス25)は,インスリンアナログの超速効型画分と中間型画分とを組み合わせた製剤である。

インスリン アスパルト二相性製剤やインスリン リスプロは,注射後にまず超速効型成分の作用が発現し,続いて中間型成分の作用が発現するため,ヒト二相性イソフェンインスリン製剤よりも作用発現が早い。

◶持効型インスリン

インスリン グラルギン(ランタス®),インスリン デテミル(レベミル®),インスリン デグルデク(トレシーバ®)は最大作用発現の明らかなピークがなく,作用持続時間が24時間と長いため,基礎インスリン分泌を補充するために用いる。

❷ その他の糖尿病治療薬(血糖降下薬)

インスリン以外の糖尿病治療薬は,作用の違いから,インスリン分泌促進薬,インスリン抵抗性改善薬,糖利用促進薬,糖吸収阻害薬,尿糖排泄促進薬に分けられる(⊕表11-1,図11-3)。これらは,GLP-1受容体作動薬が注射

○ 表 11-1　おもな糖尿病治療薬

作用	分類		一般名（商品名）
インスリン分泌促進	スルホニル尿素系薬		グリベンクラミド（オイグルコン®），グリクラジド（グリミクロン®），グリメピリド（アマリール®）
	速効型インスリン分泌促進薬		ナテグリニド（ファスティック®），ミチグリニド（グルファスト®）
	インクレチン関連薬	GLP-1 受容体作動薬	リラグルチド（ビクトーザ®）
		DPP-4 阻害薬	シタグリプチン（ジャヌビア®），アログリプチン（ネシーナ®）
インスリン抵抗性改善	チアゾリジン系薬		ピオグリタゾン（アクトス®）
糖利用促進	ビグアナイド系薬		メトホルミン（メトグルコ®），ブホルミン（ジベトス®）
糖吸収阻害	αグルコシダーゼ阻害薬		アカルボース（グルコバイ®），ボグリボース（ベイスン®）
尿糖排泄促進	SGLT2 阻害薬		イプラグリフロジン（スーグラ®），ダパグリフロジン（フォシーガ®）

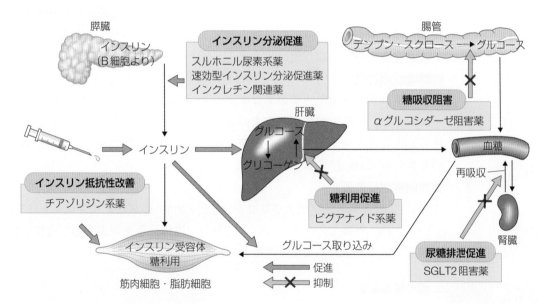

○ 図 11-3　糖尿病治療薬の作用機序

剤として用いられるのを除いて，経口で投与される。

■ インスリン分泌促進薬

　①スルホニル尿素系薬　グリベンクラミド（オイグルコン®），グリクラジド（グリミクロン®），グリメピリド（アマリール®）などは，膵臓のβ細胞を刺激してインスリンの分泌を促進する。グリメピリドは，インスリン分泌促進作用は弱いが，インスリン抵抗性改善作用を合わせもつ。食事のみではコントロールできない 2 型糖尿病に用いる。低血糖に注意する。

②**速効型インスリン分泌促進薬**　ナテグリニド（ファスティック®），ミチグリニド（グルファスト®）は，膵臓のβ細胞に作用して食後早期にインスリンの分泌を促し，血糖を下げる。インスリン分泌はきわめて短く，血中分泌持続時間は短い。血糖改善効果はスルホニル尿素系薬ほど大きくないので空腹時血糖はあまり高くないが，食後高血糖のある患者に適している。

③**インクレチン関連薬**　インスリン分泌を促進する消化管ホルモンであるインクレチンの1つである GLP-1 受容体作動薬のリラグルチド（ビクトーザ®）および GLP-1 分解酵素（DPP-4）阻害薬のシタグリプチン（ジャヌビア®），アログリプチン（ネシーナ®）なども最近使用されるようになった。

❷インスリン抵抗性改善薬

チアゾリジン系薬のピオグリタゾン（アクトス®）は，おもに脂肪細胞に作用して骨格筋・肝臓でのインスリン抵抗性を改善する。副作用として水分貯留による浮腫がみられる。

❸糖利用促進薬

ビグアナイド系薬のメトホルミン（メトグルコ®）は，末梢組織の糖利用を促進して血糖を低下させる。組織の酸素不足で乳酸が蓄積する乳酸アシドーシスと肝機能障害の副作用に注意する。

❹糖吸収阻害薬

αグルコシダーゼ阻害薬のアカルボース（グルコバイ®），ボグリボース（ベイスン®）は，小腸上部にある酵素のαグルコシダーゼを阻害することにより糖質の吸収を遅延させ，食後の血糖上昇を抑える。副作用として下痢や腸内のガスの増加（放屁）がみられる。

❺尿糖排泄促進薬

SGLT2 阻害薬のイプラグリフロジン（スーグラ®），ダパグリフロジン（フォシーガ®）は，腎臓での糖の再吸収を阻害し，尿糖排泄を促進することにより血糖を下げる。尿路感染症や高齢者では脱水に注意する。

取り扱い・看護のポイント

糖尿病治療薬

●血糖値だけにとらわれず，糖尿病のタイプ，肥満の有無，インスリン分泌能，血圧，血清脂質，体重などを総合的にとらえて指導する。また，患者自身が糖尿病の治療をどのように受け入れているかを把握して指導する。

●食事療法・運動療法の重要性の説明や低血糖の指導を確実に行う。

●インスリンは注射器の手技を確認し，患者の能力や環境に合わせて選択して指導する。

●インスリンを注射する位置は，前回の位置から少なくとも 2〜3mm 離すようにする。また，注射部位に腫瘤や硬結がみとめられた場合には，別の部位に注射するように説明する。

●速効型インスリン製剤は食前 30 分前に注射する。

●超速効型インスリン製剤は「いただきます」と同時に食直前に注射する。

●αグルコシダーゼ阻害薬の低血糖時には，グルコース（ブドウ糖）を摂取するように指導する（二糖類のスクロース〔砂糖〕では効果がない）。
●1型糖尿病患者やインスリン依存状態の患者では，かぜなどで体調がわるくて食事がとれないときに血糖値がむしろ高くなりやすいので，インスリン注射をやめないように指導する。

脂質異常症治療薬

　血清中のおもな脂質は，コレステロール，トリグリセリド（TG），リン脂質，遊離脂肪酸であるが，コレステロールやトリグリセリドは，血中でさまざまなリポタンパク質として存在している。とくに**低比重リポタンパク質（LDL）**と**高比重リポタンパク質（HDL）**が重要で，LDL が高く，HDL が低い場合に**動脈硬化**をおこしやすい。

　日本動脈硬化学会の「動脈硬化性疾患予防ガイドライン 2017 年版」によると，脂質異常症は空腹時採血で LDL コレステロール値 140 mg/dL 以上，HDL コレステロール値 40 mg/dL 未満，トリグリセリド値 150 mg/dL 以上，non-HDL コレステロール値 170 mg/dL 以上の状態をいう。LDL コレステロール値 120〜139 mg/dL，non-HDL コレステロール値 150〜169 mg/dL は境界域として高血圧・糖尿病・喫煙・肥満などの高リスク病態がないか検討し，治療の必要性を考慮する。

　脂質異常症の治療は，まず生活改善および食事療法と運動療法を行い，なお血清脂質が改善されない場合に薬物治療を考える。

　①**HMG-CoA 還元酵素阻害薬（スタチン系）**　プラバスタチン（メバロチン®），シンバスタチン（リポバス®），アトルバスタチン（リピトール®），ロスバスタチン（クレストール®）などは，肝臓でのコレステロール合成に関与する酵素（HMG-CoA 還元酵素）を阻害することでコレステロールの合成を抑制し，肝細胞内のコレステロールの含有量を低下させる。すると，不足分を補うために LDL の肝臓への取り込みも増加し，その結果，血中 LDL 濃度が低下する。このようにスタチン系薬剤は，LDL コレステロールを最も効果的に低下させる薬剤である。重大な副作用として，横紋筋融解症[1]がある。

　②**フィブラート系**　クリノフィブラート，クロフィブラート，ベザフィブラート（ベザトール®SR），フェノフィブラート（リピディル®）は，血清トリグリセリド値の低下に最も効果的な薬剤であり，HDL コレステロールの上

1 ）横紋筋融解症：外傷，脱水や薬物投与などにより，横紋筋細胞が融解し，筋細胞内の成分が血中に流出する病態のこと。症状として，筋肉痛や脱力感，さらに疼痛や麻痺，赤褐色尿などがみられる。重症の場合，多量のミオグロビンにより急性腎不全などの臓器機能不全がおこり死にいたる場合もある。

昇作用もある。とくにスタチン系との併用で横紋筋融解症をおこすことがあり注意を有する。腎機能により量の調節が必要である。

③**小腸コレステロールトランスポーター阻害薬**　エゼチミブ(ゼチーア®)は，小腸のコレステロール吸収に関連した経路を阻害し，LDL コレステロール低下作用を示す。

④**陰イオン交換樹脂**　コレスチラミン(クエストラン®)，コレスチミド(コレバイン®)は，腸管内で胆汁酸と結合し，便として排泄させることで，コレステロールの吸収を阻害する。薬剤が体内に吸収されないため，安全性が高く，やむをえず薬物療法を行う小児や，妊娠の可能性のある女性には第一選択薬となる。LDL コレステロールの低下作用，HDL コレステロールの上昇作用が期待できる。

⑤**プロブコール**(シンレスタール®，ロレルコ®)　LDL コレステロールの低下作用だけでなく，強い抗酸化作用による抗動脈硬化作用もある。

⑥**ニコチン酸およびその誘導体**　ニコモール(コレキサミン®)，ニセリトロール(ペリシット®)，トコフェロールニコチン酸(ユベラ N®)は，末梢の脂肪組織からの脂肪分解を阻害するとともに，胆汁酸の排泄促進作用がある。トリグリセリドの低下とともに，LDL コレステロールの低下，HDL コレステロールの上昇作用もある。おもな副作用として，便秘やほてりなどがある。

取り扱い・看護のポイント

脂質異常症治療薬

●動脈硬化性疾患，とくに冠動脈疾患の予防がその目的である。そのためには，食事療法，体重減少，アルコール摂取制限，減塩，禁煙，運動なども重要であることを説明する。

●食事療法の重要性を認識できるように，食事内容を記録してもらうようにする。

●スタチン系やフィブラート系を内服中(とくに併用の場合)の患者に筋肉痛，脱力感，褐色尿が出現した場合には，一時的に服用を中止してすみやかに主治医に連絡するように指導する。

●腎機能低下時には，スタチン系とフィブラート系の併用により横紋筋融解症のリスクが高くなるため，なるべく併用は避ける。

●スタチン系のうち，ピタバスタチンとロスバスタチンは，シクロスポリンとの併用により血中濃度が上昇するため併用禁忌である。

E 痛風・高尿酸血症治療薬

痛風は，体内で過剰生成された尿酸が関節腔(しばしば第 1 中足趾節関節)やその周辺に結晶として析出し，激痛を伴った関節の炎症をおこしたものである。尿酸が患部に蓄積すると，白血球が遊走してこれを処理しようとする。白血球の活動が盛んになると白血球から乳酸が遊離し，患部の pH が低下するため，尿酸の析出がさらに増加するといった悪循環になる。

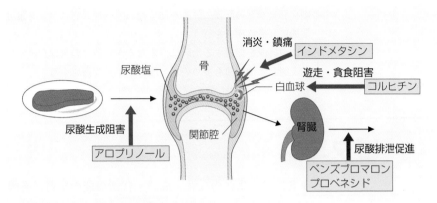

⇨ 図11-4　痛風・高尿酸血症治療薬

1 急性痛風発作に用いる薬物

　　コルヒチン，インドメタシン（インダシン®）は，尿酸排泄作用や，血中尿酸値を下げる作用はないが，痛風発作時に白血球の遊走を抑えるはたらきがある（⇨図11-4）。コルヒチンは発作がおきる直前に，インドメタシンは抗炎症・鎮痛作用により症状を軽減するために使用する。

2 高尿酸血症治療薬

　　尿酸値を下げるためには，①尿酸の排泄を促す，あるいは②尿酸の生成を阻害することが必要である。よって，高尿酸血症の治療には，腎尿細管における尿酸の再吸収を阻害し，尿酸の尿中への排泄を促すベンズブロマロン（ユリノーム®），プロベネシド（ベネシッド®）などの**尿酸排泄促進薬**と，尿酸を生成する酵素を阻害し，尿酸の生成を抑制するアロプリノール（ザイロリック®），フェブキソスタット（フェブリク®）といった**尿酸生成阻害薬**を用いる（⇨図11-4）。

　　尿酸の排泄を促進するために多くの水分を摂取することと，尿酸は酸性で結晶化しやすいので尿をアルカリ化することも重要である。

　　ベンズブロマロンは投与開始後6か月以内に重篤な肝障害（劇症肝炎）の副作用が報告されているため，定期的な検査が必要である。

取り扱い・看護のポイント

痛風治療薬
- ●痛風発作の発現や再発，高尿酸血症の合併症を防ぐため，自覚症状がなくても血清尿酸値のコントロールが重要なことを説明する。
- ●尿酸の産生過剰型には尿酸生成阻害薬を，低排泄型には尿酸排泄促進薬をおもに使用する。
- ●アルコール（とくにビール），魚肉類を控えるよう指導する。
- ●過剰体重の場合には，減量を指導する（BMI 22を目標とする）。

●劇症肝炎などの肝臓の障害を防ぐため，ベンズブロマロン服用開始6か月間は定期的に肝機能検査を行う。
●尿酸の排泄を促進するために，ふだんから多くの水分を摂取し尿量を確保するよう説明し，治療薬も多めの水で服用するよう指導する。

F ビタミン

　ビタミンは，生体の発育・成長・代謝機能の維持に必須の微量物質で，ほとんどが生体内で合成されないため，食物から摂取する必要がある。また，糖質・脂質・タンパク質の生体内での分解や生体成分の合成の際に，さまざまな酵素の補酵素として機能している（●20ページ）。通常の食物などで十分まかなえるが，超低栄養状態や，消化管の疾患などによる吸収障害，妊婦・授乳婦，薬物による不足状態などの欠乏症ではビタミンの投与が必要になる。

　ビタミンは，**脂溶性ビタミン**と**水溶性ビタミン**に大別される。水溶性ビタミンは過剰に摂取してもすみやかに尿中に排泄されるが，脂溶性のビタミンは過剰摂取により蓄積して過剰症をおこしやすいので注意する。

1 脂溶性ビタミン

　①ビタミンA（レチノール）　糖タンパク質の合成に関与し，骨，上皮，粘膜の維持に重要な役割をもつ。欠乏すると，夜盲症，皮膚・角膜の角化や乾燥をおこす。過剰投与により脳圧亢進症状（頭痛，吐きけ・嘔吐），皮膚粘膜症状（発疹，発赤，皮膚剝離），四肢痛，肝腫大，肝機能障害などがあらわれるので，長期連用は避ける。

　②ビタミンD（カルシフェロール）　腎臓で活性化されて腸管からのカルシウムとリンの吸収や尿細管からのカルシウムの再吸収を促進し，血清カルシウム濃度を高め，骨量を増加させる。慢性腎不全では，活性化が障害されるため腎性骨症がおこる。欠乏すると，くる病，骨軟化症，骨粗鬆症をおこす。過剰投与により高カルシウム血症，胃腸障害，腎機能障害，腎・血管・肺・皮膚の石灰化などがあらわれる。

　③ビタミンE（トコフェロール）　生体膜の過酸化脂質の増加を防いで，膜機能を正常に維持する。慢性的な欠乏症として，深部感覚障害があげられる。臨床では，脂質代謝障害や末梢循環障害の予防と治療などに用いられる。

　④ビタミンK　血液の凝固因子の1つであるプロトロンビンなどの生合成は，ビタミンKを含む酵素系によって触媒される（●247ページ）。ビタミンK_2は腸内細菌によって合成されるため，抗菌薬の長期投与時や新生児では腸出血（新生児メレナ）がおこる。その予防にビタミンK（K_1：フィトナジオンまたはK_2：メナテトレノン）が用いられる。

② 水溶性ビタミン

①ビタミン B_1（チアミン）　糖質の代謝に関係する酵素の補酵素として重要な役割をしているため，不足すると糖質の分解が効率的に進まず，身体や神経のはたらきが鈍くなる。欠乏すると，末梢神経がおかされ，神経痛，神経炎，脚気などをおこす。

②ビタミン B_2（リボフラビン）　体内では脂肪酸・グルコースなどの酸化酵素の補酵素としてはたらく。欠乏すると，口内炎・口角炎，舌炎，結膜炎，皮膚炎などをおこす。

③ビタミン B_6（ピリドキシン，ピリドキサール，ピリドキサミン）　アミノ酸代謝に関係する酵素の補酵素としてはたらく。欠乏すると，口内炎・口角炎，舌炎，湿疹などをおこす。抗結核薬のイソニアジド投与による神経炎にもビタミン B_6 の投与は有効である。

④ビタミン B_{12}（シアノコバラミン）　DNA 合成や糖質・脂質代謝などの補酵素としてはたらく。赤血球が骨髄でつくられるときに必要な補酵素の成分であるため，欠乏すると，四肢末端のしびれや知覚異常をきたしたり，赤血球数が減少して貧血になる（➡ 243 ページ）。

⑤ナイアシン（ニコチン酸，ニコチン酸アミド）　生体内で組織での酸化還元反応の補酵素としてはたらく。欠乏すると，ペラグラ，口内炎，舌炎などをおこす。大量に用いると末梢血管拡張作用があり，臨床では末梢循環障害（レイノー病，しもやけ，四肢冷感）などに用いる。

⑥ビタミン C（アスコルビン酸）　生体内で酸化還元反応に関係し，結合組織（コラーゲン）の生成を促進する。欠乏すると，毛細血管壁がもろくなり，出血しやすくなる（壊血病）。

取り扱い・看護のポイント

ビタミン製剤

● 各種の疾患・病態においてビタミンの吸収・代謝に異常が生じ，その治療・管理上，ビタミン剤の補充投与が必要となることが主で，原則として経口摂取が可能なら不必要な過剰症を避ける意味からも食物・栄養製剤・薬剤で摂取させる。

● 水溶性ビタミンは，体内の貯蔵量は比較的少なく欠乏しやすいが，過剰症はおこりにくい。

● 脂溶性ビタミンは，脂肪組織や肝臓に比較的大量に貯蔵されるため欠乏しにくい（数週〜数か月）が，比較的過剰症をおこしやすい。脂肪の同時摂取により吸収が促進される。脂肪吸収障害では欠乏症をおこしうる。

● ビタミンは光で失活するものが多いため，輸液に遮光カバーがなされていることを確認する。

まとめ

- ホルモンは内分泌腺から血中に分泌され，標的器官において特異的な作用を示す。
- おもな内分泌腺には，視床下部・下垂体・甲状腺・副甲状腺・副腎・膵臓・性腺がある。

復習問題

❶ 次の①〜⑤にあてはまるホルモンを枠内から選びなさい。

①視床下部ホルモン（　　　　）

②下垂体前葉ホルモン（　　　　）

③下垂体後葉ホルモン（　　　　）

④甲状腺ホルモン（　　　　）

⑤膵臓ホルモン（　　　　）

> Ⓐ成長ホルモン　Ⓑバソプレシン
> Ⓒ成長ホルモン放出ホルモン
> Ⓓ副腎皮質刺激ホルモン　Ⓔインスリン
> Ⓖオキシトシン　Ⓕサイロキシン

❷ 〔　〕内の正しい語に〇をつけなさい。

①ビスホスホネート製剤は〔骨吸収抑制薬・骨形成促進薬〕，テリパラチドは〔骨吸収抑制薬・骨形成促進薬〕である。

②〔1型・2型〕糖尿病では，インスリン投与が必須である。

③アロプリノールは〔尿酸排泄促進薬・尿酸生成阻害薬〕，プロベネシドは〔尿酸排泄促進薬・尿酸生成阻害薬〕である。

❸ 次の①〜④のあてはまる薬物を枠内から選びなさい。

①膵臓のβ細胞に作用してインスリン分泌を促進する（　　　　）

②インクレチンの分解を抑制する（　　　　）

③尿糖の排泄を促進する（　　　　）

④骨格筋や肝臓のインスリン抵抗性を改善する（　　　　）

> Ⓐ DPP-4 阻害薬　Ⓑチアゾリジン系薬
> Ⓒ SGLT2 阻害薬　Ⓓスルホニル尿素系薬

外用薬

第**12**章

学習目的　● 外用薬は，皮膚や粘膜に用いられ，おもに局所作用を目的とするものが多いが，近年は全身作用を目的とするものが増えている。外用薬の投与経路の違いによる薬物適用の特徴を理解する。

　外用薬とは，厚生労働省が定める医薬品・医薬部外品のなかで，内服薬・注射薬を除いた，人体へ直接用いるすべての薬剤の総称である。外皮に用いる外皮用薬，眼に用いる点眼薬，鼻に用いる点鼻薬，耳に用いる点耳薬，口に用いるが飲み込まない口腔薬，肛門に用いる坐薬に分類できる。外用薬は，内服薬とは異なり，一般に体内に吸収されることは少なく，局所作用を目的として用いるが，解熱・抗菌などの全身作用を目的とした坐薬や貼付剤などの外用薬もある。

　この項では，皮膚科・眼科でよく使用される外用薬について解説する。

Column

外皮用薬の種類

　外皮用薬は，外皮における炎症，発疹，かゆみ，創傷，細菌・真菌などの侵入などによる疾患に対して，おもに局所的に治療するためのものである。外皮用薬には，塗布剤(塗り薬)，貼付剤(貼り薬)，エアゾール剤(スプレー薬)など，適用される部位や用途に応じてさまざまな剤形がある。さらに，塗布剤には軟膏剤，クリーム剤，液剤，ゲル剤，ローション剤などがあり，貼付剤にはパップ剤，プラスター剤，テープ剤，パッチ剤などがある。

　外皮用薬は，**基剤**と**配合薬**からなり，基剤の違いにより特徴がある。

　軟膏剤は，適度なやわらかさやのびやすさをもつ全質均等な，皮膚に塗布する半固形状の外用剤である。乾燥してかさぶたのできた患部やアトピー性皮膚炎などに適した油脂性軟膏と，分泌液を吸収するためジクジクした患部に適した水溶性軟膏がある。

　クリーム(乳剤性軟膏)は，皮膚への浸透性がよく，塗布したときの感じがよく，洗い落としやすい。ジクジクした患部には適さない。

　ローション剤は，医薬品を水性の液中に溶解，懸濁あるいは乳化した液状の外用薬である。懸濁性ローションは放置しておくと医薬品が沈殿してくるので，使用時に振る必要がある。

おもな皮膚科用薬

 化膿性皮膚疾患用薬

細菌による化膿を予防または治療する目的で用いられる。消毒薬は主として殺菌的な作用をもつものが多い。一方，抗菌薬は細菌の発育を阻止する目的で局所的に用いられる。

１消毒薬

クロルヘキシジン（ヒビテン®），ベンザルコニウム（オスバン®），ベンゼトニウム（ハイアミン®），ポビドンヨード（イソジン®）などが汎用される。

２抗菌薬

抗生物質のフラジオマイシン（ソフラチュール®）貼付剤，ゲンタマイシン（ゲンタシン®）軟膏や，ニューキノロン系抗菌薬のナジフロキサシン（アクアチム®）クリーム，ローションなどが用いられる。

炎症性皮膚疾患治療薬

皮膚表面・深部のかゆみや炎症を抑制したり，鎮痛の目的で用いられる。

１副腎皮質ステロイド薬

皮膚の炎症を伴う疾病の多くに適応がある。消炎効果は強力であり，臨床的効果もすぐれている。代表的なステロイド皮膚外用薬の一覧を薬剤の強度により5段階に示す（◯ 表12-1）。おもな局所性副作用には，皮膚萎縮，毛細血管拡張，紫斑，紅斑，多毛症，痤瘡，酒さ様皮膚炎，口囲皮膚炎，乾皮症，感染症などがある。

◯ 表12-1　おもなステロイド外用薬

分類	一般名（商品名）
strongest（最も強い）	クロベタゾールプロピオン酸エステル（デルモベート®），ジフロラゾン酢酸エステル（ダイアコート®）
very strong（かなり強い）	モメタゾンフランカルボン酸エステル（フルメタ®），ベタメタゾン酪酸エステルプロピオン酸エステル（アンテベート®），ベタメタゾンジプロピオン酸エステル（リンデロン®-DP），フルオシノニド（トプシム®），酪酸プロピオン酸ヒドロコルチゾン（パンデル®）など
strong（強い）	デプロドンプロピオン酸エステル（エクラー®），デキサメタゾンプロピオン酸エステル（メサデルム®），ベタメタゾン吉草酸エステル（リンデロン®-V，ベトネベート®），フルオシノロンアセトニド（フルコート®）など
medium（中等度）	プレドニゾロン吉草酸エステル酢酸エステル（リドメックス®），トリアムシノロンアセトニド（レダコート®），ヒドロコルチゾン酪酸エステル（ロコイド®），クロベタゾン酪酸エステル（キンダベート®）など
weak（弱い）	プレドニゾロン

2 非ステロイド性抗炎症薬

　副腎皮質ステロイド薬に比較して消炎効果は劣るが，副作用が軽微であるという利点がある。

3 寄生性皮膚疾患治療薬

　おもに真菌やウイルス，そのほか疥癬虫による皮膚疾患に用いられる。

1 抗真菌外用薬

　白癬，皮膚粘膜カンジダ症などの表在性真菌症に用いられる。テルビナフィン（ラミシール®），ラノコナゾール（アスタット®），クロトリマゾール（エンペシド®）などがクリームあるいは液剤で用いられる。爪白癬症は外用薬のみでは完治しないため，内服用の抗真菌薬を用いる必要がある。

2 抗ウイルス外用薬

　単純疱疹・帯状疱疹には，アシクロビル（ゾビラックス®），ビダラビン（アラセナ®-A）の軟膏剤が塗布される。

3 疥癬治療薬

　イオウ（3～10%軟膏）は，懸濁液またはローションとして用いる。

4 褥瘡・皮膚潰瘍治療薬

　褥瘡・皮膚潰瘍部位の感染コントロールや壊死組織の除去，肉芽形成・表皮形成の促進のために用いる。感染徴候・壊死組織・膿性滲出液がみられる時期には，ポビドンヨード精製白糖（ユーパスタ®）やスルファジアジン銀（ゲーベン®）クリームを用い，感染・壊死組織がない場合には肉芽形成・表皮形成のためにトラフェルミン（フィブラスト®）スプレー，アルプロスタジルアルファデクス（プロスタンディン®）軟膏，ブクラデシン（アクトシン®）軟膏を用いる。滲出液の多いときには，アルプロスタジルよりブクラデシン軟膏が適している。

©olumn

軟膏やクリームを塗布する適量はどのくらい？

　軟膏やクリームを塗布する量の目安として，FTU（finger tip unit）という単位がある。1 FTU は，成人の人差し指の先から第一関節までに口径 5 mm のチューブ（約 25 g チューブ）から軟膏をしぼり出してのせた量（約 0.5 g）で，手掌 2 枚に塗布するのに必要な量に相当する。片腕の塗布に必要な量は 3 FTU（約 1.5 g）となる。

　1 FTU が 0.5 g 程度になるのはヒルドイド® ソフトやインテバン® クリームで，一般のステロイド外用剤の 5 g 入りチューブでは，人差し指の先から第一関節までしぼり出したときの重量は 0.2～0.3 g 程度と半分にしかならないことに注意する。一方，保湿剤の塗布量については，量が少ないと効果に差が出ることが報告されており，十分な量（ステロイド外用剤の塗布量の 2～4 倍）を塗布する必要がある。

取り扱い・看護のポイント	皮膚科用薬

皮膚科用薬

- ●外用薬を新たに塗るときには，古い軟膏や皮膚のよごれを除去してから塗る。
- ●副腎皮質ステロイド薬に対して拒否を示す患者に対しては，患者の訴えを傾聴しつつ，医師の指示に従って外用することの重要性（効果の発現，副作用の軽減）について説明する。
- ●副腎皮質ステロイド薬を長期間，大量（15〜30 g）に使用した場合には，全身性副作用（副腎抑制など）もおこりうる。
- ●各皮膚疾患に応じたスキンケア，日常生活上の注意をパンフレットなどを用いて十分に説明し，外用薬のみに頼らないように注意する。
- ●在宅での治療では，副腎皮質ステロイド薬が奏効するために長期間漫然と外用してしまう危険がある。使用方法・期間や副作用などについて十分に説明する。

B おもな眼科用薬

点眼薬は，溶液，懸濁液，ゲルまたは軟膏の形で眼に投与される。結膜嚢に投与された薬物は，眼外・眼内・鼻涙管に移行する（◯図 12-1）。

1 抗感染症薬

1 抗菌薬

外眼部（眼瞼，結膜，角膜，涙道）におこる細菌の感染で，麦粒腫や細菌性結膜炎となることがある。現在頻用されているのはニューキノロン系点眼薬である。なかでもレボフロキサシン（クラビット®）の点眼薬が最も使われ

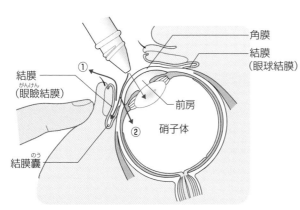

①眼外移行：結膜嚢から眼外にあふれ出る。
②眼内移行：角膜・結膜を通って眼球内部に移行するものと，結膜や眼瞼などの脈管系から全身循環に入るものがある。

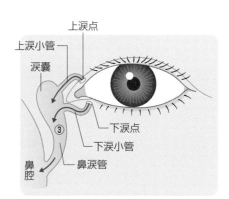

③鼻涙管移行：涙点から鼻涙管に排泄される。

◯ **図 12-1　点眼薬の移行経路**

ているが，耐性菌の問題もあり，トスフロキサシン（トスフロ®，オゼックス®）やガチフロキサシン（ガチフロ®），モキシフロキサシン（ベガモックス®）に移行しつつある。

②抗真菌薬

角膜真菌症の治療には，ピマリシンの点眼液を用いる。使用時はよく振りまぜて，1回1〜2滴を1日6〜8回点眼する。

③抗ウイルス薬

単純ヘルペスウイルスに起因する角膜炎には，アシクロビル（ゾビラックス®）眼軟膏を1日5回塗布するが，使用は7日間までにとどめる。

② 抗炎症薬

①副腎皮質ステロイド薬

炎症疾患やアレルギー性疾患の治療に用いられる。点眼薬として頻用されるのは，ベタメタゾン（リンデロン®）とフルオロメトロン（フルメトロン®）である。副作用として，眼圧上昇，感染症の誘発・悪化などがある。眼圧が上昇し，緑内障にいたることがあるため，定期的に眼圧を測定する。

②非ステロイド性抗炎症薬

結膜炎・強膜炎・白内障の術後炎症などに用いられる。ジクロフェナクナトリウム（ジクロード®），プラノプロフェン（ニフラン®）などが用いられる。

③ 抗アレルギー薬

花粉症や通年性アレルギー性結膜炎には，ケミカルメディエーター遊離抑制や抗ヒスタミン作用をもつ抗アレルギー薬が用いられる。クロモグリク酸ナトリウム（インタール®），ケトチフェン（ザジテン®），トラニラスト（リザベン®），オロパタジン（パタノール®）などが汎用される。

④ 緑内障治療薬

緑内障は，眼圧が異常に高くなり，視神経乳頭や視力に障害をおこす疾患である。眼圧を下げることを目標に，房水の流出を促進する薬剤や，房水の産生を抑制する薬剤を用いる。

①房水の流出を促進する薬

古くから用いられているピロカルピン（サンピロ®）は，毛様体筋を収縮させ，前房水の排出を促進することで眼圧を下げる。そのほかに，α₂受容体作動薬のアプラクロニジン（アイオピジン®UD），α₁遮断薬のブナゾシン（デタントール®），プロスタグランジン関連薬のイソプロピルウノプロストン（レスキュラ®），ラタノプロスト（キサラタン®）が用いられる。プロスタグランジン関連薬は，すぐれた眼圧降下作用があるが，点眼後に霧視のおそれがあるので回復するまで運転や機械操作は行わないように注意する。また，眼

局所に色素沈着することがあるので注意する。

❷房水の産生を抑制する薬

β遮断薬のチモロール(チモプトール®)・カルテオロール(ミケラン®)，炭酸脱水酵素阻害薬のドルゾラミド(トルソプト®)などがある。また，β遮断薬は古くから用いられて眼圧降下作用がよく，使用例も豊富であるが，点眼薬でも心臓や気管支への副作用が出現することがある。眼圧が非常に高い場合は，マンニトールの点滴や炭酸脱水酵素阻害薬であるアセタゾラミド(ダイアモックス®)の内服が緊急措置として頻用される。

5 調節麻痺・散瞳

抗コリン薬は，瞳孔括約筋を弛緩させて瞳孔を散大し，眼底の網膜の状態や血管の様子を診断するのに用いられる。トロピカミド(ミドリン®M)は，小児の調節緊張の緩和に使用され，就寝直前に点眼する。アトロピン(リュウアト®)，トロピカミド・フェニレフリン(ミドリン®P)などが頻用される。

6 白内障治療薬

手術により変性して混濁した水晶体核を摘出し，レンズによって屈折を調節する治療が一般的であるが，混濁の進行を遅らせるためにグルタチオン(タチオン®)やピレノキシン(カタリン®，カタリン®K)を用いる。

取り扱い・看護のポイント

眼科用薬
● 点眼は1滴で十分であることを指導する。
● 点眼びんの先やキャップのふたがまぶたやまつげに触れないようにする(雑菌が点眼びん内に入るおそれがある)。
● 複数の点眼薬をさす場合，最低5分は間隔を空けるように指導する。
● 点眼時は，原則的にソフトコンタクトレンズは外したほうがよい(点眼液の防腐剤が高濃度に蓄積するため)。

まとめ

• 外用薬は内服薬と注射薬以外の人体に直接用いる薬剤の総称である。外皮用薬・点眼薬・点鼻薬・点鼻薬・点耳薬・口腔薬・坐薬などに分けられる。
• 外用薬の剤形としては，塗布剤(軟膏・クリーム・液・ローション)，貼付剤(パップ・プラスター・テープ・パッチ)，エアゾール剤などがある。
• 皮膚科用薬は感染症や炎症・褥瘡の治療などに用いられる。
• 眼科薬の移行経路には，眼内移行・眼外移行・鼻涙管移行がある。

復習問題

❶〔　〕内の正しい語に○をつけなさい。

①テルビナフィンは，皮膚の〔白癬菌・黄色ブドウ球菌〕感染の治療に用いられる。

②アシクロビルは，皮膚の〔緑膿菌・ヘルペスウイルス〕感染の治療に用いられる。

③副腎皮質ステロイド外用薬は強さによって〔3・5〕段階に分類されている。

❷ 次の①～③の治療に用いる薬物を枠内から選びなさい。

①細菌性結膜炎（　　　）

②アレルギー性結膜炎（　　　）

③緑内障（　　　）

Ⓐピロカルピン　Ⓑレボフロキサシン
Ⓒケトチフェン　Ⓓチモロール

第13章

薬物中毒とその処置

学習目的 ● 薬物中毒がおこった場合,薬物によってどのように対処すればよいかを理解する。

中毒●　**中毒**とは,化学物質,植物毒,細菌などの人体に有害な物質が体内に取り込まれることにより発症する病的な状態のことをいう。原因となる化学物質が医薬品や農薬などの場合は**薬物中毒**,食物を介して毒物や毒素を産生する微生物が侵入する場合は**食中毒**という。本章では,薬物中毒について述べる。

薬物中毒●　薬物中毒は症状の経過によって,急性中毒と慢性中毒に分けられる。**急性中毒**は,一般に過量の薬物が投与された場合におこり,安全域の狭い薬物でおきやすい。**慢性中毒**は,薬物が反復して投与された場合におき,蓄積する薬物におきやすい。薬物依存を生じることもある(●127ページ)。本章では,急性薬物中毒に対する処置を中心に述べる。

急性薬物中毒の●
治療の原則　急性薬物中毒の治療の原則は,①生命機能の維持(呼吸管理,循環管理,体液管理,体温管理),②原因物質の確認(容器確認,症状から推定,検体の定性・定量検査),③原因物質の消化管からの吸収の防止,④血液中の中毒物質の排除,⑤解毒および拮抗薬による中毒症状発現の防止である。

　急性中毒と思われる事例に遭遇したときは,まず生命機能の観察・評価を行い,発生時刻・発生原因を確認する。次に,対処方法がそれぞれ異なるため,中毒の原因が薬剤なのか,あるいは農薬などなのかを確認する。誤った処置は,逆に患者の容態を悪化させることがあり,情報不足のままの不要な処置は,患者に無用の苦痛を与えることになる。急性中毒に関する相談窓口[1]も設置されているため,適宜活用する。

1 毒物の除去(体内に吸収される前の薬物の場合)

1 経口摂取された薬物の場合

　催吐,胃洗浄,薬用炭,緩下剤(薬用炭と併用)などのうち,胃洗浄+薬用

---

1) 日本中毒情報センター(http://www.j-poison-ic.jp),大阪中毒110番(一般用電話番号 072-727-2499),つくば中毒110番(一般用電話番号 029-852-9999)などがある。最近では,各都道府県でも急性中毒に関する情報活動が行われるようになってきている。

○ 表 13-1　薬用炭により吸着可能なもの・吸着できないもの

吸着可能なもの	アスピリン，アセトアミノフェン，アトロピン，アンフェタミン，カルバマゼピン，キニジン，クロルフェニラミン，クロルプロマジン，クロルプロパミド，サリチル酸，ジゴキシン，テオフィリン，テトラサイクリン，トルブタミド，ニコチン，バルプロ酸，フェニトイン，フェノバルビタール，プロパンテリン，メフェナム酸など
吸着できないもの	強酸，強アルカリ，エタノール，エチレングリコール，鉄，硫酸鉄，リチウム，ヒ素，カリウム，ヨウ素，ホウ酸，フッ化物，臭化物など

炭が最も効果的である。基本的には薬用炭投与が第一選択と考えられる。

①**催吐**　毒物や過量の薬物を摂取して 1〜2 時間までは，それらがまだ胃内に滞留していることが多い。ほかの方法が適切ではなく，誤嚥の危険がない場合には毒物を吐かせる。

②**胃洗浄**　微温水または生理食塩水による胃洗浄で胃内の毒物を除去できるのは摂取後 1 時間以内であるが，消化管の運動を抑制する作用をもつ睡眠薬や抗コリン薬，中枢神経抑制薬の場合は，数時間経過していても胃洗浄が有効なときがある。

③**吸着**　吸着薬（薬用炭）を用いて，薬毒物を吸着させて腸管からの吸収を防止する（○表 13-1）。腸管閉塞時や消化管穿孔時には薬用炭は使用できない。薬用炭は，生理食塩液または微温水に溶解して投与する。腸内で固まることがあり，薬毒物と結合した薬用炭を短時間で体外に排出するため，必ず糖類下剤（ソルビトール），塩類下剤（硫酸マグネシウムなど）を併用する。

催吐・胃洗浄の●　下記のような場合は原則として催吐や胃洗浄をしてはならないが，(2)〜
禁忌　(4)では挿管下で胃洗浄を行う場合がある。

(1) 強酸，強アルカリなど腐食性物質を摂取している場合：胃穿孔をおこすおそれがある。

(2) 揮発性物質（シンナー，ガソリン，石油など）および樟脳，殺虫剤などを飲んだ場合：吐かせるとそれらの物質が肺に流入することにより化学性肺炎や肺水腫を併発する可能性がある。樟脳は痙攣を誘発するおそれがある。

(3) 昏睡，痙攣，嘔吐反応のない意識障害の患者：窒息や誤嚥による嚥下性肺炎をおこす可能性がある。

(4) 6 か月未満の乳児：嘔吐反射が十分に発達していない。

(5) 鋭利な固形物を嚥下している場合。

② 眼・皮膚に付着した場合

①**眼の汚染**　目を開き，5〜15 分間，多量のぬるま湯，流水，または生理食塩水で洗浄する。

②**皮膚・粘膜への付着**　流水をかけながら付着物や衣類をはぎとる。シャワーなどで 15 分以上は水洗する。

毒物の除去（体内に吸収された薬物の場合）

① 強制利尿

　腎排泄_{はいせつ}型の毒物の場合は，乳酸リンゲル液，あるいは生理食塩液，ブドウ糖液を静注し，尿量を増加させることによって，ある程度，尿中への排泄を促進できる。ただし，ショック状態の患者，浮腫傾向のある循環不全の患者，重症腎障害を有する患者は，利尿によって症状を悪化させるため禁忌である。

　①アルカリ利尿　炭酸水素ナトリウム液を反復静注または点滴静注することで，尿をアルカリ化して排泄を促す。フェノバルビタール，チオペンタールなどのバルビツール酸誘導体やアスピリン，メフェナム酸，ジクロフェナクなどの非ステロイド性抗炎症薬，ニトラゼパム，エスタゾラムなどのベンゾジアゼピン系薬物などの解毒の場合に有効である。

　②酸性利尿　塩化アンモニウム液を生理食塩液に希釈して点滴静注することで，尿を酸性にして排泄を促す。エフェドリン，メタンフェタミンなどの解毒の場合に有効である。

　③浸透圧利尿　D-マンニトール，ブドウ糖液の点滴などを行うことで，尿細管液の浸透圧を上昇させ，利尿作用を示す。

⊃ **表13-2　薬物・重金属中毒の解毒薬・拮抗薬**

対象物質名		解毒薬・拮抗薬	用法
金属	鉛	エデト酸カルシウムニナトリウム（EDTA：ブライアン®）	静注
	鉛，水銀，銅	D-ペニシラミン（メタルカプターゼ®）	経口
	水銀	チオプロニン（チオラ®）	経口
	ヒ素，水銀，鉛，銅，金，ビスマス，クロム，アンチモン	ジメルカプロール（バル®）	筋注
	ヒ素，シアン	チオ硫酸ナトリウム（デトキソール®）	静注
	鉄化合物	デフェロキサミン（デスフェラール®）	筋注・静注
有機リン剤		プラリドキシム（パム®）	静注
麻薬性鎮痛薬（オピオイド）		ナロキソン	静注・点滴
アセトアミノフェン		アセチルシステイン	経口
ワルファリン		フィトナジオン（ビタミンK₁），メナテトレノン（ビタミンK₂）	経口・筋注・静注
メタノール・エチレングリコール		エタノール，ホメピゾール	静注
ベンゾジアゼピン系		フルマゼニル（アネキセート®）	静注
ハロペリドール		ジフェンヒドラミン	筋注・静注
ヘパリン		プロタミン	静注
メトトレキサート		ホリナートカルシウム（ロイコボリン®）	経口・筋注・静注

② 血液浄化法

　　　　　大量の薬物の誤用や，毒物の摂取のときなどに，血中にすでに移行した薬物や毒物を，血液吸着，血液透析，血液濾過，血漿交換などによって血液から除去する方法も用いられる。

③ 解毒薬や拮抗薬による中毒症状発現の防止

　　　　　中毒の原因が薬剤なのか，あるいは農薬などなのかを確認し，解毒薬や拮抗薬がある場合は投与する（⊃ 表 13-2）。

取り扱い・看護のポイント

中毒時の処置
● 呼吸・循環維持と理学所見の観察を行いながら，中毒発生状況などの情報収集を多角的に行う。
● 中毒物質が確定した場合，必要に応じて，未吸収毒物の排除，解毒薬の投与，血液浄化法，呼吸・循環管理などの全身管理を行う。
● 消化管から吸収される物質の場合は，禁忌の場合に注意しながら，胃洗浄や薬用炭などの吸着剤・下剤投与を行う。

まとめ

- 中毒の治療法として，毒物が吸収される前は催吐・胃洗浄・吸着などが，毒物が吸収されたあとは強制利尿や血液浄化法がある。
- 中毒の原因が薬物や農薬などで，解毒薬・拮抗薬がある場合は，それらを使用する。

復習問題

❶〔　〕内の正しい語に〇をつけなさい。
①薬用炭は，〔吸着・催吐〕作用によって毒物を除去する。
② D- マンニトールは，〔洗浄・強制利尿〕

に用いられる。
③ワルファリン中毒にはビタミン〔C・K〕が有効である。

第14章 漢方薬

学習目的 ● 漢方医学を理解し，漢方薬とはなにか，薬方の種類，用いられる証，使用上の注意などを学ぶ。

1 漢方医学

　漢方医学は，中国医学をベースとして，日本で独自に発展してきた伝統医学である。検査技術の飛躍的な進歩により，細かな分析を行い，その情報をもとに病名を決定して治療を行う西洋医学とは違い，医師の五感による診断法である**四診**(しん)(⊃ 図14-1)により得られた患者情報を，陰・陽，虚・実，表・裏，

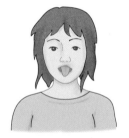

a. 望診
視診にあたる。患者の顔色，舌の状態（舌診），肌の状態を観察する。

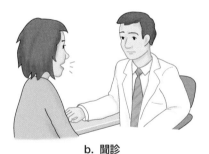

b. 聞診
聴診と嗅覚による診断。患者の音声，呼吸音，腹鳴，体臭，排泄物のにおいなどを観察する。

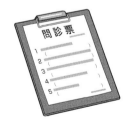

c. 問診
医師が患者に質問する。患者の自覚症状に重きをおく。

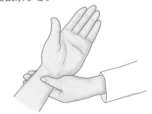

d. 切診
触診にあたる。患者の身体に触れて観察する（脈診，腹診など）。

⊃ 図14-1　四診

○ 表14-1　漢方医学の基本的概念

陰・陽	体力が十分にあり，病気とたたかい熱証を呈している病態を陽証，体力が衰えて病気の勢いがまさり寒証を呈している病態を陰証という。
虚・実	体力が充実しており病気に対して強い反応性を呈した病態を実証，体力が低下して病気に対して反応性に乏しい病態を虚証という。
表・裏	頭，鼻，咽頭，皮膚など体表に近い部位における病態を表証，消化管など身体の深部にまで病気が及んできた病態を裏証という。
寒・熱	身体が熱く感じる病態を熱証，寒く感じる病態を寒証という。必ずしも体温と一致するものではない。発熱・炎症は熱証ととらえ，末梢循環の低下した状態は寒証ととらえる。
気血水	気は，人体の生命活動を営む原動力（エネルギー）をさし，血は，血液をさし，水は，体内の生理的な体液をさす。漢方では，これらの3要素で病理的異常を表現する。

○ 表14-2　おもな生薬

生薬	基原	薬理作用
甘草（カンゾウ）	マメ科のカンゾウ根および根茎（こんけい）	鎮痙（ちんけい），消炎，抗潰瘍（かいよう）
桂皮（ケイヒ）	クスノキ科のケイヒの樹皮	解熱，消炎，抗潰瘍
柴胡（サイコ）	セリ科のミシマサイコの根	肝障害改善，消炎，鎮静
地黄（ジオウ）	ゴマノハグサ科のアカヤジオウの根	血糖降下，利尿
芍薬（シャクヤク）	ボタン科のシャクヤクの根	鎮痙，鎮痛，胃運動亢進，記憶障害改善
大黄（ダイオウ）	タデ科のダイオウの根茎	瀉下（しゃげ），抗菌，消炎，血中尿素窒素低下
当帰（トウキ）	セリ科のトウキの根	鎮痛，血管透過性抑制，急性浮腫抑制
人参（ニンジン）	ウコギ科のオタネニンジンの根	抗疲労，気道分泌亢進，抗潰瘍
麻黄（マオウ）	マオウ科のマオウの地上茎	鎮咳，気管支拡張，交感神経興奮
半夏（ハンゲ）	サトイモ科のカラスビシャクの塊茎（かいけい）	唾液分泌亢進（だえき），鎮吐
牡蛎（ボレイ）	イタボガキ科のカキの貝殻（かいがら）	鎮静，収斂（しゅうれん）
竜骨（リュウコツ）	大型哺乳動物の骨の化石	鎮静，収斂

寒・熱，気血水（きけっすい）などの基本的概念（○ 表14-1）により総合的に判断して**証**（しょう）を決め，その証に応じた処方を決定する治療方法である。

② 漢方薬

　西洋薬の多くのものが化学的に合成された1つの成分からできているのに対して，漢方薬は，さまざまな成分を含んだ**生薬**（しょうやく）（○ 302ページ，Column）が個々の薬方（処方）に基づき2種類以上配合されており，製法，用法・用量も決定されている（○ 表14-2, 14-3）。

⬤ 表14-3　葛根湯（カッコントウ）の処方

生薬	基原	用量
葛根（カッコン）	マメ科のクズの根	4 g
麻黄（マオウ）	マオウ科のマオウの地上茎	3 g
桂皮（ケイヒ）	クスノキ科のカツラの樹皮	2 g
甘草（カンゾウ）	マメ科のカンゾウの根および根茎	2 g
芍薬（シャクヤク）	ボタン科のシャクヤクの根	2 g
大棗（タイソウ）	クロウメモドキ科のナツメの果実	3 g
生姜（ショウキョウ）	ショウガ科のショウガの根茎	2 g

製法・用法・用量：上記の7種の生薬を500〜600 mLの水から煎じて約半量まで煮詰めてから生薬かすを除き，1日3回に分服する。

③ おもな漢方製剤（処方）

①**葛根湯**（カッコントウ）　かぜに最も多く用いられる薬方である。かぜのひきはじめや種々の熱性疾患に用いる。

(1) 生薬構成：葛根（カッコン），麻黄（マオウ），桂皮（ケイヒ），甘草（カンゾウ），芍薬（シャクヤク），大棗（タイソウ），生姜（ショウキョウ）の7種。

(2) 証：体力が充実した人で，寒け，発熱，頭痛，項背部（こうはいぶ）のこわばり，肩こりなどの症状がある場合に用いる。

(3) 使用上の注意：患者の証を考慮して投与する必要がある。とくに，虚弱な人，高齢者，狭心症などの循環器疾患にかかっている人には，注意する。甘草（カンゾウ）が含まれているので，血清カリウム値や血圧値の変動には注意し，全身倦怠感（けんたい），脱力感などの異常がみられた場合は投与を中止する。

②**当帰芍薬散**（トウキシャクヤクサン）　古来から婦人の聖薬といわれ，産婦人科の疾患に幅広く適用されてきた処方である。更年期障害の虚証・寒証に用いるが，産科の妊娠維持を目的とした安胎薬（あんたい）としても用いる。

(1) 生薬構成：当帰（トウキ），芍薬（シャクヤク），蒼朮（ソウジュツ），沢瀉（タクシャ），茯苓（ブクリョウ），川芎（センキュウ）の6種。

(2) 証：冷え性で貧血傾向があり，性周期に伴って軽度の浮腫，腹痛などを呈する比較的体力の低下した成人女子に用いられる。

Column

生薬

　植物の根・茎・樹皮・果実，動物，鉱物などを乾燥させてきざむなどの簡単な加工だけで薬として用いるものを生薬という。めずらしいものでは，蝉退（セミ）（センタイ）という蝉の幼虫のぬけがら（抗痙攣作用，鎮静作用などがある）や竜骨（ほにゅう）（リュウコツ）という古代の哺乳類の化石（鎮静作用がある）などがある。

(3) 使用上の注意：患者の証を考慮して投与する必要がある。著しく胃腸の虚弱な患者では，食欲不振，胃部不快感，吐きけ・嘔吐，腹痛，下痢などの消化器症状があらわれることがある。

③**補中益気湯**(ホチュウエッキトウ)　この薬方の「中」とは，消化管をさし，その気(消化・吸収機能)を高めるという意味をもつ処方である。消化・吸収という基本的な生理機能を改善するとともに，緩和な消炎・解熱作用があり，病気に対する抵抗力と回復力を高め，病気の治癒をバックアップする薬方である。とくに虚証の患者の治療では，欠かすことができない薬方といえる。

(1) 生薬構成：黄耆(オウギ)，蒼朮(ソウジュツ)，人参(ニンジン)，当帰(トウキ)，柴胡(サイコ)，大棗(タイソウ)，陳皮(チンピ)，甘草(カンゾウ)，升麻(ショウマ)，生姜(ショウキョウ)の10種。

(2) 証：比較的体力の低下した人が全身倦怠感，食欲不振などを訴える場合に用いる。

(3) 使用上の注意：患者の証を考慮して投与する必要があるが，補中益気湯のような補剤は，作用が緩和なために薬理学的な副作用がおきることはほとんどない。ただし，甘草が含まれているので，血清カリウム値や血圧値の変動には注意し，全身倦怠感，脱力感などの異常がみられた場合は投与を中止する。

④**大建中湯**(ダイケンチュウトウ)　昔から冷えることをきっかけにして激しい腹痛をきたすような疾患(寒疝)の薬方といわれてきた。近年，腹部開腹後のイレウスの発症・再発予防などにも応用されている。

(1) 生薬構成：人参(ニンジン)，山椒(サンショウ)，乾姜(カンキョウ)，膠飴(コウイ)の4種。

(2) 証：体力が低下した人で，四肢や腹部が冷え，腹痛，腹部膨満，鼓腸のある場合に用いる。

(3) 使用上の注意：患者の証を考慮して投与する必要がある。大腸下部の蠕動を亢進するため，腹痛や下痢などがあらわれることがある。

⑤**八味地黄丸**(ハチミジオウガン)　老人病全般の代表的な薬方である。腎虚(泌尿・生殖器系の老化に起因する機能低下)による老化現象に対してすぐれた効果がみとめられている。

Column

瘀血

　瘀血とは，血の異常を表現する漢方独特の用語である。瘀には，古いとか，とどこおるという意味があることから，瘀血は，うっ血，出血，末梢循環の低下に基づく症状を意味する。具体的な症状としては，眼の下にくまができる，顔面のしみ，歯肉の暗赤化，手のひらが赤くなるなどがある。

(1) 生薬構成：地黄(ジオウ), 山茱萸(サンシュユ), 山薬(サンヤク), 沢瀉(タクシャ), 茯苓(ブクリョウ), 牡丹皮(ボタンピ), 桂皮(ケイヒ), 附子(ブシ)の8種。

(2) 証：中高年者を中心に, 疲労, 倦怠感が著しく, 排尿障害, 口渇, 手足に交互に感じる冷感と熱感, 腰痛のある場合に用いる。

(3) 使用上の注意：患者の証を考慮して投与する必要がある。著しく胃腸の虚弱な患者では, 胃腸障害に注意する。発疹, かゆみなどの過敏症状があらわれることがある。

　⑥**小柴胡湯**(ショウサイコトウ)　肝疾患では, 中心的な薬方であり, とくに, 慢性肝炎に多く用いられていた。しかし, 肝硬変などの重篤な肝疾患の患者に用いたことにより死亡例を含む間質性肺炎の副作用の発現がみられ, 使用頻度は少なくなった。使用については, 慎重を期すことが大切である。

(1) 生薬構成：柴胡(サイコ), 半夏(ハンゲ), 黄芩(オウゴン), 大棗(タイソウ), 人参(ニンジン), 甘草(カンゾウ), 生姜(ショウキョウ)の7種。

(2) 証：体力が中等度の中間証の人で胸脇苦満[1]のある場合に用いる。

(3) 使用上の注意：患者の証を考慮して投与する必要がある。発熱, 咳, 呼吸困難, 肺音の異常, 胸部X線異常などがあらわれたら, ただちに投与を中止する。患者に対しても, 発熱, 咳, 呼吸困難などがあらわれたら, ただちに服用を中止し, 連絡するように指導する。インターフェロンとの併用は禁忌である。

④ 使用上の注意

　漢方薬は, 天然の生薬によって構成されていることから副作用が少ないと思われがちであるが, なかには, 弱いながらも毒性のある生薬, 構成成分がアレルギーの原因となる生薬など, さまざまな生薬がある。また, 診断された証に合わない漢方を選択してしまうと, 期待される効果が得られないばか

Column

漢方薬による偽アルドステロン症

　副腎皮質ホルモンの一種であるアルドステロンの過剰分泌により, 低カリウム血症, 血圧上昇, ナトリウムや体液の貯留, 浮腫, 体重増加をきたすのがアルドステロン症である。偽アルドステロン症は, これと臨床症状が類似しているが, 血中アルドステロン値の上昇をみない。甘草を含有する漢方薬の服用による発現の可能性があり, とくに, 過量服用, 長期服用, 高齢者, 女性では発現頻度が高まる。

---

1) 胸脇苦満：心窩部(上腹部の中央：みぞおち)より季肋部(下肋部)にかけてつまったように苦しい感じを訴え, 抵抗, 圧痛がみとめられる症状。

りでなく，副作用がおきやすくなるともいわれている。漢方薬の使用においても，西洋薬と同様に副作用が発現する可能性があるという前提にたった注意が必要である。

　近年，漢方薬の副作用として最も多いものは，肝機能障害であり，そのほか注意を必要とする副作用として，偽アルドステロン症，間質性肺炎，腸間膜静脈硬化症などがある。

まとめ

- 漢方医学では，医師の五感による四診で得られた患者の情報をもとに，陰・陽，虚・実，表・裏，寒・熱などの概念から総合的に判断して証を決め，処方がなされる。
- 漢方薬は，さまざまな成分を含んだ生薬が複数配合されている。

復習問題

❶ 〔　〕内の正しい語に○をつけなさい。

①体力が十分にあり，病気とたたかって熱証を示す病態を〔陰証・陽証〕という。

②体力が低下して病気に対して反応性に乏しい病態を〔虚証・実証〕という。

③身体の深部にまで病気が及んだ病態を〔表証・裏証〕という。

❷ 次の①〜④の場合に用いられる漢方薬を枠内から選びなさい。

①冷え性で貧血傾向があり，性周期に伴って軽度の浮腫，腹痛などを呈する比較的体力の低下した成人女子（　　　）

②比較的体力の低下した人が全身倦怠感，食欲不振などを訴える場合（　　　）

③体力が充実した人で，寒け，発熱，頭痛，項背部のこわばり，肩こりなどの症状がある場合（　　　）

④体力が低下した人で，四肢や腹部が冷え，腹痛，腹部膨満，鼓腸のある場合（　　　）

| ⓐ当帰芍薬散　ⓑ葛根湯 |
| ⓒ大建中湯　ⓓ補中益気湯 |

消毒薬

● 消毒薬の有効微生物の種類による分類を学ぶ。
● 消毒薬の種類と特性および使用上の注意点を学ぶ。

　消毒薬は，微生物に対して致死的に作用する。しかしながら，抗生物質や抗ウイルス薬のように感染症の治療に用いるのではなく，微生物からの感染を防止するために用いられる。

 ## 消毒薬の分類

　消毒薬には多くの種類があるが，消毒する微生物，消毒を行う場所，消毒対象物などを考慮して消毒薬を選択する。消毒薬は，有効な微生物の種類により，**高水準消毒薬**，**中水準消毒薬**，**低水準消毒薬**に分類される（⊕表 15-1）。

高水準消毒薬● 　高水準消毒薬は，芽胞やB・C型肝炎ウイルス（HBV・HCV）を含め，すべての微生物に有効な最も効果が強い消毒薬である（⊕図 15-1）。グルタラール，過酢酸では，滅菌的な効果も期待できる[1]。ただし，人体には使用できない。内視鏡などのクリティカル器具の消毒に第一選択となる。

院内感染にかかわる3要素

　院内感染にかかわる重要な要素は，①感染源（微生物），②宿主（ヒト），③感染経路の3要素であり，これらのすべての要素がそろうと感染が成立する。院内感染防止対策は，これらの3要素のうち1つを阻止すればよいが，①感染源，②宿主を完全に排除することは困難である。したがって，院内感染防止対策としては，③感染経路の遮断に重点をおくことが効果的・効率的であり，この感染経路を遮断する方法として，消毒薬が使用される。

1）滅菌と消毒：すべての微生物を殺滅あるいは除去することを滅菌という。一方，病原性のある微生物を感染症をおこさない程度にまで殺滅することを消毒という。

● 表15-1　おもな消毒薬の微生物に対する有効性

区分	消毒薬		細菌 一般細菌	MRSA	セラチア	ブドウ糖非発酵グラム陰性桿菌(注1)	結核菌	芽胞	真菌 糸状真菌	酵母型真菌	ウイルス 小型(注2)	中型(注3)	HBV・HCV	HIV
高水準	アルデヒド系	グルタラール	○	○	○	○	○	○	○	○	○	○	○	○
		フタラール	○	○	○	○	○	△	○	○	○	○	○	○
	過酸化物系	過酢酸	○	○	○	○	○	○	○	○	○	○	○	○
中水準	アルデヒド系	ホルマリン	○	○	○	○	○	△	○	○	○	○	○	○
	ハロゲン系	次亜塩素酸ナトリウム	○	○	○	○	○	△	○	○	○	○	○	○
		ポビドンヨード	○	○	○	○	○	△	○	○	○	○	×	○
	アルコール系	エタノール	○	○	○	○	○	×	○	○	△	○	×	○
		イソプロパノール	○	○	○	○	○	×	○	○	×	○	×	○
	フェノール系	クレゾール石けん液	○	○	○	○	○	×	○	△	×	×	×	×
低水準	第4アンモニウム塩系	ベンザルコニウム	○	△	△	△	×	×	△	○	×	△	×	×
	ビグアナイド系	クロルヘキシジン	○	△	△	△	×	×	△	○	×	×	×	×
	両性界面活性剤	アルキルジアミノエチルグリシン	○	△	△	△	△	×	○	○	×	△	×	×

○：有効，△：十分な効果が得られないことがある，×：無効
(注1)ブドウ糖非発酵グラム陰性桿菌：緑膿菌，バークホルデリア-セパシアなど
(注2)エンベロープがない小型サイズ：アデノウイルス，ノロウイルス，コクサッキーウイルス，ロタウイルスなど
(注3)エンベロープを有する中型サイズ：インフルエンザウイルス，ヘルペスウイルスなど

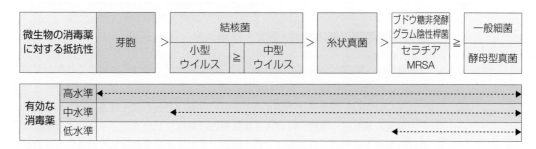

● 図15-1　微生物の消毒薬に対する抵抗性

使用時は，とくに薬液の皮膚接触・蒸気吸入をしないように注意する。高水準消毒薬を使う場合は，換気のよい場所で，手袋・エプロン・マスク・ゴーグルなどの防護具を着用するなど十分な注意が必要である。

中水準消毒薬●　中水準消毒薬は，MRSAや結核菌を含めた細菌，真菌，多くのウイルスに対して有効であるが，芽胞には効果が期待できない（● 図15-1）。中水準消毒薬には，器械・器具類のほか，人体にも使用できるものがある。

低水準消毒薬●　低水準消毒薬は，一般細菌，酵母型真菌に有効であるが，結核菌，ウイル

ス，芽胞には効果が期待できない（⊙307ページ，**図15-1**）。また，MRSA，緑膿菌やバークホルデリア-セパシアなどのブドウ糖非発酵グラム陰性桿菌[1]では感受性が低い菌が存在するので，注意が必要である。低水準消毒薬は，常用濃度で人体に対する影響が少なく，皮膚，創傷部位，粘膜（クロルヘキシジンを除く）などの人体，器械・器具類の消毒や環境の消毒など最も多く使用されている。

B 各種の消毒薬

1 アルデヒド系消毒薬

アルデヒド系消毒薬とは，化学構造上，ホルミル基（アルデヒド基）を有する消毒薬で，グルタラール，フタラール，ホルマリンなどが含まれる。

①**グルタラール**（ステリハイド®）　芽胞，結核菌，MRSA を含めた細菌，真菌，HBV・HCV などの各種ウイルスを含むすべての微生物に有効で，滅菌的な効果も期待できる。2〜3.5％液が使用されている。器具などの材質を劣化させにくいことから，HBV・HCV に汚染された器具や内視鏡などの器械・器具類を浸して使用する。効果を高めるために使用時に原液に緩衝化剤を加えて pH がアルカリ性（約8）の実用液を調製するが，実用液は経時的に活性が低下するため使用期間に注意する。

グルタラールの蒸気は眼，鼻などの呼吸器に対して刺激性があり，液が皮

Column

消毒薬使用時の基本条件（濃度・作用温度・消毒時間）

消毒薬は，濃度・作用温度・消毒時間の基本条件がそろってはじめて効果が発揮される。これらの条件は，それぞれ密接に関連し，互いにある程度，補完することができるが，いずれかの条件が不足すると十分な効果が得られなくなることがある。

消毒薬の濃度は，使用時にさまざまな要因が重なり合って低下することがあるので，最悪の条件下であっても消毒終了時点において有効濃度を確保していることが必要である。作用温度は，通常 20℃以上で使用するが，5℃以下になると効果がかなり低下するので，とくに冬季は温度に注意しなければならない。

微生物を瞬時に死滅させる消毒薬は存在しないため，微生物に対してある一定以上の接触時間が必要である。この接触時間は，殺菌する微生物の種類や数，使用する消毒薬の濃度・温度によって大きく変動するので，実際の消毒時間はかなり余裕をみて設定しなければならない。

1）ブドウ糖非発酵グラム陰性桿菌：酸素がない嫌気的な環境下でブドウ糖を分解しないグラム陰性桿菌のこと。日和見感染症の起炎菌として問題になる。

膚に付着すると変色や皮膚炎などをおこす。そのため，使用時には換気のよい場所で，ふた付きの容器を用いて消毒する。このとき，防護具を着用し，薬液が皮膚に接触しないように，蒸気を吸入しないように十分に注意する。また，血液などの有機物が付着した器具を消毒薬に浸すと，有機物が凝固して取れにくくなるため，浸す前に十分に洗い流す。さらに消毒後は，器具に薬液が残留しないように十分にすすぐ。

②**フタラール**（ディスオーパ®）　芽胞，結核菌・MRSA を含めた細菌，真菌，各種ウイルスに有効であるが，芽胞には十分な効果が得られないため，滅菌的な効果は期待できない。0.55％液が使用されている。蒸気の呼吸器への刺激性が少なく，グルタラールと同様に器具などの材質を劣化させにくいことから，内視鏡などの器械・器具類を浸して使用する。ただし，超音波白内障手術器具類，膀胱鏡には副作用のため禁忌となっている（水疱性角膜症やアナフィラキシー様症状が発現することがある）。

使用時の調製は必要ないが，使用開始後の使用期限は 14 日である。注意点として，液が皮膚に付着すると黒色に変色，皮膚炎などをおこす。そのため，使用時はグルタラールと同様に換気のいい場所で防護具を着用する。また，血液などの有機物が付着した器具は，そのまま浸漬すると黒色に変色するため，浸漬前に十分に洗い流す。

③**ホルマリン**　結核菌・MRSA を含めた細菌，真菌，HBV を含む多くのウイルスに有効である。おもにガス化して，病室などの環境やホルマリンボックスを用いて器具の消毒に用いられてきたが，強い刺激性や動物実験で発がん性の報告があるため，近年では消毒から中和まで自動でできる装置以外ではほとんど用いられなくなった。

❷ アルコール系消毒薬

①**エタノール**　結核菌・MRSA を含めた細菌，真菌，エンベロープを有する中型サイズのウイルスに有効であるが，芽胞には無効である。通常，約 80 v/v％（76.9〜81.4 v/v％）の消毒用エタノールが使用されている。

速効性で揮発性があり比較的安全性が高いことから，注射部位などの皮膚の消毒に用いられるが，粘膜や創傷部位には刺激性があるため使用しない。また，手指消毒には，そのままで用いると脱脂作用により手あれがおきるため，保湿剤などを配合した速乾性擦式手指消毒薬が使用されている。そのほか，体温計・聴診器などの薬液に浸しにくい器具類，ドアノブなどの部分的な環境には，清拭にて使用する。

万能壺などに調製したアルコール綿球などは揮発による濃度低下に注意する。また，引火性があるため広範囲の環境には使用しない。

②**イソプロパノール**　アデノウイルスなどのエンベロープ（脂溶性の膜状構造物）がない小型サイズのウイルスには無効である。通常 50〜70 v/v％で

使用されている。安価で，エタノールと同様に注射部位の皮膚や浸漬しにくい器具類，部分的な環境消毒に清拭にて使用する。

③ ハロゲン系消毒薬

ハロゲン系消毒薬として，塩素系消毒薬とヨウ素系消毒薬がある。塩素系消毒薬として，次亜塩素酸ナトリウムが使用されている。ヨウ素系消毒薬として，ヨードホール製剤とヨードチンキが使用されている。

①**次亜塩素酸ナトリウム**(ミルトン®)　MRSA を含めた細菌，真菌，HBV・HCV・ノロウイルスを含む多くのウイルスに有効であるが，芽胞には十分な効果が期待できない。残留性が低いため，乳首や哺乳びん，食器，リネン類の消毒に用いられる。また，B 型肝炎患者の血液に汚染された器具，ノロウイルス患者の吐物などで汚染された場所の消毒に用いられる。

注意点として，金属腐食性があるため金属器具には使用しない。また，脱色作用があるため色つきのリネンには使用しない。低濃度では不安定で，pH・温度・光などにより含量の低下をおこしやすく，血液などの有機物の存在で不活化されやすい。酸性の洗剤との併用で有毒な塩素ガスが発生する。

②**ヨードホール製剤**(ポビドンヨード〔イソジン®〕)　結核菌・MRSA を含めた細菌，真菌，多くのウイルスに有効であるが，芽胞には十分な効果が期待できない。通常 10％液，7.5％スクラブ剤，7％含嗽剤などが使用されている。

皮膚・粘膜への刺激性が少なく，人体への使用に適している。10％液は，手術部位の皮膚，創傷部位，粘膜の消毒に用いられる。また，手術時の手指消毒にはスクラブ剤が用いられ，口腔内には含嗽剤が用いられる。注意点として，褐色に着色すること，金属腐食性，ヨード過敏症などがある。

③**ヨードチンキ・希ヨードチンキ**　ヨウ素をヨウ化カリウムとともにエタノールに溶解した製剤で，刺激性が強く，皮膚消毒に用いるが，使用頻度は減少している。

④ フェノール系消毒薬

○**クレゾール石けん液，フェノール**　一般細菌，結核菌，真菌に有効であるが，芽胞，ウイルスには無効である。とくに，結核菌などの抗酸菌に効果が高い。また，有機物により効力が低下しにくいため，喀痰・排泄物の消毒に適しているが，特異な臭気や下水道法，水質汚濁防止法で定められた排水基準があり使用頻度は減ってきている。

注意点として，原液が皮膚に付着すると皮膚を腐食する。また，皮膚から吸収されやすく大量の場合は中毒をおこすこともある。そのため，使用時には防護具を着用し，薬液が皮膚に接触しないように十分に注意する。

⑤ 第4アンモニウム塩系消毒薬

○ベンザルコニウム(オスバン®，ヂアミトール®)，ベンゼトニウム(ハイアミン®)　一般細菌，酵母型真菌に有効であるが，緑膿菌，セパシアなどのブドウ糖非発酵グラム陰性桿菌，セラチアに十分な効果が得られないことがある。なお，芽胞，結核菌，糸状真菌，ウイルスには無効である。

陽イオン界面活性剤であるため逆性石けんともよばれている。臭気が少なく，皮膚・粘膜への刺激性，金属腐食性が少ないため，皮膚や粘膜の消毒，器械・器具類，床・家具など環境の消毒などに幅広く使用されている。

注意点として，石けんなどの陰イオン界面活性剤と反応して効力を失う。また，繊維・有機物に吸着され濃度が低下するため，綿球などを調製した場合は緑膿菌，セパシアなどによる汚染に注意する。

⑥ 両性界面活性剤系消毒薬

○アルキルジアミノエチルグリシン(ハイジール®)　一般細菌，結核菌，酵母型真菌に有効であるが，緑膿菌などのブドウ糖非発酵グラム陰性桿菌に十分な効果が得られないことがある。芽胞，ウイルス，糸状真菌には無効である。

分子中に陽イオンと陰イオンをもち，陽イオンによる殺菌作用と，陰イオンによる洗浄作用を有している。その他の特徴は，ベンザルコニウムとほぼ同様である。とくに器械・器具類の消毒，MRSA患者の病室，結核患者の病室などで喀痰が付着している可能性がある場合など，環境消毒が必要な場合に使用される。

注意点もベンザルコニウムとほぼ同様であるが，皮膚に長期適用すると皮膚刺激症状があらわれやすい。また，結核菌には0.2～0.5%の高濃度で1時間以上の長時間作用させることが望ましい。その他，グルタラールと混合反応し褐色となる。

⑦ ビグアナイド系消毒薬

○クロルヘキシジン(ヒビテン®，マスキン®)　一般細菌・酵母型真菌に有効であるが，緑膿菌，セパシアなどのブドウ糖非発酵グラム陰性桿菌，セラチア，MRSAには十分な効果が得られないことがある。なお，芽胞，結核菌，ウイルス，糸状真菌には無効である。

臭気が少なく，皮膚への刺激性，金属腐食性が少なく，皮膚消毒，器械・器具類，床・家具などの環境の消毒などに幅広く使用されている。

粘膜使用でのショックが報告されており，粘膜には使用禁忌である。また，使用時に水道水で希釈すると水道水中の硫酸イオンなどと反応し，沈殿することがある。このような場合には，精製水で希釈する必要がある。その他，

次亜塩素酸ナトリウムと反応し褐色となる。その他の注意点はベンザルコニウムとほぼ同様である。

8 過酸化物系消毒薬

①**過酢酸**(アセサイド®)　芽胞，結核菌，一般細菌，真菌，各種ウイルスなど広範囲の微生物に有効で，滅菌的な効果も期待できる。0.3%液が使用されており，通常5～10分間の短時間で消毒が可能で，内視鏡などの器械・器具類を浸して使用する。使用時に原液に活性化剤を加えて実用液を調製するが，実用液は経時的に活性が低下するため，1週間以内に使用する。

注意点として，蒸気は眼，鼻などの呼吸器に対して刺激性があるため，換気のいい場所で，ふた付きの容器を用いる。また，原液が皮膚に付着すると浮腫・皮膚炎などをおこす。そのため，調製・使用時には防護具を着用し，薬液が皮膚に接触しないように，また蒸気を吸入しないように十分に注意する。

また，金属腐食性があり，金属器具を長時間浸漬しない。なお，内視鏡には，調製・洗浄・消毒が可能な自動洗浄機が使用されている。

②**オキシドール**　一般細菌，芽胞，真菌，各種ウイルスなど広範囲の微生物に有効である。効果は弱いが，生体への刺激性も低く，3%液が創傷部位，1.5～3%が口腔粘膜・齲蝕など，0.3%液が口内炎の洗口に使用される。創傷部位に塗布すると，血液などに存在する酵素(カタラーゼ)によって分解され多量の酸素の泡を生じ，この泡による洗浄効果がある。

注意点として，持続性・浸透性に乏しく，血液などの有機物の存在で，殺菌力が減弱する。また，瘻孔・挫創など，体腔にしみ込むおそれのある部位に使用してはならない。

9 色素系消毒薬

色素系消毒薬としては，アクリノール(0.05～0.2%液)が使用されている。とくにレンサ球菌・ブドウ球菌・淋菌など各種の化膿菌に有効である。癤・癰など化膿性疾患の化膿局所に使用される。刺激性はなく，血清やタンパク質の存在下でも殺菌力は低下しない。

取り扱い・看護のポイント

消毒薬
●微生物に対する消毒薬の有効性と，消毒する対象物を考慮して，適切な消毒薬を選択する。

まとめ

・消毒薬は有効な微生物の種類によって高水準・中水準・低水準に分類される。

復習問題

❶ 〔　〕内の正しい語に○をつけなさい。

①消毒薬に対する抵抗性が最も強いのは〔MRSA・芽胞〕である

②グルタラールは〔内視鏡・体表〕の消毒に適している。

③ノロウイルス患者の吐物の処理には,〔次亜塩素酸ナトリウム・アクリノール〕が用いられる。

④ポビドンヨードは,皮膚・粘膜への刺激性が〔強い・弱い〕。

❷ 次の①〜⑤にあてはまる消毒薬を枠内から選びなさい。

①アルデヒド系消毒薬（　　　）

②ハロゲン系消毒薬（　　　）

③アルコール系消毒薬（　　　）

④第4アンモニウム塩系消毒薬（　　　）

⑤ビグアナイド系消毒薬（　　　）

Ⓐ次亜塩素酸ナトリウム　Ⓑエタノール
Ⓒグルタラール　Ⓓクロルヘキシジン
Ⓔベンザルコニウム

輪液

学習目的 ● 体液の区分と電解質組成を理解する
● 輪液製剤の種類を学び，それぞれの製剤の特徴と使用目的を理解する。

① 輪液とはなにか

① 輪液の目的

　　体液量やその中に溶解している電解質の濃度をつねに一定に維持することは，生命維持にとってきわめて重要である。疾病をはじめとして，なんらかの原因によりこのバランスがくずされたときは，ただちに是正しなければ生命に危険が及ぶこともある。また，手術などによって経口的に食事できず，十分な栄養を摂取できないときは，**輪液**により栄養分を補給することも必要となる。このように，輪液剤は体液管理と栄養補給の目的から用いられる。

② 体液区分

　　体液は，成人男性の体重の約 60％ を占めている。体液には，電解質や栄養分などが溶解している。体液量の体重に占める割合は，女性は男性より少ない。腎機能が確立していない新生児では，その割合は多くなる。体液は，細胞膜を隔てて**細胞内液**と**細胞外液**に大別される。さらに，細胞外液は血管壁を隔てて**血漿**と**組織間液**に分けられる（◯ 図付 -1）。

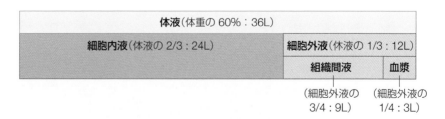

◯ **図付-1　体液区分**（体重 60 kg の成人男性の場合，概数）

③ 体液の電解質組成

　　体液の電解質組成をみると，細胞内液と細胞外液では，大きな違いがある。細胞内液で最も多い電解質は，陽イオンではカリウムイオン(K^+)，陰イオンではリン酸水素イオン(HPO_4^{2-})である。一方，細胞外液で最も多い電解質は，陽イオンではナトリウムイオン(Na^+)，陰イオンでは塩化物イオン(Cl^-)である。

　　このように細胞内液と細胞外液において，陽イオンと陰イオンの組成が大きく異なるのは，細胞内液と細胞外液を隔てる細胞膜が電解質の移動を制御しているためである。

④ 体液と浸透圧

　　体液の維持には，浸透圧が大きくかかわる。各体液区分の浸透圧の構成要素は，前項で述べた通り，細胞内外での電解質組成や組織間液と循環血漿でのタンパク質濃度において異なっている。しかしながら，おのおのの浸透圧は，等しくなるように調節されている($285 \pm 5\ mOsm/L$：ミリオスモル)。

　　浸透圧には，晶質浸透圧と膠質浸透圧がある。晶質浸透圧は，電解質，糖質，アミノ酸などの低分子物質を構成要素とする浸透圧である。膠質浸透圧は，血漿タンパク質(おもにアルブミン)などの高分子物質を構成要素とする浸透圧である。

　　かりに，細胞膜が電解質の移動を制御している細胞内液と組織間液に晶質浸透圧差が生じると，この浸透圧差を是正するために細胞内外において水の移動がおこる。また，毛細血管内では，血管壁を通過しにくい血漿タンパク質により膠質浸透圧が生じているので，組織間液から水が引かれて循環血液量が維持されている(◖図付 -2)。

② 輸液製剤

　　輸液製剤(輸液剤)は，電解質輸液剤，血漿増量剤，浸透圧利尿剤，栄養輸液剤(◖104 ページ)に分類される(◖表付 -1)。

① 電解質輸液剤

　　電解質輸液剤には，細胞外(血管内と細胞間隙)に電解質と水分を補給するために，体液とほぼ同じ浸透圧の電解質組成をもつ**等張電解質輸液剤**(細胞外液補充液)と，細胞外液の補給のみならず細胞内にも水分を補給できるように，体液よりも低い浸透圧の電解質組成をもつ**低張電解質輸液剤**(維持液類)がある。

■1 等張電解質輸液剤

　　等張電解質輸液剤は，出血や熱傷，外傷などにより体液が喪失した際に，

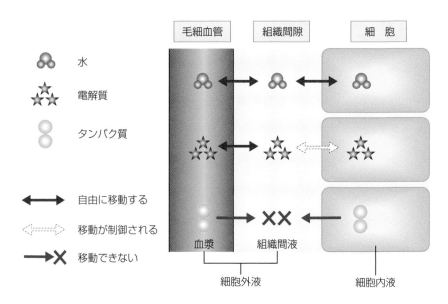

● 図付-2　体液区分における水・電解質・タンパク質の移動

● 表付-1　輸液剤の分類

電解質輸液剤		血漿増量剤	浸透圧利尿剤	栄養輸液剤
等張電解質輸液剤 （細胞外液補充液）	低張電解質輸液剤 （維持液類）			
● 生理食塩液 ● リンゲル液 ● 乳酸リンゲル液 ● 酢酸リンゲル液 ● 重炭酸リンゲル液	● 開始液（1号液） ● 脱水補給液（2号液） ● 維持液（3号液） ● 術後回復液（4号液）	● デキストラン製剤 ● HES（ヒドロキシエチル デンプン）製剤	● D-マンニトール製剤 ● グリセリン製剤	● 104ページ

その補充を目的に用いられる。生理食塩液，リンゲル液，乳酸リンゲル液（ラクテック® 注），酢酸リンゲル液（ヴィーン®F輸液），重炭酸リンゲル液（ビカーボン® 輸液）がある。

②低張電解質輸液剤

低張電解質輸液剤は，脱水症や経口摂取が不十分なときに水分と電解質の補給を目的に用いられる。開始液（1号液），脱水補給液（2号液），維持液（3号液），術後回復液（4号液）があり，いずれも含まれる電解質による晶質浸透圧が血漿浸透圧よりも低いため，糖質が配合されている。

①**開始液（1号液）**　病態が把握できていない脱水症において水分・電解質の補給のために用いる輸液であり，K^+を含まない。

②**脱水補給液（2号液）**　細胞内に多くある電解質（K^+，マグネシウムイオン〔Mg^{2+}〕，HPO_4^{2-}）を含み，低カリウム血症を併発していることが多い脱水時などに用いられる輸液である。

③**維持液（3 号液）**　水・電解質の 1 日必要量が配合されているため，最も汎用されている輸液である。

④**術後回復液（4 号液）**　含まれている電解質濃度が最も低く，水分の補給効果が大きい輸液である。

② 血漿増量剤

血漿増量剤は，デキストラン，HES（ヒドロキシエチルデンプン）などの高分子化合物の膠質を含む輸液であり，血管内にとどまって膠質浸透圧により血管外から水を引き込み，血漿を増量する。代用血漿剤ともいわれ，急性出血時などで用いられる。

③ 浸透圧利尿剤

浸透圧利尿剤は，尿細管内の浸透圧を上昇させることにより，尿細管における水の再吸収を抑制する。D-マンニトール製剤やグリセリン製剤がある。おもに脳浮腫や脳圧・眼圧亢進時に用いられる。

取り扱い・看護のポイント

輸液
● カリウム製剤を急速静脈内注射すると，不整脈・心停止をおこす。必ず希釈してから（40 mEq/L 以下），十分に混和したのちに投与する。

まとめ

- 体液は細胞内液と細胞外液に分けられ，後者はさらに組織間液と血漿に分けられる。
- 輸液製剤は電解質輸液剤・血漿増量剤・浸透圧利尿剤・栄養輸液剤に分けられる。

復習問題

❶〔　〕内の正しい語に○をつけなさい。

①細胞内液で最も多い陽イオンは〔Na^+・K^+〕，陰イオンは〔HPO_4^{2-}・Cl^-〕である。

②細胞外液は体液の約〔1/3・2/3〕を占め，このうち約〔1/4・3/4〕が血漿である。

③アルブミンなどの高分子物質による浸透圧を〔晶質・膠質〕浸透圧という。

❷ 次の①～④にあてはまる輸液製剤を枠内から選びなさい。

①等張電解質輸液剤（　　　）
②低張電解質輸液剤（　　　）
③血漿増量剤（　　　）
④浸透圧利尿剤（　　　）

Ⓐ D-マンニトール　Ⓑ デキストラン製剤
Ⓒ リンゲル液　Ⓓ 開始液（1 号液）

日本人の食事摂取基準 （2020年版）抄録

付録

・基準を策定した栄養素と設定した指標（⊃ 109 ページ，表 8-3）
・目標とする BMI の範囲（⊃ 107 ページ，表 8-1）
・参照体重における基礎代謝量（⊃ 41 ページ，表 4-4）
・推定エネルギー必要量（⊃ 108 ページ，表 8-2）

⊃ 表付-1　タンパク質の食事摂取基準（推定平均必要量・推奨量・目安量：g/日，目標量：％エネルギー）

性別	男性				女性			
年齢等	推定平均必要量	推奨量	目安量	目標量[1]	推定平均必要量	推奨量	目安量	目標量[1]
0～ 5（月）	−	−	10	−	−	−	10	−
6～ 8（月）	−	−	15	−	−	−	15	−
9～11（月）	−	−	25	−	−	−	25	−
1～ 2（歳）	15	20	−	13～20	15	20	−	13～20
3～ 5（歳）	20	25	−	13～20	20	25	−	13～20
6～ 7（歳）	25	30	−	13～20	25	30	−	13～20
8～ 9（歳）	30	40	−	13～20	30	40	−	13～20
10～11（歳）	40	45	−	13～20	40	50	−	13～20
12～14（歳）	50	60	−	13～20	45	55	−	13～20
15～17（歳）	50	65	−	13～20	45	55	−	13～20
18～29（歳）	50	65	−	13～20	40	50	−	13～20
30～49（歳）	50	65	−	13～20	40	50	−	13～20
50～64（歳）	50	65	−	14～20	40	50	−	14～20
65～74（歳）[2]	50	60	−	15～20	40	50	−	15～20
75 以上（歳）[2]	50	60	−	15～20	40	50	−	15～20
妊婦（付加量） 初期					+0	+0	−	−[3]
妊婦（付加量） 中期					+5	+5	−	−[3]
妊婦（付加量） 後期					+20	+25	−	−[4]
授乳婦（付加量）					+15	+20	−	−[4]

1）範囲に関しては，おおむねの値を示したものであり，弾力的に運用すること。
2）65 歳以上の高齢者について，フレイル予防を目的とした量を定めることはむずかしいが，身長・体重が参照体位にくらべて小さい者や，とくに 75 歳以上であって加齢に伴い身体活動量が大きく低下した者など，必要エネルギー摂取量が低い者では，下限が推奨量を下まわる場合がありうる。この場合でも，下限は推奨量以上とすることが望ましい。
3）妊婦（初期・中期）の目標量は，13～20％エネルギーとした。
4）妊婦（後期）および授乳婦の目標量は，15～20％エネルギーとした。

◯ 表付-2　脂質の食事摂取基準（％エネルギー）

性別	男性		女性	
年齢等	目安量	目標量[1]	目安量	目標量[1]
0〜 5（月）	50	－	50	－
6〜11（月）	40	－	40	－
1〜 2（歳）	－	20〜30	－	20〜30
3〜 5（歳）	－	20〜30	－	20〜30
6〜 7（歳）	－	20〜30	－	20〜30
8〜 9（歳）	－	20〜30	－	20〜30
10〜11（歳）	－	20〜30	－	20〜30
12〜14（歳）	－	20〜30	－	20〜30
15〜17（歳）	－	20〜30	－	20〜30
18〜29（歳）	－	20〜30	－	20〜30
30〜49（歳）	－	20〜30	－	20〜30
50〜64（歳）	－	20〜30	－	20〜30
65〜74（歳）	－	20〜30	－	20〜30
75 以上（歳）	－	20〜30	－	20〜30
妊婦			－	20〜30
授乳婦			－	20〜30

1)範囲に関しては，おおむねの値を示したものである。

◯ 表付-3　炭水化物の食事摂取基準（％エネルギー）

性別	男性	女性
年齢等	目標量[1,2]	目標量[1,2]
0〜 5（月）	－	－
6〜11（月）	－	－
1〜 2（歳）	50〜65	50〜65
3〜 5（歳）	50〜65	50〜65
6〜 7（歳）	50〜65	50〜65
8〜 9（歳）	50〜65	50〜65
10〜11（歳）	50〜65	50〜65
12〜14（歳）	50〜65	50〜65
15〜17（歳）	50〜65	50〜65
18〜29（歳）	50〜65	50〜65
30〜49（歳）	50〜65	50〜65
50〜64（歳）	50〜65	50〜65
65〜74（歳）	50〜65	50〜65
75 以上（歳）	50〜65	50〜65
妊婦		50〜65
授乳婦		50〜65

1)範囲に関しては，おおむねの値を示したものである。

2)アルコールを含む。ただし，アルコールの摂取をすすめるものではない。

◯ 表付-4　食物繊維の食事摂取基準（g/ 日）

性別	男性	女性
年齢等	目標量	目標量
0〜 5（月）	－	－
6〜11（月）	－	－
1〜 2（歳）	－	－
3〜 5（歳）	8 以上	8 以上
6〜 7（歳）	10 以上	10 以上
8〜 9（歳）	11 以上	11 以上
10〜11（歳）	13 以上	13 以上
12〜14（歳）	17 以上	17 以上
15〜17（歳）	19 以上	18 以上
18〜29（歳）	21 以上	18 以上
30〜49（歳）	21 以上	18 以上
50〜64（歳）	21 以上	18 以上
65〜74（歳）	20 以上	17 以上
75 以上（歳）	20 以上	17 以上
妊婦		18 以上
授乳婦		18 以上

○ 表付-5　ビタミン A の食事摂取基準（μgRAE/ 日）[1]

性別	男性				女性			
年齢等	推定平均必要量[2]	推奨量[2]	目安量[3]	耐容上限量[3]	推定平均必要量[2]	推奨量[2]	目安量[3]	耐容上限量[3]
0～ 5（月）	－	－	300	600	－	－	300	600
6～11（月）	－	－	400	600	－	－	400	600
1～ 2（歳）	300	400	－	600	250	350	－	600
3～ 5（歳）	350	450	－	700	350	500	－	850
6～ 7（歳）	300	400	－	950	300	400	－	1,200
8～ 9（歳）	350	500	－	1,200	350	500	－	1,500
10～11（歳）	450	600	－	1,500	400	600	－	1,900
12～14（歳）	550	800	－	2,100	500	700	－	2,500
15～17（歳）	650	900	－	2,500	500	650	－	2,800
18～29（歳）	600	850	－	2,700	450	650	－	2,700
30～49（歳）	650	900	－	2,700	500	700	－	2,700
50～64（歳）	650	900	－	2,700	500	700	－	2,700
65～74（歳）	600	850	－	2,700	500	700	－	2,700
75 以上（歳）	550	800	－	2,700	450	650	－	2,700
妊婦（付加量）初期					+0	+0	－	－
中期					+0	+0	－	－
後期					+60	+80	－	－
授乳婦（付加量）					+300	+450	－	－

1) レチノール活性当量（μgRAE）＝レチノール（μg）＋β- カロテン（μg）×1/12＋α- カロテン（μg）×1/24
　＋β- クリプトキサンチン（μg）×1/24＋その他のプロビタミン A カロテノイド（μg）×1/24
2) プロビタミン A カロテノイドを含む。
3) プロビタミン A カロテノイドを含まない。

○ 表付-6　ビタミン B₁ の食事摂取基準（mg/ 日）[1],[2]

性別	男性			女性		
年齢等	推定平均必要量	推奨量	目安量	推定平均必要量	推奨量	目安量
0～ 5（月）	－	－	0.1	－	－	0.1
6～11（月）	－	－	0.2	－	－	0.2
1～ 2（歳）	0.4	0.5	－	0.4	0.5	－
3～ 5（歳）	0.6	0.7	－	0.6	0.7	－
6～ 7（歳）	0.7	0.8	－	0.7	0.8	－
8～ 9（歳）	0.8	1.0	－	0.8	0.9	－
10～11（歳）	1.0	1.2	－	0.9	1.1	－
12～14（歳）	1.2	1.4	－	1.1	1.3	－
15～17（歳）	1.3	1.5	－	1.0	1.2	－
18～29（歳）	1.2	1.4	－	0.9	1.1	－
30～49（歳）	1.2	1.4	－	0.9	1.1	－
50～64（歳）	1.1	1.3	－	0.9	1.1	－
65～74（歳）	1.1	1.3	－	0.9	1.1	－
75 以上（歳）	1.0	1.2	－	0.8	0.9	－
妊婦（付加量）				+0.2	+0.2	－
授乳婦（付加量）				+0.2	+0.2	－

1) チアミン塩化物塩酸塩（分子量＝337.3）の重量として示した。
2) 身体活動レベル Ⅱ の推定エネルギー必要量を用いて算定した。
特記事項：推定平均必要量は，ビタミン B₁ の欠乏症である脚気を予防するに足る最小必要量からではなく，尿中にビタミン B₁ の排泄量が増大しはじめる摂取量（体内飽和量）から算定。

○ 表付-7　ビタミン B₂ の食事摂取基準（mg/ 日）[1]

性別	男性			女性		
年齢等	推定平均必要量	推奨量	目安量	推定平均必要量	推奨量	目安量
0～ 5（月）	—	—	0.3	—	—	0.3
6～11（月）	—	—	0.4	—	—	0.4
1～ 2（歳）	0.5	0.6	—	0.5	0.5	—
3～ 5（歳）	0.7	0.8	—	0.6	0.8	—
6～ 7（歳）	0.8	0.9	—	0.7	0.9	—
8～ 9（歳）	0.9	1.1	—	0.9	1.0	—
10～11（歳）	1.1	1.4	—	1.0	1.3	—
12～14（歳）	1.3	1.6	—	1.2	1.4	—
15～17（歳）	1.4	1.7	—	1.2	1.4	—
18～29（歳）	1.3	1.6	—	1.0	1.2	—
30～49（歳）	1.3	1.6	—	1.0	1.2	—
50～64（歳）	1.2	1.5	—	1.0	1.2	—
65～74（歳）	1.2	1.5	—	1.0	1.2	—
75 以上（歳）	1.1	1.3	—	0.9	1.0	—
妊婦（付加量）				+0.2	+0.3	—
授乳婦（付加量）				+0.5	+0.6	—

1)身体活動レベルⅡの推定エネルギー必要量を用いて算定した。
特記事項：推定平均必要量は，ビタミン B₂ の欠乏症である口唇炎，口角炎，舌炎などの皮膚炎を予防するに足る最小
量からではなく，尿中にビタミン B₂ の排泄量が増大しはじめる摂取量（体内飽和量）から算定。

○ 表付-8　ビタミン C の食事摂取基準（mg/ 日）[1]

性別	男性			女性		
年齢等	推定平均必要量	推奨量	目安量	推定平均必要量	推奨量	目安量
0～ 5（月）	—	—	40	—	—	40
6～11（月）	—	—	40	—	—	40
1～ 2（歳）	35	40	—	35	40	—
3～ 5（歳）	40	50	—	40	50	—
6～ 7（歳）	50	60	—	50	60	—
8～ 9（歳）	60	70	—	60	70	—
10～11（歳）	70	85	—	70	85	—
12～14（歳）	85	100	—	85	100	—
15～17（歳）	85	100	—	85	100	—
18～29（歳）	85	100	—	85	100	—
30～49（歳）	85	100	—	85	100	—
50～64（歳）	85	100	—	85	100	—
65～74（歳）	80	100	—	80	100	—
75 以上（歳）	80	100	—	80	100	—
妊婦（付加量）				+10	+10	—
授乳婦（付加量）				+40	+45	—

1)L-アスコルビン酸（分子量＝176.12）の重量で示した。
特記事項：推定平均必要量は，ビタミン C の欠乏症である壊血病を予防するに足る最小量からではなく，心臓血管系の
疾病予防効果および抗酸化作用の観点から算定。

◐ 表付-9　ナトリウムの食事摂取基準（mg/ 日，（　）は食塩相当量〔g/ 日〕）[1]

性別	男性			女性		
年齢等	推定平均 必要量	目安量	目標量	推定平均 必要量	目安量	目標量
0〜 5（月）	−	100（0.3）	−	−	100（0.3）	−
6〜11（月）	−	600（1.5）	−	−	600（1.5）	−
1〜 2（歳）	−	−	（3.0 未満）	−	−	（3.0 未満）
3〜 5（歳）	−	−	（3.5 未満）	−	−	（3.5 未満）
6〜 7（歳）	−	−	（4.5 未満）	−	−	（4.5 未満）
8〜 9（歳）	−	−	（5.0 未満）	−	−	（5.0 未満）
10〜11（歳）	−	−	（6.0 未満）	−	−	（6.0 未満）
12〜14（歳）	−	−	（7.0 未満）	−	−	（6.5 未満）
15〜17（歳）	−	−	（7.5 未満）	−	−	（6.5 未満）
18〜29（歳）	600（1.5）	−	（7.5 未満）	600（1.5）	−	（6.5 未満）
30〜49（歳）	600（1.5）	−	（7.5 未満）	600（1.5）	−	（6.5 未満）
50〜64（歳）	600（1.5）	−	（7.5 未満）	600（1.5）	−	（6.5 未満）
65〜74（歳）	600（1.5）	−	（7.5 未満）	600（1.5）	−	（6.5 未満）
75 以上（歳）	600（1.5）	−	（7.5 未満）	600（1.5）	−	（6.5 未満）
妊婦				600（1.5）	−	（6.5 未満）
授乳婦				600（1.5）	−	（6.5 未満）

1）高血圧および慢性腎臓病（CKD）の重症化予防のための食塩相当量の量は，男女とも 6.0 g/ 日未満とした。

◐ 表付-10　カリウムの食事摂取基準（mg/ 日）

性別	男性		女性	
年齢等	目安量	目標量	目安量	目標量
0〜 5（月）	400	−	400	−
6〜11（月）	700	−	700	−
1〜 2（歳）	900	−	900	−
3〜 5（歳）	1,000	1,400 以上	1,000	1,400 以上
6〜 7（歳）	1,300	1,800 以上	1,200	1,800 以上
8〜 9（歳）	1,500	2,000 以上	1,500	2,000 以上
10〜11（歳）	1,800	2,200 以上	1,800	2,000 以上
12〜14（歳）	2,300	2,400 以上	1,900	2,400 以上
15〜17（歳）	2,700	3,000 以上	2,000	2,600 以上
18〜29（歳）	2,500	3,000 以上	2,000	2,600 以上
30〜49（歳）	2,500	3,000 以上	2,000	2,600 以上
50〜64（歳）	2,500	3,000 以上	2,000	2,600 以上
65〜74（歳）	2,500	3,000 以上	2,000	2,600 以上
75 以上（歳）	2,500	3,000 以上	2,000	2,600 以上
妊婦			2,000	2,600 以上
授乳婦			2,200	2,600 以上

⤵ 表付-11　カルシウムの食事摂取基準（mg/ 日）

性別	男性				女性			
年齢等	推定平均 必要量	推奨量	目安量	耐容 上限量	推定平均 必要量	推奨量	目安量	耐容 上限量
0～ 5(月)	－	－	200	－	－	－	200	－
6～11(月)	－	－	250	－	－	－	250	－
1～ 2(歳)	350	450	－	－	350	400	－	－
3～ 5(歳)	500	600	－	－	450	550	－	－
6～ 7(歳)	500	600	－	－	450	550	－	－
8～ 9(歳)	550	650	－	－	600	750	－	－
10～11(歳)	600	700	－	－	600	750	－	－
12～14(歳)	850	1,000	－	－	700	800	－	－
15～17(歳)	650	800	－	－	550	650	－	－
18～29(歳)	650	800	－	2,500	550	650	－	2,500
30～49(歳)	600	750	－	2,500	550	650	－	2,500
50～64(歳)	600	750	－	2,500	550	650	－	2,500
65～74(歳)	600	750	－	2,500	550	650	－	2,500
75 以上(歳)	600	700	－	2,500	500	600	－	2,500
妊婦(付加量)					+0	+0	－	－
授乳婦(付加量)					+0	+0	－	－

⤵ 表付-12　鉄の食事摂取基準（mg/ 日）

性別	男性				女性					
					月経なし		月経あり			
年齢等	推定 平均 必要量	推奨 量	目安 量	耐容 上限量	推定 平均 必要量	推奨 量	推定 平均 必要量	推奨 量	目安 量	耐容 上限量
0～ 5(月)	－	－	0.5	－	－	－	－	－	0.5	－
6～11(月)	3.5	5.0	－	－	3.5	4.5	－	－	－	－
1～ 2(歳)	3.0	4.5	－	25	3.0	4.5	－	－	－	20
3～ 5(歳)	4.0	5.5	－	25	4.0	5.5	－	－	－	25
6～ 7(歳)	5.0	5.5	－	30	4.5	5.5	－	－	－	30
8～ 9(歳)	6.0	7.0	－	35	6.0	7.5	－	－	－	35
10～11(歳)	7.0	8.5	－	35	7.0	8.5	10.0	12.0	－	35
12～14(歳)	8.0	10.0	－	40	7.0	8.5	10.0	12.0	－	40
15～17(歳)	8.0	10.0	－	50	5.5	7.0	8.5	10.5	－	40
18～29(歳)	6.5	7.5	－	50	5.5	6.5	8.5	10.5	－	40
30～49(歳)	6.5	7.5	－	50	5.5	6.5	9.0	10.5	－	40
50～64(歳)	6.5	7.5	－	50	5.5	6.5	9.0	11.0	－	40
65～74(歳)	6.0	7.5	－	50	5.0	6.0	－	－	－	40
75 以上(歳)	6.0	7.0	－	50	5.0	6.0	－	－	－	40
妊婦 (付加量)　初期					+2.0	+2.5	－	－	－	－
中期・後期					+8.0	+9.5	－	－	－	－
授乳婦(付加量)					+2.0	+2.5	－	－	－	－

さくいん